U0379388

高等职业教育养老服务类示范专业系列教材

老年服务与管理专业改革创新教材

老年膳食与营养配餐

主　编　杜　庆

副主编　聂麟懿　刘云云

参　编　王　允　翁航萍　梁　鸽

主　审　喻秀丽

机械工业出版社

指导老年人合理营养与均衡膳食是老年服务与管理专业学生的专业核心技能。本书共七个项目，包括老年人所需营养素的认知及能量需求、老年人常见食物的营养价值认知、老年人的合理营养与平衡膳食、调查与评价老年人膳食营养状况、老年人营养配餐与食谱编制、老年人常见病的饮食调养、老年人的膳食指导。通过对本书的学习，能使学生掌握营养学基础知识，对老年人膳食营养进行调查评价，能够设计营养食谱并实际指导老年人合理膳食。

本书最大的特点是详细讲述了膳食调查的方法、评价步骤及营养食谱的编制方法。书中还有大量的老年常见病的膳食调养食谱。因此，本书不仅可以作为高等职业院校老年服务与管理专业的教材，也可以作为老龄服务企业员工及老龄营养工作人员培训教材或考评资料。

图书在版编目（CIP）数据

老年膳食与营养配餐/杜庆主编 . —北京：机械工业出版社，2017.2（2024.11重印）

高等职业教育养老服务类示范专业系列教材　老年服务与管理专业改革创新教材

ISBN 978-7-111-55585-8

Ⅰ . ①老…　Ⅱ . ①杜…　Ⅲ . ①老年人—饮食营养学—高等职业教育—教材　Ⅳ . ①R153.3

中国版本图书馆CIP数据核字（2016）第294812号

机械工业出版社（北京市百万庄大街22号　邮政编码100037）

策划编辑：聂志磊　　责任编辑：聂志磊　陈　洁　高　伟

责任校对：刘怡丹　　封面设计：马精明

责任印制：常天培

北京中科印刷有限公司印刷

2024 年 11 月第 1 版第 13 次印刷

184mm×260mm · 15.25印张 · 379千字

标准书号：ISBN 978-7-111-55585-8

定价：45.00元

电话服务　　　　　　　　　网络服务

客服电话：010-88361066　　机 工 官 网：www.cmpbook.com

　　　　　010-88379833　　机 工 官 博：weibo.com/cmp1952

　　　　　010-68326294　　金 书 网：www.golden-book.com

封底无防伪标均为盗版　　机工教育服务网：www.cmpedu.com

高等职业教育养老服务类示范专业系列教材
老年服务与管理专业改革创新教材

编审委员会

主任：

邹文开　北京社会管理职业学院党委书记、院长、教授，民政部培训中心主任，民政部职业技能鉴定指导中心主任，全国民政职业教育教学指导委员会副主任委员，中国养老产业和教育联盟理事长

副主任：

吴玉韶　全国老龄工作委员会办公室副主任、教授，中国老龄科研中心主任

阎青春　中国老龄事业发展基金会副理事长，全国老龄工作委员会办公室原副主任

罗　志　湖南广播电视大学正校级督导、教授，中国养老产业和教育联盟顾问

赵红岗　北京社会管理学院副院长、教授，民政部培训中心副主任，全国民政职业教育教学指导委员会秘书长，中国养老产业和教育联盟副理事长

杨根来　北京社会管理职业学院老年福祉学院院长、教授，全国民政行指委老年专指委秘书长，中国养老产业和教育联盟副理事长兼秘书长

委员（排名不分先后）：

刘文清　广东开放大学、广东理工职业学院校长

钟　俊　武汉民政职业学院副院长

任　波　重庆城市管理职业学院党委书记

黄岩松　长沙民政职业技术学院医学院院长

沙聪颖　大连职业技术学院社会事业学院院长

张　俊　重庆城市管理职业学院健康与老年服务学院副院长

潘美意　广东开放大学、广东理工职业学院健康产业学院院长

王友顺　钟山职业技术学院现代服务与管理学院副院长

刘德禄　山东商业职业技术学院人文学院院长

李朝鹏　邢台医学高等专科学校副校长

孙书勤　滨州医学院老年医学院院长

胡月琴　皖北卫生职业技术学院副院长

方士英　皖西卫生职业学院副院长

艾旭光　许昌学院医学院院长

余运英　北京社会管理职业学院老年福祉学院教授

刘利君　北京社会管理职业学院老年福祉学院副教授

袁光亮　北京青年政治学院社会工作系主任

臧少敏　北京青年政治学院老年服务与管理教研室主任

阮　利　天津城市职业学院社会事业系副教授

孙剑宏　中山市博睿社会工作服务中心理事长

杨　敏　湖北省中医院康复科副主任

林咸明　浙江中医药大学第三临床医学院副院长，浙江省中山医院副院长

封　敏　湖南医药学院针灸教研室主任

刘利丹　大连医科大学医学博士

序

进入新世纪以来，随着我国人口老龄化形势的日益严峻，老年人的服务需求越来越多样化，养老服务成为关乎老年人晚年生活质量及每个家庭福祉的民生事业。以习近平同志为核心的党中央，高度关注人口老龄化问题，并对加快发展养老服务业做出了系统安排和全面部署。自2013年，《中华人民共和国老年人权益保障法》《国务院关于加快发展养老服务业的若干意见》颁发实施以来，国务院各部门密集出台了近40项政策规定和标准规范。有效应对我国人口老龄化，事关国家发展全局，事关亿万百姓福祉。要立足当前、着眼长远，加强顶层设计，完善生育、就业、养老等重大政策和制度，做到及时应对、科学应对、综合应对。仅在2016年间，习近平总书记对养老问题就有四次重要批示和讲话，其中两次提出"人才队伍建设"。习近平总书记的讲话不仅体现了大国领袖对老年人的关爱，更是对今后养老服务发展和为老服务人才工作政策的顶层设计。

"十三五"期间，我国处于经济体制深刻变革、社会结构深刻变动、利益格局深刻调整、思想观念深刻变化的阶段，老龄化进程与家庭小型化、空巢化相伴随，与经济社会转型期的矛盾相交织，社会养老保障和养老服务的需求将急剧增加，这给应对人口老龄化增加了新难度。为应对这些新的变化趋势，我国提出推进养老服务社会化的政策。

社会化养老服务一方面带来全社会共同参与养老服务的良好局面，另一方面也面临着人才队伍严重短缺的困境。目前，我国养老服务人才队伍的问题突出表现在人才严重短缺、队伍不稳定、文化程度偏低、服务技能和专业知识差、年龄老化等方面。这些困难严重制约着我国养老服务水平的提高，严重影响老年人多样化的养老服务需求的实现。发展人口老龄化社会迫切需要大量专业化的养老服务与管理专业人才。

"行业发展、教育先行"，人才队伍建设离不开教育，大力推进老年服务与管理相关专业的发展是未来一个历史时期民政部和教育部的重点工作之一。在这样的社会背景下，由全国民政行指委老年专指委、中国养老产业和教育联盟、机械工业出版社组织全国多所大专院校联合开发的"高等职业教育养老服务类示范专业规划教材 老年服务与管理专业改革创新教材"，旨在以教材推进课程建设和专业建设，进而提高老年服务与管理人才培养质量。

在编写思想上，本系列教材充分体现工学结合教学改革思路，突出"做中学、做中教、教学做合一，理论实践一体化"的特点；体现专业教学要求和养老护理员、养老事务员职业标准；注重职业精神、素养（尊老敬老、爱岗敬业、爱心奉献等）和能力的培养，以及健康心理、完善人格、良好卫生与生活习惯的养成。

在编写形式上，本系列教材应用创新的编写体例：采用情境导入、案例分析、项目式编写模式，紧密联系生产生活实际；设计新颖、活泼的学习栏目，图文并茂，可读性强，利于激发学生的学习兴趣。

在编写内容上，本系列教材立足老年服务与管理岗位需求，内容涵盖老年服务与管理岗位人才需要掌握的多项技能，包括老年服务沟通技巧、老年服务伦理、老年服务礼仪、老年人生活照护、老年常见病的预防与照护、老年康复护理、老年心理护理、老年运动与保健、老年人活动策划与组织、老年膳食与营养配餐等多个方面。

在配套资源上，本系列教材力求为用书教师配备演示文稿等资源，并依托养老专业教学资源库，在重点知识处嵌入二维码，以呈现教学资源库成果，以利于教师教学和学生学习。

"十年树木，百年树人"，人才队伍建设非一朝一夕可实现。在此，我要感谢参与编写本系列教材的所有编写人员和出版社，是你们的全心投入和努力，让我看到这样一系列优秀教材的出版。我要感谢各院校以及扎根于一线老年服务与管理人才培养战线的广大教师，是你们的默默奉献，为养老服务行业输送了大量的高素质人才。当然，我还要感谢有志于投身养老服务事业的青年学子们，是你们让我对养老服务事业的发展充满信心。

我相信，在教育机构和行业机构的共同努力下，在校企共育的合作机制下，我国的养老服务人才必定不断涌现，推动养老服务行业走上规范、健康、持续发展的道路。

2017 年春节于北京

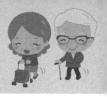

前　言

党的二十大报告指出，"推进健康中国建设。""把保障人民健康放在优先发展的战略位置，完善人民健康促进政策。"可以看出，党和国家高度重视老龄事业和养老服务体系的发展，也共同擘画了我国未来养老服务行业发展的蓝图。关爱老年人就是要关心、关注他们的健康。老年人伴随衰老进程有其特殊的营养需求，我们需要结合老年人生理特点和营养需求，给予他们合理的营养和均衡的膳食指导。老年人的营养需求及膳食特点总的来说是既应保证营养素全面，又要合理、科学搭配，还要注意食物安全和饮食卫生习惯，这样才能维护和促进老年人群健康，减少家庭和社会的负担，维持社会稳定。

本书坚持"贴近学生、贴近社会、贴近岗位"的基本原则，体现教材的科学性、思想性、实用性、可读性和创新性，顺应党的十八大报告提出的"积极应对人口老龄化，大力发展老龄服务事业和产业"的号召，适应我国老龄事业实际情况和发展趋势。本书在编写过程中注重行业特点，将基础营养学和公共营养学的理论知识与老年膳食指导与营养配餐服务的操作技能有机结合，以期满足行业对老龄健康照护人员营养知识和营养配餐技能的专业化与职业化要求。

本书的编写以项目为单元组织教学内容，全书共七个项目，包括老年人所需营养素的认知及能量需求、老年人常见食物的营养价值认知、老年人的合理营养与平衡膳食、调查与评价老年人膳食营养状况、老年人营养配餐与食谱编制、老年人常见病的饮食调养、老年人的膳食指导。每个项目采用任务驱动模式，以情境案例导入，既有基础营养学、老年营养需要、食物的营养价值、合理营养与膳食、营养调查与评价、老年常见疾病的营养与膳食等基本知识，也有技能学习知识，如调查与评价老年人膳食营养状况、老年人食谱编制等。围绕任务学习食物成分表的使用方法、膳食中营养素的计算和评价、食谱编制的方法等营养学常用的工作方法和技能。根据职业教育学生的学习基础和将来工作岗位的需要，本书的内容尽量做到深入浅出，简明、实用。穿插在正文中的案例是生活中相关营养与膳食的实例，以开阔学生的视野，加深印象，提高学生学习的兴趣；同步训练中的题目非常实用，让学生在学习时能把营养学知识和日常生活联系起来。各项目有学习目标、项目小结和习题，方便学生课前预习和课后复习。

本书可以作为高等职业院校老年服务与管理专业、营养与食品卫生专业教材，为高等职业院校老年服务与管理专业学生学习后续课程及从事老龄健康服务工作奠定基础；也可作为老龄服务企业员工和老龄营养工作人员培训教材和考评资料，以及技能型紧缺人才培养培训的资料。

本书由重庆城市管理职业学院杜庆任主编，重庆城市管理职业学院聂麟懿和大连职业技术学院刘云云任副主编，大连职业技术学院王允、陕西康成健康诊治中心营养运动中心翁航萍、北京青年政治学院梁鸽参编。项目一由杜庆老师编写，项目二由聂麟懿老师编写。项目三中任务一由王允老师编写，任务二、任务三由杜庆老师编写，项目四由杜庆老师编写。项目五由杜庆老师、刘云云老师编写，项目六由聂麟懿老师编写，项目七中任务一、任务二、任务三由杜庆老师编写，任务四由梁鸽老师编写。编者均具有丰富的教学经验和实践经验，以认真负责的态度和高度的热情如期完成本书的编写工作。本书在编写的过程中引用了众多专家学者的研究成果与观点，参考引用了相关书籍和文献中的内容，并且得到各位编者所在单位的大力支持，在此表示诚挚的感谢。

由于编者学识有限，本书难免存在不妥之处，衷心希望同行专家、广大师生和读者朋友们批评指正。

编　者

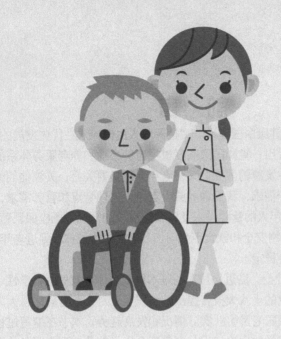

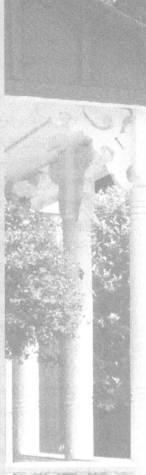

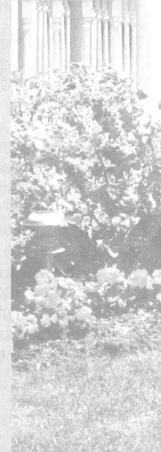

序

前言

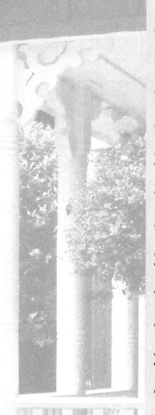

项目一　老年人所需营养素的认知及能量需求

➡ 学习目标

知识目标

1. 能够说出各种营养素的生理功能及营养评价方法。
2. 能够说出各种营养素的缺乏症状。
3. 能够说出各种营养素的主要食物来源和参考摄入量。

能力目标

1. 能够对食物所含的蛋白质、脂肪的营养价值进行评价。
2. 能够掌握三大产能营养素的供能比例。
3. 能够计算老年人的能量需要量。

素质目标

1. 培养学生与老年人交流沟通的能力。
2. 培养学生团队合作意识。

任务一　蛋白质认知

➡ 任务情境

　　曾有研究人员做过这样的实验，选取 1 007 名平均年龄为 67.4 岁的老年人，在研究之初和七年过后让他们各填写了一份食物调查问卷。根据他们对总蛋白质、动物蛋白质和植物蛋白质摄入量的高低，研究人员将其分为四组，并对他们进行了更高层次的实用功能测试，其中包括社会功能、智力功能和日常活动能力等。

　　研究结果显示，含有大量动物蛋白质的饮食能防止老年人身体、心理和社会功能的快速下降。当人体进入老龄化阶段之后，就会逐渐丧失对蛋白质的吸收能力。年过 65 岁之后，每日对蛋白质的需求量会有所增加。动物蛋白质摄入量多的男性，出现功能下降的可能性比其他男性低了 39%。但这一相关性并未显现在女性参与者之中。

➡ 任务描述

　　请根据信息结合蛋白质的生理功能，分析蛋白质对老年人的重要性。

➡ 知识储备

　　蛋白质是由多种氨基酸组成的高分子有机化合物。其化学结构复杂，由碳、氢、氧、氮等元素组成，有的蛋白质还含有硫、磷、镁、铁、碘等元素。蛋白质是生物体的重要成分之一，占人体体重的 16%～18%，一切细胞和组织都是由蛋白质组成的。蛋白质是生命的物质基础，是构成人类组织的基本材料，与人类的生长、发育和健康有着密切关系，没有蛋白质就没有生命。由此可见，蛋白质在人类营养中占有非常重要的地位。

一、蛋白质的生理功能

蛋白质是组成细胞的重要成分之一，它除了提供机体部分能量外，还参与体内的一切代谢活动，也是机体所需氮的唯一来源。

（一）构成机体，修补组织

人体内的神经、肌肉、内脏、骨骼，甚至指甲和头发，没有一处不含蛋白质。人体的生长发育、组织细胞的新陈代谢也都离不开蛋白质。

（二）调节体液渗透压和维持酸碱平衡

正常情况下，机体细胞内、外体液的渗透压必须保持平衡，这种平衡是由电解质和蛋白质的共同调节而实现的。当人体摄入蛋白质不足时，血浆蛋白浓度降低，渗透压下降，导致水在细胞间隙内积聚，从而出现水肿。同时，为了维持细胞的生命周期，也要使体液的 pH 或氢离子浓度保持正常，酸碱之间必须保持平衡。氢离子浓度高时，体液呈酸性，为酸中毒；氢离子浓度低时，体液呈碱性，为碱中毒。蛋白质是两性物质，能与酸或碱进行化学反应，起到维持体液酸碱平衡的作用。

（三）构成生理活性物质

机体内许多具有重要生理作用的物质也是由蛋白质构成的，如果没有蛋白质的参与，就不能起作用。酶是蛋白质，它参与了机体内环境的各项生命活动；运输氧气的血红蛋白及人体的免疫物质的形成也需要蛋白质的参与；一些维生素也可以由蛋白质转变而来；另外，血液的凝固、视觉的形成、人体的肌肉运动等，无一不与蛋白质有关。

（四）供给能量

蛋白质在体内的主要功能并非供给能量，但它也是一种能源物质。人体能量的主要来源为糖和脂肪。当它们供应不足时，机体便会动用蛋白质氧化分解提供能量。每克蛋白质在体内产生 16.7kJ（4kcal）$^{\ominus}$ 的能量。正常情况下，每天有一部分蛋白质氧化分解，向机体提供的能量占每天所需总能量的 10%～15%。

（五）维护皮肤的弹性和韧性

胶原蛋白是人体结缔组织的组成成分，有支撑、保护作用。在人的皮肤中，胶原蛋白含量高达9%，维护着人类皮肤的弹性和韧性。长期缺乏蛋白质会导致皮肤的生理功能减退，使皮肤弹性降低，失去光泽，出现皱纹。

二、氨基酸

人体对蛋白质的需要实际上是指对氨基酸的需要。蛋白质是一种复杂的有机化合物，其基本结构单位是氨基酸。人体蛋白质含有 20 余种氨基酸。

（一）必需氨基酸

从人体营养学角度考虑，氨基酸可分为三大类：必需氨基酸、半必需氨基酸和非必需氨基酸。

$\ominus$ 1cal=4.186 8J。

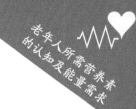

1. 必需氨基酸

不能在人体内合成，或者合成速度很慢，远不能满足机体的需要，必须由食物蛋白质来供给的氨基酸，我们就称为必需氨基酸。组成蛋白质的 20 余种氨基酸中有 8 种属于这类氨基酸，它们包括异亮氨酸、亮氨酸、赖氨酸、蛋氨酸、苯丙氨酸、苏氨酸、色氨酸和缬氨酸。对于生长发育的婴儿，还要加上组氨酸。

2. 半必需氨基酸

半必需氨基酸又称条件必需氨基酸，主要是指半胱氨酸和酪氨酸，它们在体内分别由蛋氨酸和苯丙氨酸转变而来，如果膳食中能直接提供这两种氨基酸，则人体对蛋氨酸和苯丙氨酸的需要分别降低 30% 和 50%。在计算食物必需氨基酸组成时，往往将蛋氨酸和半胱氨酸及苯丙氨酸和酪氨酸合并计算。

3. 非必需氨基酸

非必需氨基酸也是机体所必需的，但能在体内合成，也可以由必需氨基酸转变而来，不一定通过食物来供给，通常包括 9 种：丙氨酸、精氨酸、天冬氨酸、天冬酰胺、谷氨酸、谷氨酰胺、甘氨酸、脯氨酸、丝氨酸。

（二）氨基酸模式及限制氨基酸

1. 氨基酸模式

氨基酸模式是指某种蛋白质中各种必需氨基酸的构成比例，即根据蛋白质中必需氨基酸含量，以含量最少的色氨酸为 1 计算出其他氨基酸的相应比值。人体和几种常见食物蛋白质氨基酸模式见表 1-1。

表 1-1　人体和几种常见食物蛋白质氨基酸模式

氨基酸	人体	全鸡蛋	牛奶	牛肉	大豆	面粉	大米
异亮氨酸	4.0	3.2	3.4	4.4	4.3	3.8	4.0
亮氨酸	7.0	5.1	6.8	6.8	5.7	6.4	6.3
赖氨酸	5.5	4.1	5.6	7.2	4.9	1.8	2.3
蛋氨酸 + 半胱氨酸	2.3	3.4	2.4	3.2	1.2	2.8	2.3
苯丙氨酸 + 酪氨酸	3.8	5.5	7.3	6.2	3.2	7.2	7.2
苏氨酸	2.9	2.8	3.1	3.6	2.8	2.5	2.5
缬氨酸	4.8	3.9	4.6	4.6	3.2	3.6	3.8
色氨酸	1.0	1.0	1.0	1.0	1.0	1.0	1.0

2. 限制氨基酸

人体所需蛋白质来源于多种食物，凡蛋白质的氨基酸模式与人体蛋白质的氨基酸模式接近的食物，其必需氨基酸在体内的利用率就高，反之则低。例如，动物蛋白质中的蛋、奶、肉、鱼等，以及大豆蛋白质的氨基酸模式与人体蛋白质的氨基酸模式较接近，从而所含的必需氨基酸在体内的利用率就较高，因此被称为优质蛋白质。其中，鸡蛋蛋白质的氨基酸模式与人体蛋白质的氨基酸模式最为接近，在比较食物蛋白质营养价值时常作为参考蛋白质。而食物蛋白质中一种或几种必需氨基酸含量相对较低，导致其他必需氨基酸在体内不能被充分利用而使蛋白质营养价值降低，这些含量相对较低的氨基酸称为限制氨基酸，即由于这些氨基酸的不足，限制了其他氨基酸的利用。其中，含量最低的称为第一限制氨基酸，余者类推。植物蛋白质中，赖氨酸、蛋氨酸、苏氨酸和色氨酸含量相对较低，所以营养价值也相对较低。

三、蛋白质的消化吸收和代谢

蛋白质首先在胃内开始消化，然后在小肠内的蛋白酶的作用下分解为氨基酸，氨基酸在小肠内被小肠黏膜所吸收，吸收后经小肠绒毛内的毛细血管而进入血液循环，通过血液运输到各组织细胞，此过程为主动运输过程，并且需要 Na^+ 存在。天然蛋白质被蛋白酶水解后，其水解产物大约 1/3 为氨基酸，2/3 为寡肽，这些产物在肠壁的吸收远比单纯混合氨基酸快，而且吸收后大部分以氨基酸形式进入门静脉。近些年，有研究发现小肠对一些寡肽有强吸收作用。有时，少量的完整蛋白质也会被吸收而引起过敏，甚至再次摄入该蛋白质时发生哮喘和皮疹。

蛋白质的代谢也就是氨基酸的代谢，其代谢概况如图 1-1 所示。

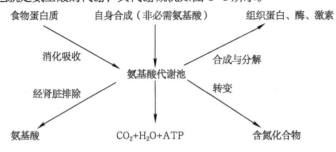

图 1-1　氨基酸代谢概况

氨基酸代谢可归纳为三条基本途径：一部分存在于组织内的氨基酸，可能再次被利用合成新的蛋白质；一部分氨基酸进行分解代谢；一部分氨基酸用于合成新的含氮化合物，包括非必需氨基酸。氮平衡能够反映组织蛋白分解代谢与合成代谢的动态平衡状况。通过测定摄入氮与排出氮，了解机体对食物蛋白质利用的情况和评价人体蛋白质营养状况，见式（1-1）。

$$B=I-(U+F+S+M) \tag{1-1}$$

式中，B 是氮平衡状况；I 表示食物摄入氮；U 表示尿氮；F 表示粪氮；S 表示皮肤排出氮；M 是其他排出氮。若摄入氮等于排出氮，表示机体处于氮平衡状态；若摄入氮大于排出氮，表示机体处于正氮平衡状态；若摄入氮小于排出氮，表示机体处于负氮平衡状态。热能供给不足、活动量大、蛋白质摄入过低及精神紧张都可以使氮平衡趋向于负氮平衡。

四、蛋白质营养价值的评价

不同的食物蛋白质含量不同，蛋白质的氨基酸组成也不相同。评价一种食物蛋白质的营养价值，一方面要从"量"的角度考虑，即从食物中含量的多少考虑；另一方面则要从"质"的角度考虑，即根据其必需氨基酸的含量及模式来考虑。因此，食物的蛋白质的营养价值可以从蛋白质含量、被消化吸收的程度及被人体利用程度三方面来评价。

（一）蛋白质含量

评定一种食物蛋白质的营养价值，应以含量为基础。如果食物中蛋白质含量太低，即使摄入的能量超过人体需要，也不能满足机体需要。食物蛋白质含量的测定一般可通过凯氏定氮法测定，多数蛋白质的平均含氮量为 16%，所以测得的含氮量乘以 6.25（100/16），即为蛋白质的含量。日常食物中，每 500g 食物中含蛋白质为：谷类 40～56g，豆类 110～170g，蔬菜 5～10g，肉类 100g，蛋类 60～64g，鱼类 70～90g，奶类 15～20g。

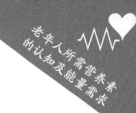

（二）蛋白质消化率（Digestibility, D）

蛋白质的消化率是指食物蛋白质被消化酶分解、吸收的程度。消化率越高，被机体利用的可能性就越大，营养价值也就越高。食物蛋白质的消化率用该蛋白质中被消化、吸收的氮量与其蛋白质含氮总量的比值表示。消化率的表示见式（1-2）。

$$消化率 = \frac{吸收氮量}{摄入氮总量} \times 100\% \qquad (1-2)$$

其中，吸收氮应用摄入氮总量减去粪氮量（是指粪便中排出的氮量，表示食物中不能被消化吸收的氮）求得。粪氮中绝大部分是来自未能消化吸收的食物氮，也包括粪代谢氮，即消化道脱落的上皮细胞、消化液及微生物等所含的氮。粪代谢氮是受试者在完全不吃含蛋白质食物时粪便中的含氮量。它来自脱落的肠黏膜细胞和死亡的肠道微生物，并非来自未被消化吸收的蛋白质，因此，不能计算在未被消化吸收的氮量中。一般成人24h内粪代谢氮为0.9～1.2g。

根据是否考虑内源粪代谢氮因素，消化率可分为表观消化率（Apparent Digestibility，AD）与真实消化率（True Digestibility，TD），见式（1-3）和式（1-4）。

$$表观消化率 = \frac{摄入氮总量 - 粪氮量}{摄入氮总量} \times 100\% \qquad (1-3)$$

$$真实消化率 = \frac{摄入氮总量 - （粪氮量 - 粪代谢氮量）}{摄入氮总量} \times 100\% \qquad (1-4)$$

表观消化率测定方法简单，对蛋白质的消化吸收估计较低，具有较大安全性，应用时安全系数较大，一般被较多采用。

蛋白质的消化率受人体和食物等多种因素的影响。前者如全身状态、消化功能、精神情绪、饮食习惯和对该食物感官状态是否适应等；后者如蛋白质在食物中的存在形式、结构、食物纤维素含量、烹调加工方式、共同进食的其他食物的影响等。

通常，动物性蛋白质的消化率比植物性的高，如鸡蛋和牛奶蛋白质的消化率分别为97％和95％，而玉米和大米蛋白质的消化率分别为85％和88％。这是因为植物蛋白质被纤维素包围不易被消化酶作用，因此消化率较低。但经过加工烹调后，包裹植物蛋白质的纤维素可被去除、破坏或软化，可以提高其蛋白质的消化率。例如，食用整粒大豆时，其蛋白质消化率仅约60％，若将其加工成豆腐，则可提高到90%。

按一般烹调方法，几类食物蛋白质消化率见表1-2。

表1-2　烹调后几类食物蛋白质消化率

食物名称	消化率（％）	食物名称	消化率（％）
奶类	97～98	油脂	81～98
肉类	92～94	谷类	66～82
蛋类	98	薯类	70～74
鱼类	98	豆类	69～96

（三）蛋白质的利用率

蛋白质的利用率是指食物蛋白质被消化、吸收后在体内利用的程度。衡量食物蛋白质利用率的指标和方法很多，各指标分别从不同角度反映蛋白质被利用的程度。这里主要介绍生物价（Biological Value，BV）、蛋白质净利用率（Net Protein Utilzation，NPU）和氨基酸评分（Amino Acid Score，AAS）三个指标。

1. 生物价

蛋白质的生物学价值简称生物价，也称生理价值，它是评定食物蛋白质营养价值高低的常用方法，表示食物蛋白被机体消化吸收后在体内的利用率，是机体的氮储留量与氮吸收量之比。某种蛋白质的生物价的值越高，表明其被机体利用的程度越高，最大值为100。其计算方法见式（1-5）。

$$生物价 = \frac{储留氮量}{吸收氮量} \times 100\% \tag{1-5}$$

其中，

$$吸收氮量 = 食物氮量 - （粪氮量 - 粪代谢氮量）$$

$$储留氮量 = 吸收氮量 - （尿氮量 - 尿内源氮量）$$

尿内源氮是机体在无氮膳食条件下尿中所含有的氮，来自于体内组织蛋白质的分解。蛋白质生物价值的高低取决于必需氨基酸的含量和比值，食物蛋白质的必需氨基酸比值与人体组织蛋白质中氨基酸比值越接近，该食物蛋白质生物价值越高，食物蛋白质中氨基酸被机体利用的程度越高。

各种食物蛋白质生物价各不相同，一般动物性食物比植物性食物要高。常见食物蛋白质生物价见表1-3。

表1-3　常见食物蛋白质生物价

蛋白质	生物价（%）	蛋白质	生物价（%）	蛋白质	生物价（%）
鸡蛋黄	96	牛肉	76	玉米	60
全鸡蛋	94	白菜	76	花生	59
牛奶	90	猪肉	74	绿豆	58
鸡蛋白	83	小麦	67	小米	57
鱼	83	豆腐	65	生黄豆	57
大米	77	熟黄豆	64	高粱	56

2. 蛋白质净利用率

蛋白质净利用率表示摄入的蛋白质被机体利用的程度，即机体利用的蛋白质占食物中蛋白质的百分比，它既反映了摄入的蛋白质被机体储留的程度，同时也体现出各种蛋白质的不同消化率，见式（1-6）。

$$蛋白质净利用率 = \frac{储留氮量}{摄入氮总量} \times 100\% \tag{1-6}$$

式（1-6）可简化为蛋白质净利用率 = 生物价 × 消化率。

3. 氨基酸评分

为了便于评定一种蛋白质的营养价值，通常将鸡蛋蛋白质中所含有氨基酸的相互比例作为参考标准，因为它的生物价最接近100，即在人体内将近100%可以利用。根据鸡蛋所含有氨基酸的构成比例提出一个暂定参考氨基酸的构成比例，这一构成比例即为参考蛋白质中各种氨基酸的相互比例。评定一种蛋白质的营养价值时，可将其必需氨基酸的含量逐一与参考氨基酸的构成比例相比较，

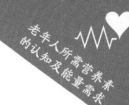

并按式（1-7）计算其氨基酸构成比例评分。

$$氨基酸评分 = \frac{每克待评蛋白质中某种必需氨基酸的量（mg）}{每克参考蛋白质中相应必需氨基酸的量（mg）} \times 100 \qquad (1-7)$$

通过式（1-7）计算出蛋白质中每种氨基酸的评分值后，取分值最低的氨基酸的评分值，即第一限制氨基酸的评分值作为该蛋白质的氨基酸评分。

几种常见食物的蛋白质营养价值评价指标值见表1-4。

表1-4　几种常见食物蛋白质营养价值评价

食物	蛋白质含量 /（g/100g）	消化率（%）	生物价（%）	蛋白质净利用率（%）	氨基酸评分	限制性氨基酸
鸡蛋	13	99	94	94	100	无
牛乳	4	97	85	82	61	蛋氨酸、胱氨酸
鱼类	19	98	83	81	75	色氨酸
牛肉	18	99	74	74	69	缬氨酸
小鸡	21	95	74	70	67	缬氨酸
猪肉	12	—	74	—	68	蛋氨酸、胱氨酸
大豆	34	90	64	66	46	蛋氨酸、胱氨酸
花生	26	87	55	48	43	蛋氨酸、胱氨酸
啤酒酵母	39	84	67	56	45	蛋氨酸、胱氨酸
全粒小麦	12	91	66	60	48	赖氨酸
全粒玉米	9	90	60	54	40	赖氨酸
精稻米	7	98	64	63	53	赖氨酸
马铃薯	2	89	73	65	48	蛋氨酸、胱氨酸

五、蛋白质的互补作用

不同食物蛋白质中氨基酸的含量和比例关系不同，其营养价值不一，若将两种或两种以上的食物适当混合食用，使它们之间相对不足的氨基酸互相补偿，从而接近人体所需的氨基酸模式，提高蛋白质的营养价值，称为蛋白质的互补作用（Protein Complementary Action）。这种提高食物营养价值的方法实际上早已被人们在生活中采用，并且在后来的实验中得到验证。几种食物混合后的蛋白质生物价见表1-5。

表1-5　几种食物混合后的蛋白质生物价

蛋白质来源	混合食用所占份数	生物价	
		单独食用	混合食用
玉米	3	60	76
大豆（熟）	1	64	
小麦	7	67	74
小米	6	57	
大豆	3	64	
豌豆	3	33	
玉米	2	60	73
小米	2	57	
大豆	1	64	
小麦	4	67	89
小米	6	57	
牛肉（干）	2	76	
大豆	1	64	

在膳食中为充分发挥食物蛋白质的互补作用，要提倡荤素搭配，粮、豆、菜混食，以及粗粮与细粮混合等调配方法，这对提高蛋白质的营养价值具有重要的实际意义。具体应遵循以下三个原则：

1）食物的生物学种属越远越好，如动物性和植物性食物之间的混合比单纯植物性食物之间的混合要好。

2）搭配的种类越多越好。

3）食用时间越近越好。因为单个氨基酸在血液的停留时间约 4h，然后到达组织器官，再合成组织器官的蛋白质。而合成组织器官蛋白质的氨基酸必须同时到达才能发挥互补作用。

六、蛋白质缺乏与过量

（一）蛋白质缺乏

蛋白质缺乏在成人和儿童中均有发生，但处于生长发育阶段的儿童更为敏感，属蛋白质—能量营养不良（Protein-Energy Malnutrition, PEM）型，大多数是因贫困而长期处于饥饿状态引起的，有些与疾病和营养不当有关。对成年人来讲，蛋白质摄入不足会引起体重减轻、肌肉萎缩、容易疲劳、贫血、对疾病抵抗力降低、创伤和骨折不易愈合、病后恢复缓慢。

（二）蛋白质过量

蛋白质，尤其是动物性蛋白质摄入过多，对人体同样有害。首先，摄入过多的动物蛋白质，就必然摄入较多的动物性脂肪和胆固醇。其次，蛋白质过多本身也会产生有害影响。正常情况下，人体不储存蛋白质，所以必须将过多的蛋白质进行脱氨分解，氨则由尿液排出体外，这一过程需要大量水分，从而加重了肾脏的负担，若肾功能本来就不好，则危害更大。过多的动物蛋白的摄入，也造成含硫氨基酸摄入过多，这样会加速骨骼中钙的流失，易产生骨质疏松。

七、蛋白质的食物来源和参考摄入量

（一）食物来源

蛋白质广泛存在于动物和植物体内。蛋白质数量丰富且质量良好的食物主要为动物性食物，包括畜肉、禽肉、鱼、奶类、蛋类等，以及植物性食物中的豆类。畜、禽、肉类和鱼肉蛋白质含量一般为 16%～20%，鲜奶为 2.7%～3.8%，蛋类为 11%～14%，干豆类为 20%～24%。其中，大豆蛋白质含量高达 40%，氨基酸组成也比较合理，在体内的利用率较高，是植物蛋白质中非常好的蛋白质来源。谷类含蛋白质一般为 7%～10%。虽然谷类蛋白质生理价值不如动物性蛋白质和干豆蛋白，但因中国人每日摄入谷类数量相对较大，因此，谷物食品仍是膳食中重要的蛋白质来源。

一些常见食物的蛋白质含量见表 1-6。

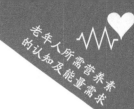

表1-6 一些常见食物的蛋白质含量

（单位：g/100g）

食物	蛋白质含量	食物	蛋白质含量	食物	蛋白质含量
小麦粉（标准粉）	11.2	豆浆	1.8	小白菜	1.5
大米	7.7	豌豆	23.0	番茄（西红柿）	0.9
玉米（白）	8.8	荞麦	9.3	柿子椒	1.0
玉米（黄）	8.7	芝麻（白）	18.4	苦瓜	0.9
小米	9.0	芝麻（黑）	19.1	南瓜	1.0
甘薯（红心）	1.1	花生（生）	25.0	丝瓜	1.0
甘薯（白心）	1.4	核桃（干）	14.9	苹果	0.2
马铃薯	2.0	木耳（黑木耳）	12.1	梨（鸭梨）	0.2
青豆（青大豆）	34.6	银耳（白木耳）	10.0	鸡蛋（白皮）	12.7
黄豆（大豆）	35.1	鸡肉	20.3	松花蛋（皮蛋）	14.2
豆腐干	16.2	鸭肉	15.5	鸭蛋	12.6
牛肉（肥瘦）	18.1	牛乳	3.0	鱿鱼（干）	60.0
牛肉（瘦）	20.2	鲫鱼	17.6	鱿鱼（水浸）	18.3
羊肉（肥瘦）	19.0	鲤鱼	17.1	海参（水浸）	6.0
猪肉（肥瘦）	13.2	甲鱼	17.8	海参	50.2
猪肉（瘦）	20.3	黄鳝	18.0	虾米（海米）	43.7

（二）蛋白质的参考摄入量

　　世界各国对蛋白质的供给量没有一个统一的标准，一般对人体需要量的衡量依照年龄的不同有不同的方法。依照中国的饮食习惯和膳食构成及老年人的蛋白质的代谢特点，在2013年中国营养学会提出的《中国居民膳食营养素参考摄入量》中针对50岁以上人群的蛋白质推荐摄入量以男性每日65g、女性每日55g供给，蛋白质供给体内的热量占总热量的10%～15%为好，并且优质蛋白质每日应不低于供给量的1/3～1/2。

➡️ 任务实施

　　1. 学习蛋白质的生理功能。

　　2. 分析老年人的外貌特征和生理特点。

　　3. 分组讨论并汇报在老年人的膳食中蛋白质摄入的重要性。

➡️ 同步训练

　　分组讨论、分析应提供哪些食物作为老年人膳食中蛋白质的主要来源，以及在老年人膳食中蛋白质供给量应达到什么标准。

任务二 脂类认知

➡️ 任务情境

有体检中心数据显示，目前排名第一的病例是血脂异常，每6万人中就有4万人出现这种情况，占总体检人数的2/3。其中，40岁以下的占了近30%，60%血脂异常者都是体重正常的人甚至是瘦人。此前体检中心还为20多个长期吃素的人做体检，结果2/3的人血脂都不正常，超过一半的人有脂肪肝。可见，血脂高并非胖人的专利，血脂异常并不单纯是因为摄入脂肪过多造成的。饮食大荤大油、结构不均衡、绝对素食都会造成体脂代谢紊乱。

可见，真正健康的饮食应该是低盐、低油、低脂，"三低"缺一不可。有些人看起来没有摄入肉类，但是炒菜时油可能放得比较多，这样同样不利于血脂健康。

➡️ 任务描述

请根据脂肪的生理功能分析脂肪的摄入水平与血脂异常的关系。老年人大多数都有心脑血管慢性疾病，在他们的膳食中对于油脂应做何种选择。

➡️ 知识储备

脂类是人体的重要组成成分，体脂占人体体重的14%～19%。脂类是脂肪和类脂的总称，是一大类具有重要生物学作用的化合物，由碳、氢、氧三种元素组成，能溶于有机溶剂而不溶于水。通常将常温时呈液态的叫"油"，呈固态的叫"脂"，通称油脂。油脂与胆固醇、磷脂又统称为脂类。脂类是一类重要的营养物质，它以各种形式存在于人体的各种组织中，具有重要的生理作用。

一、脂类的生理功能

（一）甘油三酯

人体内的甘油三酯主要分布于腹腔、皮下和肌肉纤维之间，其主要功能有：

1. 构成人体重要的成分

细胞膜中含有的大量脂肪酸，是细胞维持正常结构和功能所不能少的重要成分。

2. 供给机体能量

脂肪是人体能量的主要来源之一，平均每克脂肪在体内彻底氧化可提供37.6kJ（9.3kcal）的热能，相当于碳水化合物和蛋白质的两倍多。脂肪每天向人体提供的热能占热能总摄入的20%～30%。若机体摄食能量过多，则过多的能量将以脂肪的形式储存在体内，久而久之就会使人发胖；若长期摄食能量不足，则人就消瘦。

另外，体内脂肪细胞的储存和供应能量有两个特点：一是脂肪细胞可以不断地储存脂肪，至今还未发现其吸收脂肪的上限，所以人体可以不断地摄入过多的热能而不断积累脂肪，导致越来越胖；

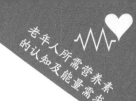

二是机体储存的脂肪酸不能转化成葡萄糖，因此，不能为脑和神经细胞及血细胞提供能量。而蛋白质可通过糖原异生作用转化成葡萄糖，所以人在饥饿的时候，就必须消耗组织中的蛋白质和糖原来满足机体的能量需要，节食减肥的危害也在于此。

3. 提供必需脂肪酸，促进脂溶性维生素的吸收

必需脂肪酸多存在于植物油中，动物脂肪含有必需脂肪酸较少。机体重要的营养成分维生素 A、维生素 D、维生素 E、维生素 K 等为脂溶性维生素，当机体摄取脂肪时，它们才能随脂肪被摄入到体内。此外，脂肪在消化道内可刺激胆汁分泌，从而促进脂溶性维生素的消化吸收。

4. 维持体温，保护脏器

脂肪主要分布于皮下、腹腔、肌肉间隙、脏器周围，对各组织器官有缓冲机械冲击、固定位置的保护作用。脂肪不易导热，皮下脂肪有保温作用。

5. 其他功能

膳食脂肪能改善食品的感官性状，促进食欲，增加饱腹感。

（二）磷脂

磷脂是除甘油三酯以外体内含量最多的脂类，主要存在于脑和其他神经组织、骨髓及心肝、肾等器官中，蛋黄、植物种子及大豆中也含有丰富的磷脂。磷脂的主要功能有：细胞膜的构成成分，可以帮助脂类或脂溶性物质顺利通过细胞膜，促进细胞内、外的物质交流；作为乳化剂，可以使体液中的脂肪悬浮在体液中，有利于其吸收、运输和代谢；在胆汁中与胆盐、胆固醇形成微胶粒，有利于胆固醇的溶解和排泄；为机体提供能量。机体缺乏磷脂会造成细胞膜结构受损，出现毛细血管脆性增加和通透性增加，皮肤细胞对水的通透性增加会引起水代谢紊乱，产生皮疹等。

（三）胆固醇

胆固醇是细胞膜、细胞器、脂蛋白的组成成分，是增强生物膜韧性的有关成分，在神经组织和肾上腺中含量非常多，在脑组织中约占固体物质的 17%，在肝、肾、表皮等组织中含量也颇多。胆囊中的结石几乎全是由胆固醇组成的。胆固醇是一些激素的主要原料和必需物质，如肾上腺皮质所产生的多种激素和性腺所产生的雄激素与雌激素等。胆固醇是胆汁酸的重要成分。胆汁酸是乳化剂，有助于脂类的消化和吸收，另外还有抗炎、解毒作用。胆固醇的衍生物 7- 脱氢胆固醇，在紫外线作用下可进一步形成维生素 D_3，而维生素 D_3 具有促进钙、磷代谢，使骨钙化的作用。所以，常晒太阳的人是很少患钙缺乏症的。

人体内的胆固醇大部分由肝脏合成，然后储存于胆囊中。人体从食物中摄取的胆固醇，经消化吸收后，最后也溶于胆汁内。胆固醇不溶于水而溶于脂。磷脂可促成血内的胆固醇和甘油三酯与蛋白质结合形成脂蛋白，在血液内溶解和转运，并参与全身代谢。脂蛋白有两类：占 60%～70% 的是低密度脂蛋白，约占 30% 的是高密度脂蛋白。前者容易将胆固醇和脂质沉积于血管壁上，促使动脉呈粥样硬化，故称为"对健康不利的胆固醇"；而后者则相反，能防止形成动脉粥样硬化，所以称为"对健康有利的胆固醇"。两种脂蛋白的作用相反，在脂肪代谢中形成相对的动态平衡。当人体血液中的胆固醇含量超出正常生理指标时，就可能加速低密度脂蛋白的合成，使血管管腔变窄、管壁变硬、血流受阻，从而导致冠心病、脑中风等一系列心脑血管疾病的发生。胆固醇含量较高和较低的常见食物分别见表 1-7、表 1-8。

表1-7　胆固醇含量较高的常见食物

（单位：mg/100g）

食物	胆固醇量	食物	胆固醇量
猪脑	2 571	羊肝	349
牛脑	2 670	猪肝	288
羊脑	2 004	猪肺	314
鸡蛋黄	1 510	鸡肝	356
鹌鹑蛋黄	1 674	墨斗鱼	275
鸭蛋黄	1 576	河蟹（全）	235
鸡蛋（全）	585	奶油	295
牛肝	297	鱿鱼（水发）	265

表1-8　胆固醇含量较低的常见食物

（单位：mg/100g）

食物	胆固醇量	食物	胆固醇量
猪肉（肥）	109	兔肉	59
猪肉（瘦）	81	鸭	94
猪舌	116	奶粉（全）	104
猪心	158	奶粉（脱脂）	28
猪肚	159	奶油蛋糕	172
猪肉松	163	对虾	150
牛肉（肥）	194	大黄鱼	79
牛肉（瘦）	58	带鱼	76
牛肉松	178	鲤鱼	83
牛肚	132	草鱼	86
鸡肉	106	甲鱼	101
羊肉（瘦）	60	火腿肠	57

二、脂肪酸与必需脂肪酸

脂肪因其所含的脂肪酸链的长短、饱和程度和空间结构不同，而呈现不同的特性和功能。

（一）脂肪酸及分类

脂肪酸按其碳链长短可分为长链脂肪酸（14个碳原子以上）、中链脂肪酸（6～12个碳原子）短链脂肪酸（5个碳原子以下）；按其饱和程度不同可分为饱和脂肪酸（SFA）、单不饱和脂肪酸（MUFA）、多不饱和脂肪酸（PVFA）；按其空间结构不同可分为顺式脂肪酸和反式脂肪酸。

各种脂肪酸的结构不同，功能也不一样，对它们的一些特殊功能的研究，也是营养学中一个重要的研究开发领域。目前认为，营养学上最具有价值的脂肪酸有两类，分别是ω-3系列多不饱和脂肪酸和ω-6系列多不饱和脂肪酸。目前，已知ω-6系列多不饱和脂肪酸不仅与降血脂关系密切，而且与生长、发育、生殖都有一定的关系。而ω-3系列多不饱和脂肪酸则对脑、视网膜、皮肤和肾功能的健全十分重要。

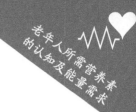

（二）必需脂肪酸

必需脂肪酸是指机体生命活动必不可少，但机体本身不能合成，必须由食物供给的多不饱和脂肪酸。目前所知必需脂肪酸主要包括两种：一种是 ω-6 系列的亚油酸，另一种是 ω-3 系列的 α-亚麻酸。只要食物中亚油酸供给充足，人体内就可用亚油酸为原料合成人体所需要的 ω-6 系列脂肪酸，如 γ-亚麻酸、花生四烯酸等。同理，α-亚麻酸在体内可合成所需要的 ω-3 系列脂肪酸，如二十碳五烯酸（EPA）和二十二碳六烯酸（DHA）。

一些常见的油脂中主要脂肪酸的组成情况见表 1-9。

表 1-9　一些常见的油脂中主要脂肪酸的组成（脂肪总量的百分数）

食用油	饱和脂肪酸（%）	不饱和脂肪酸			其他脂肪酸
		油酸	亚油酸（ω-6 系）	亚麻酸（ω-3 系）	
菜籽油	13	20	16	9	42*
花生油	19	41	38	0.4	1
茶油	10	79	10	1	1
葵花籽油	14	19	63	5	—
大豆油	16	22	52	7	3
芝麻油	15	38	46	0.3	1
玉米油	15	27	56	0.6	1
棕榈油	42	44	12	—	—
猪油	43	44	9	—	3
牛油	62	29	2	1	—
羊油	57	33	3	2	3
黄油	56	32	4	1.3	4

注：1. * 主要为芥酸。

　　2. 本表选引自中国营养学会，Chinese DRIs, 2 000。

（三）必需脂肪酸的生理功能

1. 磷脂的组成成分

必需脂肪酸是磷脂的组成成分，而磷脂是线粒体和细胞膜的重要结构成分，必需脂肪酸缺乏可以导致线粒体肿胀，细胞膜结构、功能改变，细胞膜透性、脆性增加。

2. 与胆固醇代谢密切相关

体内胆固醇要与脂肪酸结合才能在体内转运并进行正常代谢。必需脂肪酸缺乏，胆固醇转运受阻，不能进行正常代谢，在体内沉积而引发疾病。

3. 与生殖细胞的形成及妊娠、授乳、婴儿生长发育有关

资料表明，体内缺乏必需脂肪酸时，动物精子形成数量减少，泌乳困难，婴幼儿生长缓慢，并可能出现皮肤症状，如皮肤湿疹、干燥等。

4. 与前列腺素的合成有关

前列腺素存在于许多器官中，有着多种多样的生理功能，如使血管扩张和收缩、神经刺激的传导、生殖和分娩的正常进行及水代谢平衡等。亚油酸是合成前列腺素必需的前体，因此，亚油酸营养正常与否，直接关系到前列腺素的合成量，从而影响到人体功能的正常发挥。

5. 可以保护皮肤免受射线损伤

必需脂肪酸保护皮肤免受射线损伤的机理可能是损伤组织的修复过程、新生组织的生长需要必

需脂肪酸。

6. 维持正常视觉功能

α-亚麻酸可在体内转变为二十二碳六烯酸，二十二碳六烯酸在视网膜光受体中含量丰富，是维持视紫红质正常功能的必需物质。因此，必需脂肪酸对增强视力和维护视力正常有良好作用。

三、脂肪的消化吸收

脂肪的消化主要在小肠内进行。脂肪必须先经胆汁的乳化作用，使脂肪乳化成细小的微粒，脂肪微粒在胰脂肪酶的作用下分解为甘油和脂肪酸。低于 12 个碳原子的中链脂肪酸和短链脂肪酸直接被小肠黏膜吸收，长链脂肪酸进入肠黏膜的末端淋巴管，再被酯化为甘油三酯，与胆固醇、脂蛋白、磷脂结合，形成乳糜微粒进入淋巴系统，最后进入血液运送到组织细胞。

脂肪经消化道分解为甘油和脂肪酸，甘油易溶于水，可直接被小肠黏膜细胞吸收进入血液；胆汁中的胆盐与脂肪酸经乳化作用成为亲水性复合物而吸收进入血液。脂肪酸被吸收后，与蛋白质等结合形成乳糜微粒。血液中的乳糜微粒是一种密度最低、颗粒最大的脂蛋白，是食物脂肪运输的主要形式，可随血液遍布全身以满足机体对脂肪和能量的需求。肝脏可将不同来源的脂肪与蛋白质合成为极低密度的脂蛋白以满足机体对甘油三酯的需要。不同长度的脂肪酸进入血液的渠道有所不同，小部分进入小肠绒毛的毛细血管，由门静脉入肝；大部分进入毛细淋巴管，经大淋巴管进入血液循环。胆盐则留在外面继续与另外的脂肪酸结合，在脂肪吸收结束后，胆盐随食物进入回肠并纳入血液，经肝脏合成胆汁进入小肠再次循环。磷脂的消化吸收与甘油三酯相似，需要与 Na^+、K^+ 结合成盐后被吸收，胆固醇可直接被吸收。

四、脂肪营养价值的评价

评定一种脂肪的营养价值高低，主要取决于脂肪的消化率、必需脂肪酸含量和脂溶性维生素的含量。

（一）脂肪的消化率

食物脂肪的消化率与其熔点密切相关，熔点越低越容易被消化。熔点低于体温的脂肪的消化率可高达 97%～98%，高于体温的脂肪的消化率约为 90%。熔点高于 50℃ 的脂肪比较不容易被人体消化。而熔点又与食物脂肪中所含有的不饱和脂肪酸的种类和数量有关。含不饱和脂肪酸和短链脂肪酸越多，其熔点越低，越容易被人体消化。通常，植物油脂的消化率高于动物油脂。几种食用油脂的熔点与消化率见表 1-10。

表 1-10　几种食用油脂的熔点与消化率

名称	熔点 /℃	消化率（%）	名称	熔点 /℃	消化率（%）
羊脂	44～45	81	豆油	常温下液态	98
猪脂	36～50	94	麻油	常温下液态	98
牛脂	42～50	89	玉米油	常温下液态	97
乳脂	28～36	98	鱼肝油	常温下液态	98

（二）必需脂肪酸的含量

必需脂肪酸的含量是衡量食物油脂营养价值的重要方面。一般植物油中含有较多的必需脂肪酸，是人体必需脂肪酸（亚油酸）的主要来源，故其营养价值高于动物脂肪。但椰子油例外，其亚油酸含量很低，并且不饱和脂肪酸含量也少。常用食用油脂的必需脂肪酸含量见表1-11。

表1-11 常用食用油脂的必需脂肪酸含量

油脂名称	必需脂肪酸含量（%）	油脂名称	必需脂肪酸含量（%）
豆油	52.2	猪脂	8.3
麻油	43.7	牛脂	3.9
花生油	37.6	羊脂	2.0
玉米油	47.8	黄油	3.6

（三）脂溶性维生素的含量

一般来说，脂溶性维生素含量高的脂肪营养价值也高。动物的储存脂肪几乎不含维生素，器官脂肪中含有少量，但肝脏脂肪含维生素A、维生素D较丰富，特别是一些海产鱼类肝脏脂肪中的含量很高。奶和蛋的脂肪中也含有较多的维生素A和维生素D。植物油中富含维生素E，特别是谷类种子的胚油（如麦胚油）中维生素E含量更为突出。

五、脂类的食物来源与参考摄入量

（一）脂类的食物来源

1. 动物性食物

动物脂肪含饱和脂肪酸和单不饱和脂肪酸相对较多，而多不饱和脂肪酸含量较少，如肥肉、猪油、牛油、羊油、鱼油、奶油、蛋黄等。含磷脂较多的食物为蛋黄、肝脏、大豆、麦胚和花生等；含胆固醇丰富的食物为动物内脏及蛋黄，肉类和奶类也含有一定量的胆固醇。在海洋哺乳动物和鱼中，二十碳五烯酸和二十二碳六烯酸含量较多，它们属$\omega-3$系列的多不饱和脂肪酸，具有降低血脂和预防血栓形成的作用，故营养学家建议老年人应经常食用水产品，尤其是深海鱼产品，每周至少进食一次。

2. 植物性食物

植物油主要含不饱和脂肪酸，是必需脂肪酸的最好来源。特别是亚油酸，普遍存在于植物油中。亚麻酸在豆油和紫苏籽油中较多。植物油包括菜油、茶油、豆油、花生油、芝麻油、玉米油等。大豆、麦芽和花生等含磷脂较多，尤其是大豆富含豆固醇和多不饱和脂肪酸，是良好的类脂来源。

（二）脂类的参考摄入量

膳食中脂肪的供给量易受人们的饮食习惯、生活条件、气候、季节的影响，因此世界各国对脂类的摄入量没有一个统一的标准。中国营养学会建议每日膳食中由脂类供给的能量占总能量的比例成年人以20%～30%为宜，一般不超过30%。胆固醇的每日摄入量应在300mg以下。

另外，每天所摄入的脂类中，应有一定比例的不饱和脂肪酸。其中，饱和脂肪酸供给能量应低于总能量的10%，亚油酸的适宜摄入量占总能量的4%，α-亚麻酸的适宜摄入量占总能量的0.6%。理想的脂肪酸构成量为饱和脂肪酸∶单不饱和脂肪酸∶多不饱和脂肪酸=1∶1∶1，而且多不饱和脂肪酸中以（ω-6）:（ω-3）=（4～6）:1为宜。除去摄入的动物性和植物性食物中所含的脂肪外，老年人烹调油的用量以每天不超过20g为宜。

任务实施

1. 学习脂肪的生理功能。
2. 分析脂肪的摄入水平与血脂异常的关系。
3. 结合脂肪的分类及其不同的生理功能分组讨论并汇报在老年人的膳食中脂肪摄入的重要性。

同步训练

分组讨论脂类对于老年人的重要性。分析应提供哪些食物作为老年人膳食中脂类的主要来源，以及脂类供给量应达到什么标准。

任务三　碳水化合物认知

任务情境

英国伦敦帝国理工学院的加里·弗若斯特和他的研究团队通过直接给小鼠喂食膳食纤维可以立刻减少小鼠食物摄入的试验，揭示了膳食纤维经肠道中微生物发酵后，可以直接对大脑产生抑制食欲的作用。这项研究如果能够在人体研究中得以证实，那么就预示着：增加可发酵的膳食纤维将有可能成为一项有效的体重管理方式。

英国《自然—通讯》期刊上曾经发表过这样一项研究：膳食纤维在肠道中被消化后，会释放出一种分子，通过作用于大脑中一个已知的用来调节饥饿感的区域，从而抑制食欲。这也让人们进一步理解了为什么富含膳食纤维的饮食是"健康"的。

任务描述

请根据碳水化合物和膳食纤维的生理功能，分析其对老年人身体健康的影响。

知识储备

碳水化合物又称糖类，是生物界三大基础物质之一，也是自然界最丰富的有机物质，主要由碳、氢、氧三种元素组成，其基本结构式为 $C_m(H_2O)_n$，由于组成的形式不同而产生不同的化合物。碳水化合物是人类最廉价的能量来源，也是人类生存最基本的物质和最重要的食物来源。日常食用最多的淀粉类食品、食糖和膳食纤维都属于此类。

一、碳水化合物的分类

碳水化合物的分类有两种不同的方法：一种是从化学角度将其分为糖类、寡糖和多糖；另一种是从营养学角度，根据是否提供能量，将其分为可被人体消化利用和不能被人体消化吸收利用两类。膳食中碳水化合物的分类见表1-12。

表1-12 膳食中碳水化合物的分类

分类	亚组	组成
糖类	单糖	葡萄糖、果糖、半乳糖
	双糖	蔗糖、乳糖、麦芽糖
	糖醇	山梨醇、甘露醇
寡糖	异麦芽低聚寡糖	多种异麦芽低聚寡糖的混合物
	其他寡糖	棉籽糖、水苏糖、低聚果糖
多糖	淀粉	直链淀粉、支链淀粉、变性淀粉
	非淀粉多糖	纤维素、半纤维素、果胶、亲水胶质物

注：本表引自中国营养学会，Chinese DRIs，2 000。

二、碳水化合物的生理功能

碳水化合物的生理功能主要有以下几个方面：

（一）供能及节约蛋白质

碳水化合物对机体最重要的作用是供能，是供能营养素中最经济的一种。每克葡萄糖在体内产生16.7kJ（4kcal）热量，它在体内消化吸收较蛋白质和脂肪迅速而完全，即使在缺氧条件下，仍能进行部分酵解，供给机体能量。当机体摄入充足的碳水化合物时，首先利用它提供能量，从而减少了蛋白质作为能量的消耗，使更多的蛋白质用于更适合的地方。相反，当体内摄入的碳水化合物不充足时，机体为了满足自身对葡萄糖的需求，则通过糖原异生作用产生葡萄糖。由于脂肪一般不能转变为葡萄糖，所以主要动用体内蛋白质，甚至是器官中的蛋白质，对人体及各器官造成损害。节食减肥的危害性也与此相关。即使不动用机体内的蛋白质，而动用食物中消化吸收的蛋白质来转变能量也是不合理和有害的。

（二）构成机体组织

每个细胞都有糖类，如糖脂参与细胞膜的构成；黏蛋白参与结缔组织的构成；对遗传信息起传递作用的核糖核酸与脱氧核糖核酸都由核糖参与构成。

（三）保肝解毒作用

摄入足量的碳水化合物可以增加体内肝糖原的储存量，加强肝脏功能，使机体抵抗外来有毒物质的能力增强。肝脏中的葡萄糖醛酸能与一些有毒物质结合，排出体外，起到解毒作用，保护了肝脏的功能。例如，体内肝糖原不足时，其对四氯化碳、酒精、砷等有害物质的解毒作用明显下降，所以人患肝炎时要多吃一些糖。

（四）抗生酮作用

脂肪在体内彻底被代谢分解，需要葡萄糖的协同作用。脂肪酸被分解所产生的乙酰基需与草酰乙酸结合进入三羧酸循环而最终被彻底氧化，产生能量。当碳水化合物摄入量不足时，脂肪不能在体内完全氧化燃烧，致使其反应的中间产物酮体大量堆积，尽管肌肉和其他组织可利用酮体产生能量，但酮体是一些酸性化合物，过多会引起血液酸性升高，即出现所谓的酸中毒。当碳水化合物摄入充足时，脂肪代谢完全，不产生酮体。

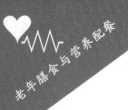

（五）调节血糖

被机体吸收的单糖有的直接被组织利用，有的以糖原形式储存于肝脏与肌肉中。当饥饿时，血糖降低，糖原分解为葡萄糖，调节血糖在正常范围。

三、膳食纤维

膳食纤维是指不可利用的碳水化合物。过去，人们认为膳食纤维不能被人体消化、利用，因此无营养价值，无关紧要，甚至予以排斥。而近年来大量的研究表明，膳食纤维对预防许多疾病都具有显著的效果，因此越来越多的人认为膳食纤维在营养上已不再是惰性物质，而是人们膳食中不可缺少的成分。膳食纤维分为两类：一类为可溶性纤维，如果胶、树胶；另一类为不溶性纤维，如纤维素、半纤维素、木质素。

膳食纤维的生理功能主要有以下几个方面：

（一）吸水通便，改善肠道菌群，防止结肠癌

脂肪和过精的膳食可使肠内厌氧细菌大量繁殖，这些细菌能使肠道中的胆碱、胆固醇及其代谢产物进一步分解产生致癌物质，在有充分纤维素存在情况下，好氧细菌易于生长，厌氧细菌受到抑制，减少致癌物质的产生。研究表明，膳食纤维对防治结肠癌有明显的效果。这有两方面的原因：一方面，膳食纤维虽然在体内不能被消化吸收，但能刺激消化液分泌和促进肠道蠕动，缩短食物通过肠道时间，加速粪便的排泄速度，从而减少粪便中有毒物质与肠壁接触的机会；另一方面，膳食纤维可以吸收大量水分，增加粪便的体积，相对降低了有毒物质的浓度，从而有利于防止结肠癌。

（二）降低血糖水平，防治糖尿病

糖尿病是近年来的一种高发病，有人认为其发病率高与膳食纤维摄入量大有很大的关系。增加食物中膳食纤维的摄入量，可以改善末梢组织对胰岛素的感受性，降低对胰岛素的需求，调节糖尿病患者的血糖水平。多数研究者认为，可溶性膳食纤维在降低血糖水平方面是有效的。可溶性膳食纤维吸水后具有黏稠性，能增加食糜的黏度，延缓胃的排空时间，减缓葡萄糖在小肠的吸收速度，使血糖不致因进食而快速升高，可降低餐后血糖升高的幅度，有助于改善糖耐量。

（三）降低血清胆固醇

血清胆固醇水平高是心血管疾病的诱发因子。由于可溶性膳食纤维可降低血糖水平，因此也可减少体内胰岛素的释放，而胰岛素可刺激肝脏合成胆固醇，所以胰岛素释放的减少可以使血浆胆固醇水平受到影响。另外，膳食纤维还可以螯合胆固醇，吸附胆汁酸，降低胆固醇和甘油酯溶解，阻止其消化吸收，从而起到防止动脉粥样硬化及冠心病的作用。

（四）防止胆石症的发生

胆石的形成与胆固醇合成过多、胆酸合成过少有关，膳食纤维与胆酸结合排出体外，减少了胆固醇的含量，从而防止胆石症的发生。

（五）有利于控制体重

纤维素属于多糖类，有饱腹感，因而可减少体内产能营养素的摄入，有利于控制体重、预防肥胖，并减少高血压发生的机会。

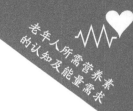

四、碳水化合物的消化吸收

食物中的淀粉在唾液淀粉酶的作用下只水解少部分，淀粉的消化主要在小肠中进行。经淀粉酶和麦芽酶的作用，淀粉分解为葡萄糖。蔗糖、乳糖经蔗糖酶与乳糖酶的作用分解为葡萄糖、果糖及半乳糖。分解后的单糖，以主动运输方式吸收。然后，通过门静脉入肝，一部分合成肝糖原储存，另一部分由肝静脉入体循环，供全身组织利用。果糖吸收属于被动扩散式吸收。

五、食物血糖生成指数

血糖生成指数（Glycemic Index，GI）是 20 世纪 80 年代国外学者提出的一个衡量碳水化合物对血糖反应的指标。GI 是指食用含糖类 50g 的食物和相当量的标准食物（葡萄糖或白面包）后，2h 内体内血糖水平应答的比值（用百分数表示）。

食物的 GI 是反映食物类型和碳水化合物消化吸收水平的一个参数。不同食物引起的餐后血糖的反应是不一致的。高 GI 的食物，进入胃肠后消化快，吸收完全，葡萄糖迅速进入血液，升高血糖的程度大；低 GI 的食物，在胃肠中停留时间长，释放缓慢，升高血糖的程度小，葡萄糖进入血液后峰值低，下降速度慢。

知道不同食物中碳水化合物对血糖的反应，可以选择最佳的碳水化合物食物治疗糖尿病。例如，在常用主食中，面食的 GI 比米饭低，而粗粮和豆类又低于米面，故糖尿病病人应多选用 GI 低的食物，多增加粗粮和面食的比例。常用食物的血糖生成指数见表 1-13。

表 1-13　常用食物的血糖生成指数（以葡萄糖 GI=100% 来计）

GI（%）	食物名称
<50	通心粉、大豆、豌豆、扁豆、花生、苹果、牛奶、樱桃、果糖
50～	荞麦、燕麦片、米粉、甘薯
60～	全麦面包、凤梨、橙、香蕉、冰激凌、蔗糖
70～	胡萝卜、油条、南瓜、玉米（甜）、芋头、西瓜、猕猴桃、蜂蜜
80～	大米、面包、馒头、玉米粥、土豆
90～	小麦面粉、高粱米、粳米、白薯、糯米、麦芽糖

目前，食物血糖生成指数的概念和数值不仅用于糖尿病病人的膳食管理，还被广泛用于高血压病人和肥胖者的膳食管理、居民营养教育，并扩展到运动员的膳食管理和食欲研究等。

六、碳水化合物的参考摄入量和食物来源

（一）碳水化合物的参考摄入量

膳食中碳水化合物的供给量主要根据民族饮食习惯、生活条件等而定。中国营养学会认为，现阶段中国居民碳水化合物所供能量约占全日总能的 50%～65% 为宜，总碳水化合物的平均需要量为每天 120g。另外，由于精制糖为纯能量食物，摄入过多易引起肥胖，因此，营养学家建议应限制其摄入量，一般其供能比例应在总能量的 10% 以下。

世界各国的不同研究机构曾提出膳食纤维的适宜摄入量，但资料报道数据差异较大，有些认

为每天需 15～20g，另一些则认为需 25～30g，中国营养学会根据国外有关资料，参考 1992 年全国营养调查数据，建议膳食纤维的适宜摄入量为每天 30g。每天摄入一定量的植物性食物，如 400～500g 的蔬菜和水果，以及一定的粗粮，如杂豆、玉米、小米等，可满足机体对膳食纤维的需要。

（二）碳水化合物的食物来源

膳食中可消化利用的碳水化合物的主要来源为谷类和根茎类等植物性食物，其中含有大量淀粉及少量单糖和双糖。特别是谷类中淀粉占 70%，根茎类和豆类含量为 20%～30%，它们是人体碳水化合物的主要来源。某些硬果类（如板栗、莲子等）虽含量较高，但人们平时食用量少，因此实际意义不大。

膳食纤维的资源非常丰富，但多存在于植物的种皮和外表皮中，如农产品加工后小麦麸皮、豆渣、果渣、甘蔗渣、荞麦皮中都含有丰富的膳食纤维，有开发利用价值。在老年人的膳食中，膳食纤维具有非常重要的作用。因为老年人的消化功能减弱，肠肌肉的紧张性降低，容易发生便秘，所以，老年人应摄入适量的膳食纤维，以防止发生便秘，同时还可以防治高血压、动脉粥样硬化、糖尿病、结肠癌等。建议老年人用谷类、水果、蔬菜和豆类作为膳食纤维的来源。

➡ 任务实施

1. 学习碳水化合物和膳食纤维的生理功能。
2. 分析膳食纤维的摄入与健康的关系。
3. 结合膳食纤维的生理功能分组讨论并小组汇报在老年人的膳食中碳水化合物、膳食纤维摄入的重要性。

➡ 同步训练

1. 分组讨论膳食纤维对于老年人健康的重要性，分析其在老年人膳食中的合理运用。
2. 分组讨论血糖生成指数对于老年人合理膳食的意义。

任务四　能量认知

➡ 任务情境

人体中能量的摄入应达到一个平衡，既要避免能量摄入不足导致营养不良，又要避免能量摄入过多造成肥胖。由于社会的快速发展，使得我们的饮食结构和生活方式都发生了许多变化，摄取的优质蛋白质比例提高了，而体力活动的时间相应减少了。因此，2013 版《中国居民膳食营养素参考摄入量》（DRIs）对能量的摄入量进行了修订。轻身体活动水平，女性每日能量推荐值从原来的 8 790kJ（2 100kcal）调低至 7 535kJ（1 800kcal），男性从原来的 10 046kJ（2 400kcal），调低至 9 209kJ（2 200kcal）。对于这样的调整，中国营养学会常务理事、中国疾病预防控制中心研究员杨晓光教授解释，不超重也不肥胖的轻身体活动水平的健康人群现在所需要摄取的能量实际

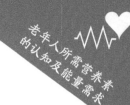

上就是这样，如果还按照过去推荐的成年男子摄取 10 046kJ 能量来吃就会导致肥胖。

➤ 任务描述

结合机体能量消耗途径，试分析 2013 版《中国居民膳食营养素参考摄入量》中能量推荐量减少的原因，分析能量的食物来源及摄入水平与身体健康的关系。

➤ 知识储备

能量是人类赖以生存的基础。人体维持心脏跳动、血液循环、腺体分泌、物质转运、肌肉收缩、神经传导及食物的消化、吸收等重要的生命活动和从事体力活动等都需要消耗能量。已知食物中能产生能量的营养素为碳水化合物、脂类和蛋白质，三者统称为"产能营养素"或能源物质。营养素在体内被氧化生成二氧化碳和水并释放能量的过程称为生物氧化，能在体内氧化产生能量的营养素又称产能营养素。产能营养素进入机体后，通过生物氧化释放能量，一部分用于维持体温，另一部分形成三磷腺苷（ATP）储存于高能磷酸键中，在生理条件下释放出能量供机体各组织器官活动所需。

一、能量单位与能量系数

（一）能量单位

传统的能量单位是千卡（kcal），1kcal 是指 1 000g 水由 15℃升高到 16℃所需的能量或热量。国际上通用的能量单位是焦耳（J），1J 是指 1N 的力将 1 000g 重的物体移动 1m 所需的能量。焦耳的 1 000 倍为千焦耳（kJ），1kJ 的 1 000 倍为兆焦耳（MJ）。目前，营养学上常用千焦耳或兆焦耳作为能量单位。其换算方法为：

$$1kcal=4.184kJ$$
$$1kJ=0.239kcal$$
$$1MJ=239kcal$$

（二）能量系数

能量系数是指 1g 产能营养素在体内氧化实际产生的热能值。碳水化合物、脂肪在体内可以完全氧化分解，产生二氧化碳、水和能量，所产热量和其在体外燃烧时相同。每克碳水化合物氧化可产生热量 17.15kJ（4.10kcal），每克脂肪可产生热量 39.54kJ（9.45kcal）。每克蛋白质在体外燃烧可产生热量 23.64kJ（5.65kcal），在体内氧化仅可产生热量 18.20kJ（4.35kcal），这是因为蛋白质在体内氧化不完全，其代谢产物除了二氧化碳、水以外，还含有尿素、肌酐、尿酸等含氮物质。

产能营养素在人体的消化道内并不能完全被消化吸收。在普通混合膳食的条件下，人体对碳水化合物、脂肪和蛋白质的平均消化率分别为 98%、95%、92%，按照这一消化率计算，三种产能营养素的实际产热值（能量系数）为：

1）碳水化合物：4.10kcal×98%=4.02kcal（16.8kJ）。

2）脂肪：9.45kcal×95%=8.98kcal（37.6kJ）。

3）蛋白质：4.35kcal×92%=4.00kcal（16.7kJ）。

二、能量的食物来源及比例

正常情况下，人体每天摄入的能量和消耗的能量基本保持平衡，则体重可维持在正常范围内，使机体保持健康。能量长期摄入不足时，可使体重减轻，出现全身无力、嗜睡、怕冷、头晕、目光无神，以及皮肤苍白、粗糙、缺乏弹性等症状，各种生理功能受到严重影响。此外，当能量不足时，蛋白质用于提供能量，可继发蛋白质缺乏，出现营养不良性水肿、机体抵抗力降低、幼儿生长发育迟缓等一系列蛋白质缺乏症。反之，能量摄入过多，易导致肥胖，增加高血压、高胆固醇血症、冠心病、糖尿病、关节炎、癌症等疾病的发病危险性。

食物中的碳水化合物、脂肪和蛋白质是人体能量的主要来源，但这三大产能营养素在人体代谢中各自具有特殊的生理功能，长期摄取单一会造成营养不平衡，影响健康，因此，三者在向人体供能方面应有一个适当的比例，即碳水化合物占总能量的 55%～65%，脂肪占 20%～30%，蛋白质占 10%～15% 为宜。

另外，各国的营养学家对乙醇在人体内的代谢问题已经进行过多次研究。实验证明，在适量饮用乙醇的情况下，乙醇是可以提供一定能量的。乙醇全部燃烧时每克产生 29.26kJ（7kcal）热量，其中 70% 可被机体利用，即提供 20.9kJ（5kcal）热量。

三、机体的能量消耗

人体能量的需要量应与人体能量的消耗量相一致，即摄入量等于消耗量。人体中能量的消耗主要由三方面组成，即基础代谢、体力活动消耗和食物的特殊动力作用的消耗。对于婴幼儿、儿童、孕妇、乳母，能量的消耗还应包括机体生长、乳汁分泌等特殊生理活动所消耗的能量。

（一）基础代谢

1. 基础代谢（Basal Metabolism，BM）

基础代谢是维持生命最基本活动所必需的能量。具体地说，它是在机体处于清醒、空腹（进食后 12～16h）、静卧状态，环境温度 18～25℃时所需要能量的消耗。此时热能仅用于维持体温、心跳、呼吸、血液循环、各器官组织和细胞的基础功能等最基础的生命活动。为了确定基础代谢的热能消耗（Basic Energy Expenditure，BEE），必须首先测定基础代谢率（Basal Metabolic Rate，BMR），即人体在上述情况下，单位时间内基础代谢所消耗的能量。其表示方法一般为每平方米体表面积（或每千克体重）的能量消耗，表示单位为 $kJ/（m^2 \cdot h）$ 或 $kcal/（m^2 \cdot h）$。

影响基础代谢率的因素有年龄、性别、身高、体重、内分泌等。在人的一生中，婴幼儿的基础代谢率非常高，以后到青春期又出现一个代谢活跃的阶段，中年以后开始下降，老年时期的基础代谢率明显下降。在同一年龄、同一体表面积情况下，女性的基础代谢率低于男性。基础代谢率的高低与体重并不成比例关系，而与体表面积基本上成正比。体内许多腺体所分泌的激素影响基础代谢率，如甲状腺素可使细胞内的氧化过程加快，甲状腺功能亢进时，基础代谢率明显增高。此外，环境温度、精神状况、营养状况、疾病等也会影响基础代谢率。

中国人正常基础代谢的平均值见表 1-14。

表1-14　中国人正常基础代谢率的平均值

年龄/岁	男		女	
	kJ/（m²·h）	kcal/（m²·h）	kJ/（m²·h）	kcal/（m²·h）
1	221.8	53.0	221.8	53.0
3	214.6	51.3	214.2	51.2
5	206.3	49.3	202.5	48.4
7	197.7	47.3	200.0	45.4
9	189.9	45.2	179.1	42.8
11	179.9	43.0	175.7	42.0
13	177.0	42.3	168.6	40.3
15	174.9	41.8	158.8	37.9
17	170.7	40.8	151.9	36.3
19	164.0	39.2	148.5	35.5
20	161.5	38.6	147.7	35.3
25	156.9	37.5	147.3	35.2
30	154.0	36.8	146.9	35.1
35	152.7	36.5	146.4	35.0
40	151.9	36.3	146.0	34.9
45	151.5	36.2	144.3	34.5
50	149.8	35.8	139.7	33.9
55	148.1	35.4	139.3	33.3
60	146.0	34.9	136.8	32.7
65	143.9	34.4	134.7	32.2
70	141.4	33.8	132.6	31.7
75	138.9	33.2	131.0	31.3
80	138.1	33.0	129.3	30.9

2. 基础代谢能量消耗的测定

每日基础代谢所耗的能量一般可通过公式计算获得。常用有以下两种：

（1）采用体表面积计算　先根据身高、体重计算出体表面积，再按体表面积与相应的基础代谢率（查表1-14）计算出来。其计算公式如下：

全天基础代谢消耗能量（kJ）＝体表面积（m²）×基础代谢率kJ/（m²·h）×24h

体表面积（m²）＝0.006 59×身高（cm）＋0.012 6×体重（kg）－0.160 3

根据这个公式先计算体表面积，再按年龄、性别、查表1-14得出相应的BMR，就可以计算出24h的基础代谢水平。

例：一位体重60kg，身高170cm的70岁男子，按上述公式可计算出体表面积为

体表面积 $=0.006\ 59\times170cm+0.012\ 6\times60kg-0.160\ 3\approx1.72m^2$

查表 1-14 得该年龄基础代谢率为 141.4kJ/（$m^2\cdot h$），则该男子每日基础代谢消耗的能量为

全天基础代谢消耗能量 $=1.72m^2\times141.4kJ/（m^2\cdot h）\times24h\approx5\ 837kJ$

（2）按体重计算　按体重推算 BMR 已被世界卫生组织（WHO，1985 年）采纳，现已成为估算人群能量需要量的重要依据（表 1-15）。

表 1-15　按体重计算 BMR 公式

年龄/岁	男（kcal/天）	女（kcal/天）
0 ～	60.9W-54	61.0W-51
3 ～	22.7W+495	22.5W+499
10 ～	17.5W+651	12.2W+746
18 ～	15.3W+679	14.7W+496
30 ～	11.6W+879	8.7W+820
>60	13.5W+487	10.5W+596

注：1. W 为体重（kg）。

　　2. 本表摘自 Technical Report Series 724, Geneva, WHO, 1985。

按体重计算亚洲人的 BMR 可能偏高，亚洲人的 BMR 可能比欧洲人低 10%。据我国以往实测成年人的 BMR 也呈现这种偏低的趋势，因此，我国在应用 WHO 推荐的 BMR 计算公式时，采取减 5% 的办法计算 18 ～ 49 岁成年人群及 50 ～ 59 岁老年前期人群的 BMR。

老年人随年龄增长，基础代谢率降低，60 ～ 70 岁老年人比青年时期减少约 20%，70 岁以上老人减少约 30%，计算公式如下：

老年男性基础代谢能量消耗（kcal/天）=（0.049W+2.459）/0.004 2

老年女性基础代谢能量消耗（kcal/天）=（0.038W+2.755）/0.004 2

但国内一些学者通过对体重指数正常老年人的研究发现，我国健康老年人的实际基础代谢能量消耗量明显低于根据上述公式计算得出的数值，至少低 10%。因此，应用上述公式来预测我国老年人的基础代谢能量消耗是不适宜的，易导致能量摄入过多，促使老年人肥胖或加重老年病人的代谢负荷。

（二）体力活动

除了基础代谢外，体力活动是人体能量消耗的主要因素。生理情况相近的人，基础代谢消耗的能量是相近的，而体力活动情况却相差很大。机体任何轻微活动都可提高代谢率，人在进行运动或劳动等体力活动时，肌肉需要消耗能量。能量消耗与活动强度、工作性质、劳动持续的时间及工作熟练程度有关，其中以活动强度对能量代谢的影响最为显著。通常各种体力活动所消耗的能量约占人体总能量消耗的 15% ～ 30%。体力活动一般分为职业活动、社会活动、家务活动和休闲活动，其中职业活动消耗的能量差别最大。

根据能量消耗水平，即活动的强度将活动水平分成不同等级，用体力活动水平（Physical Activity Level，PAL）来表示。我国成年人的体力活动水平分为三个等级，即轻、中、重，这是

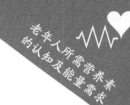

根据一天内各种活动的时间段长短、强度综合确定的，见表1-16。

表1-16 活动强度水平

活动强度	时间分配	工作内容举例	PAL 男	PAL 女
轻	75%的时间坐或站立 25%的时间活动	办公室人员、售货员、化验室操作人员、授课人员等	1.55	1.56
中	40%的时间坐或站立 60%的时间从事职业活动	学生日常活动，机动车驾驶、电工、车床操作、金属切割等	1.78	1.64
重	25%的时间坐或站立 75%的时间从事职业活动	非机械化农业劳动、炼钢、舞蹈、体育活动、装卸、伐木、采矿等	2.10	1.82

注：PAL=24h总能量消耗/24h基础代谢能量消耗。

由于工作熟练程度和作业姿势的不同，同一工作的人消耗的能量存在个体差异，加之8h以外的活动差别很大，故上述劳动强度分级只能作为一般的参考范围，对每一个体还需做具体分析。此外，由于现代生产工具的不断革新，机械化程度日益提高，人们的体力劳动强度将逐步减轻，劳动强度分级概念及所消耗的能量都将不断发生变化。

（三）食物的特殊动力作用

食物的特殊动力作用（Specific Dynamic Action，SDA）又称食物的热效应（Thermic Effect Food，TEF），是机体由于摄取食物而引起体内能量消耗增加的现象。人体在摄食的过程中，由于要对食物中的营养素进行消化、吸收、代谢和转化等，这就需要额外消耗能量。食物的热效应随食物而异，摄食蛋白质所引起的额外能量消耗特别高，可达其本身所产生能量的30%～40%，脂肪为4%～5%，碳水化合物为5%～6%。一般混合膳食约增加基础代谢的10%。此外，正在生长发育的婴幼儿、儿童、青少年还要额外消耗能量以满足新生组织形成和新生组织的新陈代谢。

四、能量的参考摄入量

直接测定成年人在自由活动情况下的能量消耗量十分困难。由于BMR约占总能量消耗的60%～70%，所以是估算成年人能量需要量的重要基础。WHO（1985年）、美国（1989年）、日本（1990年）修订推荐摄入量时均采用了"要因加算法"估算成年人的能量需要量，即以BMR乘以体力活动水平（PAL）计算人体的能量消耗量或需要量：

$$能量需要量 = BMR \times PAL$$

我国在应用WHO推荐的BMR计算公式时，采取减5%的办法作为计算18～59岁人群的BMR，即总能量消耗量=0.95BMR×PAL。

例：老年男性，办公室工作，65岁，体重60kg，试计算总能量消耗量。

1）按表1-15计算BMR：BMR=1 297kcal/天。

2）从表1-16查得：办公室工作为轻活动水平，男性PAL为1.55。

3）总能量消耗量=0.95×1 297kcal/天×1.55≈1 910kcal/天。

根据上述计算公式，推算中国居民成年人膳食能量推荐摄入量（RNI）。其中，轻体力劳动者能量推荐摄入量为：18～49岁成年男性为2 250kcal/天，女性为1 800kcal/天；50～64岁者男性为2 100kcal/天，女性为1 750kcal/天；65～79岁者男性为2 050kcal/天，女性为1 700kcal/天；

80 岁以上岁男性为 1 900kcal/ 天，女性为 1 500kcal/ 天。

老年人随年龄增长，基础代谢率降低，50 ～ 59 岁约减少 10％，60 ～ 69 岁老年人比青年时期约减少 20％，70 岁以上老年人基础代谢率进一步下降。老年人能量的摄取要满足两方面的需要：一要维持理想体重；二要能保证进行理想的体力活动，以维持社交、生理和心理健康。

➡ 任务实施

1. 学习能量的不同消耗途径，查阅《中国居民膳食营养素参考摄入量》中的能量推荐量，分析能量摄入水平与身体健康的关系。

2. 分组讨论并汇报能量推荐量随着年龄的增长会逐渐减少的原因，以及在老年人的膳食中能量的食物来源。

➡ 同步训练

分析影响老年人能量消耗的因素，计算老年人能量消耗量：

李奶奶，72 岁，身高 160cm，体重 68kg，退休后主要在家从事一些家务劳动，请计算李奶奶每天需要摄入多少能量以保持身体健康。

任务五　矿物质认知

➡ 任务情境

随着社会的发展，生活水平的提高，人们在日常生活中常常会吃一些保健品。补钙就成了最时尚的保健方式，各种补钙产品充当了广告界的"宠儿"，从孩子到成年人再到老年人都在不断地补钙。然而，有研究表明，男性摄入的钙过多，会导致前列腺癌。人民网也曾报道过这样一个案例，台湾一名 78 岁的老婆婆因补钙过多引发肾衰竭而死亡。此案例提示，人体必需的营养素摄入过量也会对健康产生不利影响。

➡ 任务描述

请参考资料和结合矿物质相关知识分析老年人如何在日常膳食中摄入适宜的矿物质，避免缺乏或过量。

➡ 知识储备

人体组织中含有各种元素，其元素的种类和含量与其生存的地理环境表层元素的组成及膳食摄入量有关。研究发现，人体内约有 20 余种元素为构成人体组织、维持机体代谢与生理功能所必需。在这些元素中，除了碳、氢、氧和氮主要以有机化合物（如碳水化合物、脂肪、蛋白质、维生素等）

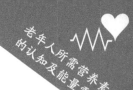

的形式存在以外，其余的元素均为矿物质，也称无机盐或灰分。人体内矿物质的总量仅占人体体重的 4%，需要量也不像蛋白质、脂类、碳水化合物那样多，但它们也是人体需要的一类重要营养素。

矿物质根据其在人体内的含量又分为常量元素和微量元素两类。常量元素有钙、磷、钠、钾、氯、镁、硫等，其在人体内的含量一般大于人体体重的 0.01%；微量元素在体内的含量一般小于人体体重的 0.01%，每日需要量很少，甚至以微克计，但对人体来说必不可少。1995 年 FAO（联合国粮农组织）/WHO 将在微量元素中的铜、钴、铬、铁、氟、碘、锰、钼、硒和锌 10 种元素列为维持人体正常生命活动不可缺少的必需微量元素，将硅、硼列为可能必需微量元素，而将铅、镉、汞、砷、铝、锡和锂列为具有潜在毒性，但低剂量可能具有功能作用的微量元素。

一、矿物质的生理功能

矿物质不能为人体提供能量，但在机体内具有重要的营养作用和生理功能。

（一）构成机体组织

矿物质在体内的主要作用是构成机体组织的重要成分。例如：钙、镁、磷是骨骼、牙齿的主要成分；铁是血红蛋白的主要成分；碘是构成甲状腺素的主要成分；锌是胰岛素与含锌酶的成分；磷是神经、大脑磷脂的成分。

（二）调节生理功能

矿物质和蛋白质协同，维持组织细胞的渗透压，在体液移动和储留过程中起重要作用。人的血液总是恒定在微碱性状态，变动极小，钾离子、钠离子、钙离子、镁离子也是维持神经肌肉的兴奋性、细胞膜的通透性及细胞正常功能的主要物质。矿物质是体内具有特殊生理功能物质的成分，如酶、激素、核酸、抗体等。它们是多种酶的激活剂，如唾液淀粉酶需要氯离子激活，镁可以激活多种酶，钾参与蛋白质、碳水化合物及热能代谢，锌参与核酸代谢等。

二、膳食中重要的矿物质元素

（一）钙

钙是人体含量最多的矿物质元素，正常成人体内含钙总量约为 1 200g，占体重的 2.0%，其中约 99% 集中在骨骼和牙齿中，主要以羟磷灰石结晶的形式存在；其余 1% 的钙，一部分与柠檬酸螯合或与蛋白质结合，另一部分则以离子形态分布于软组织、细胞外液和血液中，统称为混溶钙池。混溶钙池中的钙和骨骼中的钙保持着动态平衡，即骨中的钙不断地从破骨细胞中释放出进入混溶钙池中，保持血浆中钙的浓度维持恒定；而混溶钙池中的钙又不断沉积于成骨细胞。这种钙的更新速率随年龄的增长而减慢。幼儿骨骼每 1 ～ 2 年更新一次，年轻成人更新一次则需要 10 ～ 12 年。男性 18 岁以后，女性则更早一些，骨的长度开始稳定，但骨密度仍继续增加，40 岁以后骨中矿物质逐渐减少，其速度因人而异，女性一般大于男性，故女性较易出现骨质疏松现象。

1. 钙的生理功能

（1）构成骨骼和牙齿　钙是构成骨骼和牙齿的主要成分，体内 99% 的钙分布在骨骼和牙齿中，对骨骼和牙齿起着支持和保护作用。

（2）维持神经与肌肉的兴奋性　钙与肌肉的收缩和舒张有关，可以调节神经肌肉的兴奋性。当体液中钙离子浓度降低时，神经和肌肉的兴奋性增强，肌肉出现自发性收缩，严重时出现抽搐；当体液中钙离子浓度增加时，则抑制神经和肌肉的兴奋性，严重时引起心脏和呼吸衰竭。

（3）参与酶促反应　钙能激活某些酶的活性，如三磷腺苷酶、脂肪酶和某些蛋白分解酶等，对参与细胞代谢的大分子合成、转运的酶有调节作用。

（4）参与凝血过程　钙离子还参与血液凝固过程。钙离子可使可溶性纤维蛋白原聚合为纤维蛋白，使血液凝固。已知有四种维生素 K 的结合蛋白参与血液凝固过程。

此外，钙还参与激素分泌、细胞正常生理功能的维持、体液的酸碱平衡。

2. 钙的吸收与影响因素

钙盐易溶解在酸性环境中，因此，人体摄入的钙主要在小肠近端吸收，吸收率为 20%～60%。钙吸收率的高低常常依赖于身体对钙的需要量及膳食钙的摄入量。处在生长阶段的儿童、青少年、孕妇和乳母对钙的需求量大，他们对钙的吸收率也比较大，相应的储备也较多；相反，人体需要量少时吸收也少。一般来讲，食物含钙量高时，吸收率相应下降，反之，则吸收率升高。除此之外，钙的吸收率还会受某些膳食因素等其他因素的影响。

（1）抑制因素　凡在肠道中能与钙形成不可溶性复合物质者，均可影响钙的吸收。不利因素有：

1）植酸和草酸容易和钙形成难溶性的植酸钙和草酸钙而抑制钙的吸收。因此，含植酸和草酸高的食物在烹调时应先用水焯一下，去除大部分的植酸和草酸。含草酸多的蔬菜有菠菜、茭白、竹笋、红苋菜、牛皮菜等，含植酸多的谷类有荞麦、燕麦等。

2）膳食纤维中的醛糖酸残基可与钙结合成不溶性钙盐从而影响钙的吸收。

3）脂肪消化不良时，钙可与未被消化吸收的游离脂肪酸，特别是饱和脂肪酸形成难溶性的钙皂乳化物，这些都会影响钙的吸收。

4）当体内维生素 D 不足时，钙结合蛋白的合成量减少，钙的运载能力下降，主动吸收能力也随之降低。

5）食物中钙磷比例不平衡，钙或磷任何一种矿物质含量过多或过少，都会影响钙的吸收，因此食物中的钙磷比例要适当。美国规定 1 岁以下婴儿钙与磷的适当比例为 1.5:1，1 岁以上幼儿为 1:1，一般认为成年人钙磷比例以 1:（1～2）适宜。

6）饮酒过量、活动很少或长期卧床及服用一些碱性药物 [如小檗碱（黄连素）、四环素等] 都会使钙的吸收率下降。

（2）促进因素　凡能降低肠道 pH 或增加钙溶解度的物质，均可以促进钙的吸收。促进钙吸收的因素有：

1）维生素 D 充足时，钙结合蛋白质的合成量增加，可以明显影响钙的吸收。

2）乳糖可被肠道微生物利用而发酵形成乳酸，从而降低肠内的 pH，并可与钙结合成可溶性的乳酸来促进钙的吸收。

3）蛋白质的一些代谢产物，如赖氨酸、色氨酸、组氨酸、精氨酸等可与钙形成可溶性的钙盐，有利于钙的吸收。

4）胆汁有利于钙的吸收。钙的吸收只限于水溶性的钙盐，但非水溶性的钙盐因胆汁作用可变为水溶性的钙盐。胆汁的存在可提高脂肪酸钙（一种不溶性钙盐）的可溶性，帮助钙的吸收。

5）有报告指出，像青霉素、氯霉素、新霉素等一些抗生素也能促进钙的吸收。

3. 钙和其他矿物质的相互干扰作用

高钙摄入能影响以下必需矿物质的生物利用率：

（1）铁　钙可明显抑制铁的吸收，并存在剂量—反应关系，只要增加过量的钙，就会对膳食铁

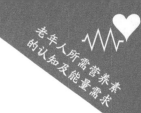

的吸收产生很大的抑制作用。

（2）锌　一些研究显示，高钙膳食对锌的吸收率和锌平衡有影响，认为钙与锌相互有拮抗作用。

（3）镁　试验表明，高钙摄入时，镁吸收低，而尿镁显著增加。

（4）磷　已知醋酸钙和碳酸钙在肠腔中是有效的磷结合剂，高钙可减少膳食中磷的吸收，但尚未见有高钙引起磷耗竭或影响磷营养状况的证据。

4. 钙的缺乏与过量

钙是人体内含量最多的一种矿物质，但也是人体最容易缺乏的矿物质。钙缺乏是较常见的营养性疾病，并且钙的缺乏常常和维生素 D 的营养水平有关，也与磷有关。钙缺乏对生长期儿童可表现为生长发育迟缓、骨和牙的质量差，严重时引起骨骼变形而形成佝偻病，中老年人则易患骨质疏松症。当血钙小于 1.75mmol/L 时，还会引起神经肌肉的兴奋性增强而出现抽搐等症状。

此外，有关成人钙与一些疾病关系的调查研究表明，血钙和血压有相关关系，补钙试验可使血压下降。摄入充足的钙可减少肠黏膜增生从而降低结肠癌的危险性。低钙可影响男性精子质量。补钙可利于改善糖尿病性骨量下降和有关症状。但这些目前还不足以作为估算需要量的依据。

钙摄入过量也会对机体造成不利影响，可增加肾结石的危险性。有关资料表明，高钙与肾结石患病率增加有直接关系，肾结石病多见于发达国家居民，美国约有 12% 的人患有肾结石，这可能与钙摄入过多有关。高钙膳食还可抑制铁的吸收，降低锌的生物利用率等。

5. 钙的参考摄入量和食物来源

2013 年中国营养学会推荐成年人膳食钙的适宜摄入量（Adequate Intakes，AI）为 800mg/ 天，可耐受最高摄入量（Tolerable Upper Intake Levels，UL）为 2 000mg/ 天。考虑老年人钙的吸收率明显下降和女性老年人绝经后骨钙释出量增多，50 岁以上人群每天钙的摄入量应在 1 000mg 以上。

选择含钙食物应考虑其含钙量及吸收利用率。奶和奶制品含钙丰富且吸收率高，是理想钙源，如牛乳每百克含钙 104mg；发酵的酸奶更利于钙的吸收；虾皮、海带、硬果类、芝麻酱含钙量也很高；豆类、一些绿色蔬菜（如花椰菜、甘蓝）含钙丰富且含草酸少，也是钙的良好来源。而谷类和畜肉含钙量较低。在膳食中加入骨粉也是补钙的有效措施，我国膳食中钙的主要来源是蔬菜和豆类。常见食物的钙含量见表 1-17。

表 1-17　常见食物的钙含量

（单位：mg/100g）

食物名称	含量	食物名称	含量	食物名称	含量
牛奶	104	海带（干）	348	稻米（籼、糙）	14
牛奶粉（全脂）	676	猪肉	6	糯米（江米）	26
干酪	799	鸡肉	9	富强粉	27
鸡蛋	48	黄豆	191	玉米面（黄）	22
鸡蛋黄	112	青豆	200	大白菜	69
鸭蛋	62	黑豆	224	芹菜	80
鹅蛋	34	豆腐	164	韭菜	42
鹌鹑蛋	47	芝麻酱	1 170	苋菜（绿）	187
鸽蛋	108	花生仁（炒）	284	芥蓝（甘蓝）	128
虾皮	991	枣（干）	64	葱头（洋葱）	24
虾米	555	核桃仁	108	金针菜（黄花菜）	301

（二）磷

磷和钙一样，是构成骨骼和牙齿的重要成分。正常人体中磷的含量约为 600～900g，占成人体重的 1% 左右。除钙外，磷是人体内含量最多的矿物质，其中约 85% 以无定形的磷酸钙和羟磷灰石结晶的形式存在于骨骼和牙齿中，其余部分与蛋白质、脂肪、糖和其他有机物相结合，分布在细胞膜、骨骼肌、皮肤、神经组织和体液中。

1. 磷的生理功能

磷是构成骨骼、牙齿的重要原料，是细胞内的核酸、蛋白质、磷脂的组成成分，也是很多辅酶的成分，如硫胺素焦磷酸、黄素腺嘌呤二核苷酸等。磷酸盐组成体内的酸碱缓冲体系，维持体内的酸碱平衡。磷还参与体内的能量转化，人体内代谢所产生的能量主要是以三磷腺苷（ATP）的形式被利用、储存或转化的，ATP 含有的高能磷酸键，为人体的生命活动提供能量。磷还参与葡萄糖、脂肪、蛋白质的代谢。

2. 磷的吸收和利用

磷需要在人体十二指肠内经酶转变为磷酸化合物方能被人体吸收，膳食中所含磷，约有 70% 在十二指肠上部被吸收。维生素 D 和植酸会影响磷的吸收，摄入足量的维生素 D 可以促进磷的吸收。当维生素 D 缺乏时，常会使血液中的无机磷酸盐下降。谷类中的植酸磷利用率很低。影响磷吸收的因素与钙大致相似。

3. 磷的缺乏与过量

食物中磷的来源广泛，一般不容易缺乏，只有在一些特殊情况下才会出现磷缺乏，如早产儿或仅以母乳喂养的婴儿可发生磷缺乏，出现佝偻病样骨骼异常。磷缺乏还可见于使用静脉营养过度而未补充磷的患者。在严重磷缺乏和磷耗竭时，可发生低磷血症，其影响包括厌食、贫血、肌无力、骨痛、佝偻病和骨软化、全身虚弱、对传染病的易感性增加、感觉异常、共济失调、精神错乱甚至死亡。

摄入磷过多时，可发生细胞外液磷浓度过高而表现为高磷血症，可能造成一些相应的危害。例如，可引起骨骼中骨细胞和破骨细胞的吸收，导致肾性骨萎缩性损害。血磷升高可使磷与血清钙结合而在组织中沉积，引起非骨组织的钙化。磷摄入过量可干扰钙的吸收而引起低血钙症，导致神经兴奋性增强而引起手足抽搐和惊厥。

4. 磷的参考摄入量及食物来源

2013 年中国营养学会推荐 18 岁以上成人（含孕妇、乳母）膳食磷的适宜摄入量为 720mg/ 天，可耐受最高摄入量为 3 500mg/ 天。65 岁以上老年人磷的推荐摄入量（Recommended Nutrient Intake，RNI）为 700mg/ 天，80 岁以上为 670mg/ 天，可耐受的最高摄入量为 3 000mg/ 天。

磷广泛存在于动物性和植物性食物中。植物性食物中磷与植酸盐结合，不经过加工处理，吸收利用率低。例如，谷粒通过用热水浸泡，面食经过发酵等处理后则可降低植酸的浓度，提高对磷的吸收率。肉、禽类含磷量较高，但含钙低；蛋黄中磷的含量高，但钙与磷的比例不适当。鱼类中含磷高，而且钙、磷所含的比例较适当，因此是钙与磷的良好来源。

（三）铁

铁是人体含量最多的微量元素，成人体内含 4～5g。体内铁分为功能铁和储备铁，功能铁约占总铁量的 70%，它们大部分存在于血红蛋白和肌红蛋白中，少部分存在于含铁的酶类和运输铁中。储备铁约占总铁量的 30%，主要以铁蛋白和含铁血黄素的形式存在于肝、脾和骨髓中。在人体器官组织中，铁的含量以肝、脾为最高，其次为肾、心、骨骼肌与脑。铁在体内的含量随年龄、性别、

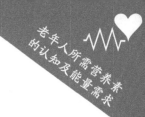

营养状况和健康状况的不同而有很大的个体差异。

1. 铁的生理功能

铁的生理功能主要有以下几个方面：

1）铁的主要生理功能是参与血红蛋白的合成，也是肌红蛋白、细胞色素氧化酶等呼吸酶的成分，参与氧和二氧化碳的转运、交换和组织呼吸过程。例如，血红蛋白可与氧进行可逆性的结合，当血液流经氧分压较高的肺泡时，血红蛋白能与氧结合成氧合血红蛋白，而当血液流经氧分压较低的组织时，氧合血红蛋白又能解离出氧，从而完成氧的输送过程。肌红蛋白的基本功能是在肌肉组织中起转运和储存氧的作用，当肌肉收缩时释放氧以促进肌肉运动；细胞色素为含血红素的化合物，其在线粒体内具有电子传递作用，对细胞呼吸和能量代谢具有重要意义。

2）铁还能催化促进 β-胡萝卜素转化为维生素 A，参与神经介质的合成过程。

3）足够的铁对维持人体的免疫系统的正常功能是必需的，铁负荷过度和缺铁都可导致免疫反应的变化。

2. 铁的吸收及影响因素

铁的吸收主要在小肠上部，在胃及整个小肠也有部分吸收。食物中的铁在胃酸的作用下，由三价铁还原为亚铁离子，然后与肠道中存在的维生素 C 及一些氨基酸形成配合物，在肠道以溶解状态存在，以利于铁的吸收。膳食中铁的吸收率平均为 10%，绝大多数铁不能被机体吸收，随粪便排出。

铁在食物中的存在形式对其吸收率有很大的影响。铁在食物中以两种形式存在，即植物性食物中的非血红素铁和动物性食物中的血红素铁。非血红素铁主要是以三价铁的形式与蛋白质、氨基酸和有机酸结合成络合物，存在于植物性食物中。这种形式的铁必须在胃酸的作用下先与有机物部分分开，并还原成二价铁（亚铁离子）后，才能被机体所吸收。血红素铁是与血红蛋白及肌红蛋白中的卟啉结合的铁。这种铁是以卟啉铁的形式直接被肠黏膜上皮细胞吸收，然后在黏膜细胞内分离出铁，并结合成铁蛋白。因此，血红素铁的吸收不受各种因素的干扰。植物食品中的铁的吸收率较低，多在 10% 以下，如大米为 1%，菠菜和大豆为 7%，玉米和黑豆为 3%，小麦为 5%；而动物食品中的铁的吸收率较高，如鱼类为 11%，动物的肌肉和肝脏可达 22%。动物的非组织蛋白质，如牛奶、乳酪、蛋或蛋清等却不高，鸡蛋仅为 3%。纯蛋白质，如乳清蛋白、面筋蛋白、大豆分离蛋白等对铁的吸收还有抑制作用。

影响铁的吸收实际上是指影响非血红素铁的吸收，主要的因素有以下几种：

1）人体生理状况及体内铁的储备量显著地影响铁的吸收。机体状况可左右铁的吸收，食物通过肠道的时间太短、胃酸缺乏或过多服用抗酸药时，影响铁离子释放而降低铁的吸收。血红素铁与非血红素铁的吸收都受体内铁储存量的影响。当铁储存量多时，吸收率降低；储存量减少时，需要量增加，吸收率也增加。胃肠吸收不良综合征也影响铁的吸收，缺铁性贫血时铁吸收率升高。按中国传统膳食，成年男性膳食总铁平均吸收率大约为 6%，育龄妇女为 13%，女性吸收率高于男性是因为其体内储存铁较低而需求又较高。

2）维生素 C 能与铁形成可溶性络合物，即使在较高的 pH 下，铁也能呈溶解状态，有利于铁的吸收。同时，维生素 C 还可以将三价铁还原为二价铁，促进其吸收。口服较大剂量维生素 C 时，可显著增加非血红素铁的吸收。胱氨酸、赖氨酸、葡萄糖和柠檬酸等有类似的促进作用。维生素 A 在肠道内可能与铁络合，保持较高的溶解度，防止诸如植酸、多酚类对铁吸收的不利作用，并已发现缺铁性贫血与维生素 A 缺乏往往同时存在，给维生素 A 缺乏者补充维生素 A，即使铁的摄入量不变，铁的营养状况也有所改善。维生素 B_2 有利于铁的吸收、转运与储存。

3）膳食中脂类的含量适当对铁吸收有利，过高或过低均降低铁的吸收。各种碳水化合物对铁的吸收与存留有影响，作用最大的是乳糖，其次为蔗糖、葡萄糖，以淀粉代替乳糖或葡萄糖，则明显降低铁的吸收率。

4）矿物元素钙含量丰富，可部分减少植酸、草酸对铁吸收的影响，有利于铁的吸收。但大量的钙不利于铁的吸收，原因尚不明确。锌与铁之间有较强的竞争作用，当一种过多时，就可干扰另一种的吸收。

5）当食物中有植酸盐和草酸盐存在时，它们可与三价铁形成不溶性铁盐，抑制铁的吸收利用。

通常动物性食物中所含的血红素铁较多，因此其吸收利用率也较高，但蛋黄中铁的吸收率只有3%，这是由于蛋黄中存在卵黄高磷蛋白，可与铁形成不溶性物质所致。

3. 铁的缺乏与过量

铁缺乏时可引起缺铁性贫血，尤其是婴幼儿、青少年、孕妇、乳母及老年人更容易发生。缺铁还可导致工作效率降低、学习能力下降、表情冷漠呆板、易烦躁、抗感染力下降等。妊娠早期贫血与早产、低出生体重儿及胎儿死亡有关。

铁缺乏是一个从轻到重的渐进过程，一般可分为三个阶段。第一阶段仅有铁储存量减少，表现为血清铁蛋白测定结果降低，但尚不会引起有害的生理学后果。第二个阶段的特征是因缺乏足够的铁而影响血红蛋白和其他必需铁化合物的生成，但尚无贫血。第三个阶段是明显的缺铁性贫血期，其症状主要有皮肤黏膜苍白、易疲劳、头晕、畏寒、气促、心动过速和记忆力减退等。

铁中毒分急性和慢性两种。急性中毒发生在儿童中，主要症状为消化道出血，甚至导致死亡。慢性中毒则由于长期过量服用补铁剂或慢性酒精中毒使铁吸收增加而引起，主要症状为皮肤铁血黄素沉积、糖尿、肝硬化等。

4. 铁的参考摄入量及食物来源

铁在体内可被反复利用，排出量很少。2013年中国营养学会推荐中国居民膳食铁的适宜摄入量成年男性为12mg/天，女性为20mg/天，50岁以上人群均为12mg/天，可耐受最高摄入量成人为42mg/天。

膳食中铁的良好来源为动物性食物，如肝脏、鸡蛋、瘦肉、动物全血、禽类、鱼类等。但乳制品里的含铁量较少，牛奶的含铁量更低，长期用牛奶喂养的婴儿，应及时补充含铁较丰富的食物。植物食物中海带、发菜、干蘑菇、黑木耳、紫菜、芝麻的铁含量较高，各种豆类含量也较丰富，一些蔬菜（如油菜、芹菜等）也含有丰富的铁。常见食物的含铁量见表1-18。

表1-18　常见食物的含铁量

（单位：mg/100g）

食物名称	含量	食物名称	含量	食物名称	含量
鸭血	30.5	绿豆	6.5	杏仁（炒）	3.9
鸡血	25.0	花生仁（炒）	6.9	核桃仁	3.2
沙鸡	24.8	黄花菜（干）	16.5	白果（干）	0.2
猪肝	22.6	黄花菜（鲜）	8.1	莲子（干）	3.6
鸭肝	23.1	小米	5.1	松子仁	4.3
牛肝	6.6	黄豆	8.2	蛋糕（烤）	4.4
羊肝	7.5	黑豆	7.0	口蘑	19.4
鸡肝	12.0	大米	2.3	芹菜	1.2
排骨	1.4	标准面粉	3.5	藕粉	41.8
瘦猪肉	3.0	富强粉	2.7	紫菜	54.9

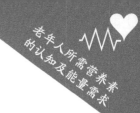

（四）锌

成人体内锌的含量为 2～3g，分布在人体所有的组织器官中，以肝、肾、肌肉、视网膜、前列腺内的含量较高。人体中的锌约 60% 存在于肌肉中，30% 存在于骨骼中，后者不易被动用。锌在小肠吸收，其吸收率为 20%～30%。锌对生长发育、智力发育、免疫功能、物质代谢和生殖功能等均具有重要作用。

1. 锌的生理功能

锌是一种多功能元素，其生理功能主要有以下几个方面：

1）锌是构成机体多种酶的成分。已知体内有 200 多种酶含锌，是 RNA、DNA 聚合酶呈现活性所必需的，参与蛋白质和核酸的代谢。

2）锌对胎儿的生长发育非常重要，能促进性器官和性功能的正常发育。

3）锌与唾液淀粉酶结合成味觉素，对味觉和食欲起促进作用。

4）锌能直接影响胸腺细胞的增殖，使胸腺激素分泌正常，维持正常免疫功能。

5）锌参与维生素 A 和视黄醇结合蛋白的合成，维持正常的暗适应能力，并有保护皮肤健康的作用。

2. 锌的缺乏与过量

缺锌对少年儿童危害较大，表现为食欲不振、味觉减退、有异食癖、生长发育迟缓、皮炎、伤口不易愈合、暗适应能力下降、性器官发育不全，严重缺乏时可导致侏儒症。孕妇缺锌可导致胎儿畸形。成人长期缺锌可导致性功能减退、精子数减少、皮肤粗糙、免疫功能降低等。锌缺乏的临床表现见表 1-19。

表 1-19　锌缺乏的临床症状

体征	临床表现
味觉障碍	偏食、厌食或异食
生长发育不良	矮小、瘦弱、秃发
胃肠道疾患	腹泻
皮肤疾患	皮肤干燥、炎症、疱疹、皮疹、伤口愈合不良、反复性口腔溃疡
眼科疾患	白内障和夜盲
免疫力减退	反复感染、感冒次数多
性发育或功能障碍	男性不育
认知行为改变	认知能力不良、精神萎靡、精神发育迟缓、行为障碍
妊娠反应加重	嗜酸、呕吐加重
胎儿宫内发育迟缓	生产小婴儿、低体重儿
分娩并发症增多	产程延长、伤口感染、流产、早产
胎儿畸形率增高	脑部、中枢神经系统畸形

锌摄入过量可引起中毒，主要特征是锌对胃肠道的直接作用导致急性腹痛、腹泻、恶心、呕吐等临床症状，并可引起铜的继发性缺乏、胃损伤及免疫功能抑制。

3. 锌的参考摄入量及食物来源

2013 年中国营养学会推荐锌的适宜摄入量为成年男性 12.5mg/ 天，女性 7.5mg/ 天，可耐受最高摄入量为 40mg/ 天。

锌的食物来源广泛，普遍存在于各种食物中，但食物含锌量因地区、品种不同而有较大差异，锌的利用率也不同。通常动物性食物含锌丰富且吸收率高，尤其是海产品，是锌的良好来源，肉、蛋、奶含量次之。豆类、谷类胚芽、燕麦、花生、调味品、全麦制品等也富含锌，植物性食物含锌较少。

（五）硒

硒在人体内的含量为 14 ～ 21mg，广泛分布在体内除脂肪外的所有细胞和组织中，其中以肝、肾、胰、脾、牙釉质和指甲中较高，肌肉、骨骼和血液中浓度次之。硒主要在小肠吸收，人体对食物中硒的吸收率为 60% ～ 80%，吸收后的硒经代谢后大部分经肾脏由尿排出。

1. 硒的生理功能

硒的生理功能主要有以下几方面：

1）硒是谷胱甘肽过氧化物酶的重要成分，从而清除体内过多的活性氧自由基，具有抗氧化作用，能保护细胞膜免受过氧化物损害，从而维持细胞的正常功能。硒是迄今为止发现的最重要的抗衰老元素，能够延缓衰老。

2）硒能维护心脏、血管的结构和功能。研究发现，血硒含量高的地区，心血管疾病发病率低。

3）硒与维生素 E 有协同作用，能减轻视网膜的氧化损害，并能使糖尿病视网膜病变得到改善。

4）硒能拮抗有毒物质，消除体内重金属积累，具有解除重金属中毒的能力，如铅、汞、镉与之结合形成金属硒蛋白复合物而解毒。此外，硒能影响肝血红素代谢，降低黄曲霉素 B_1 的毒性。

5）研究发现，硒有抗癌作用，硒缺乏地区的肿瘤发病率明显升高。硒被科学家称为人体微量元素中的"抗癌之王"。硒与人类多种癌症的发病率呈负相关，并能显著地预防和抑制动物的自发性、移植性和化学致癌剂诱发的肿瘤的发生、发展、散播和复发。

2. 硒的缺乏与过量

缺硒可以引起克山病。克山病是一种以多发性灶状心肌坏死为主要特征的地方性心脏病，临床特征为心肌凝固性坏死，伴有明显心脏扩大、心功能不全和心律失常，重者发生心源性休克或心力衰竭，死亡率高达 85%。另外，缺硒也被认为是发生大骨节病的重要原因。大骨节病是一种地方性、多发性、变形性骨关节病，主要发生在青少年时期，严重地影响骨发育和日后劳动生活能力。

硒摄入过量也可引起中毒，主要表现为恶心、呕吐、脱发、指甲变形、烦躁、周围神经炎等。

3. 硒的参考摄入量及食物来源

2013 年中国营养学会建议中国居民膳食硒的适宜摄入量为成人 60μg/ 天，可耐受最高摄入量为 400μg/ 天。

食物中硒的含量受其产地的土壤和水源中硒元素水平的影响，因而有很大的地区差异。通常海产品和动物内脏是硒的良好来源，如鱿鱼、鱼子酱、海参、其他贝类、鱼类和肾脏等。畜禽肉类、全粒谷物及大蒜也含有较多的硒。蔬菜中硒含量较少。常见富含硒的食物及含硒量见表 1-20。

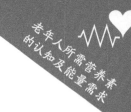

表 1-20 常见富含硒的食物及含硒量

（单位：μg/100g）

食物名称	含量	食物名称	含量	食物名称	含量
魔芋精粉	350.15	猪肾（猪腰子）	111.77	鲍鱼	21.38
腊肉（生）	23.52	西瓜子（炒）	23.44	鲍鱼（干）	66.6
油面筋	22.8	珍珠白蘑	78.52	河蚌	20.24
沙鸡	36.3	羊肉（肥瘦）	32.2	生蚝	41.4
松花蛋（鸡蛋）	44.32	鸡蛋黄（乌骨鸡）	22.62	扇贝干	76.35
咸鸭蛋	24.04	松花蛋（鸭蛋）	25.24	螺	37.94
鹌鹑蛋	25.48	鹅蛋	27.24	海参干	150
青鱼	37.69	石斑鱼	24.57	墨鱼干	104.4
黄鳝	34.56	泥鳅	35.3	乌鱼蛋	37.97
海鳗	25.85	带鱼	36.57	婴儿奶粉	23.71

（六）碘

正常成人体内含碘 20 ～ 50mg，其中约 15mg 存在于甲状腺组织内，其余分布在骨骼肌、肺、卵巢、肾、淋巴结、肝、睾丸和脑组织中。

1. 碘的生理功能

碘在体内主要参与甲状腺素的合成，因此其生理功能主要通过甲状腺素的生理功能来体现。甲状腺素最显著的作用是促进组织的氧化作用，增加氧的消耗和热能的产生；促进生长发育，调节和控制机体的基础代谢。体内含碘量降低，可引起脑垂体促甲状腺激素分泌增加，不断地刺激甲状腺而引发甲状腺肿大。我国西南、西北及内陆山区均为缺碘地区，是引起地方性甲状腺肿及克汀病（呆小病）的流行区域。

2. 碘的缺乏与过量

地方性甲状腺肿大与地方性克汀病是典型的碘缺乏症。孕妇严重缺碘可影响胎儿神经、肌肉的发育及引起胚胎期和围生期胎儿死亡率上升；婴幼儿缺碘可引起以生长发育迟缓、智力低下、运动失调等为特征的克汀病。长期摄入过量的碘，可以引起甲状腺功能亢进症、甲状腺肿大、甲状腺机能减退等甲状腺疾病。在人群中开展的多项流行病学调查都显示，高碘地区学生的智商明显低于适碘区。大部分动物实验研究也已证明过量碘负荷确实可使动物脑重量减轻，学习记忆力下降，虽然这种影响不如碘缺乏的作用明显。

3. 碘的参考摄入量及食物来源

2013 年中国营养学会提出的中国居民膳食碘的适宜摄入量为成人 120μg/ 天，可耐受最高摄入量为 600μg/ 天。

含碘高的食物主要为海产的动植物，如海带、紫菜、海蜇、海虾、海蟹、海盐等，见表 1-21。另外，也可采取碘强化措施来增加碘的摄入。

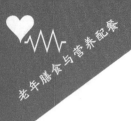
表 1-21　含碘较高的海产品食物

（单位：μg/100g）

食物名称	含碘量	食物名称	含碘量	食物名称	含碘量
海带（干）	240 000	海参	6 000	海盐（山东）	29～40
紫菜（干）	18 000	龙虾（干）	600	湖盐（青海）	298
海蜇（干）	1 320	带鱼（鲜）	80	井盐（四川）	753
淡菜	1 200	黄花鱼（鲜）	120	再制盐	100
干贝	1 200	干发菜	18 000		

▶ 任务实施

1. 学习矿物质的分类和不同的矿物质的生理功能。

2. 分析老年人的膳食中与矿物质缺乏相对应的体征特点。

3. 分组讨论并汇报在老年人的膳食中矿物质摄入的重要性及摄入量的确定，以及老年人该如何正确选择矿物质补充剂。

▶ 同步训练

参照人体所需各种矿物质的食物来源、推荐摄入量及影响吸收的因素，分组讨论老年人如何在日常膳食中摄入适宜的矿物质，避免缺乏或过量。

任务六　维生素认知

▶ 任务情境

维生素是维持生命与健康的重要营养素，任何年龄的人群都需要，但老年人由于机体的衰落，对某些维生素有更多需求。因此，在日常饮食之外，应酌情补充维生素。例如，维生素 E 是一种天然的抗氧化剂，能大力清除"人体垃圾"——自由基，从而保护体内组织与细胞的健康。近年的研究认为，维生素 E 有抗肿瘤作用，有调节脂质代谢、预防血管硬化、改善末梢循环、预防老年性白内障、减轻更年期综合征症状等抗衰老作用；维生素 C 可增进老年人对各种感染性疾病的抵抗能力；维生素 A 可增强老年人视力，增加对传染病抵抗力功效，老年人可间断性服用。

▶ 任务描述

请根据资料信息并结合维生素相关知识，分析老年人应如何科学补充维生素以促进和维持身体健康。

▶ 知识储备

维生素是一类化学结构与生理功能各不相同的微量有机物质。与其他营养素不同的是，维生素

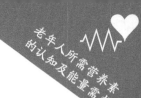

既不能供给能量也不构成机体组织，只需要少量即能维持人体正常生理功能，但机体不能合成或合成量很少，必须由食物供给，当机体缺乏时可表现其特有的维生素缺乏症。

维生素种类很多，目前发现的已经有30余种，按其溶解性质的不同可分为脂溶性维生素和水溶性维生素。脂溶性维生素有维生素A、维生素D、维生素E、维生素K四大类，水溶性维生素有B族维生素和维生素C两大类，脂溶性维生素和水溶性维生素的特点见表1-22。

表1-22　脂溶性维生素和水溶性维生素的特性

脂溶性维生素	水溶性维生素
1. 分子中含有碳、氢、氧元素	1. 分子中含碳、氢、氧，还含有钴、硫等
2. 溶于脂肪，不溶于水	2. 溶于水，不溶于脂肪
3. 有维生素前体	3. 一般无前体
4. 与脂类物质一同吸收	4. 易吸收
5. 可在体内储存，过量引起中毒	5. 不在体内储存，多余的排出体外

一、脂溶性维生素

脂溶性维生素包括维生素A、维生素D、维生素E、维生素K，大部分储存于脂肪组织和肝脏中，其在肠道中的吸收都与脂类密切相关，若摄入过多易在体内蓄积，引起中毒。

（一）维生素A

狭义的维生素A又叫视黄醇，是人类最早发现的维生素，广义的还应有维生素A原。

维生素A主要有两种形式：维生素A_1为视黄醇，主要以棕榈酸酯的形式存在于海鱼的肝脏、乳脂和蛋黄中；维生素A_2为3-脱氢视黄醇，主要存在于淡水鱼的肝脏中。

植物体中所含有的黄色素、红色素中很多属于类胡萝卜素，在人体内类胡萝卜素可以被转化为维生素A，并具有维生素A的生物活性，所以通常称它们为维生素A原。其中，比较重要的是β-胡萝卜素、γ-胡萝卜素、α-胡萝卜素和玉米黄素，并且以β-胡萝卜素的活性最高。

1. 维生素A的生理功能

维生素A的生理功能主要有以下几个方面：

（1）维持正常视觉　维生素A在体内参与眼球视网膜内视紫质的合成与再生，以维持正常视力。眼的光感受器是视网膜上的杆状细胞和椎状细胞。在这两种细胞中都存在着对光敏感的色素，这类色素（即视紫红质）的形成需要维生素A的参加。眼球内层视网膜上的感光物质视紫红质是由维生素A与视蛋白结合而成，具有感受弱光的作用，能使人在昏暗光线下看清物体。如果维生素A缺乏，就会影响到视紫红质的合成速度或停止合成，引起夜盲症，暗适应能力减弱，在黄昏或明亮处走入暗处时，不能很快看清物体。只要供给足量的维生素A，症状即可消失。

（2）保持上皮细胞组织的正常生长和分化　维生素A能参与糖基转移酶系统的功能，对糖基起到运载作用，以保持黏膜上皮细胞中糖蛋白的正常合成。维生素A缺乏会出现上皮组织萎缩，皮肤干燥、粗糙、失去光泽、脱屑、毛囊角化，汗腺和皮脂腺萎缩。

（3）维持骨骼和牙齿的正常发育　维生素A可以促进骨细胞的分化，缺乏时可使破骨细胞数目减少，成骨细胞功能失控，并导致骨膜骨质过度增生，骨腔变小，压迫周围的组织而产生神经压迫症状。

（4）增强生殖力　维生素A的缺乏可能会造成雌激素黄体酮的合成减少，生物活性下降，进而影响到肾上腺、生殖腺及胎盘中类固醇激素的产生，使生殖能力明显下降。

（5）促进生长发育　维生素A在细胞分化中具有重要作用，因此，维生素A对生长发育有促进作用。维生素A缺乏时可使蛋白质的生物合成及体细胞分化受阻而影响正常的生长发育；另一方面，缺乏维生素A会使味蕾角质化而引起食欲下降，有碍青少年儿童的生长发育。

（6）免疫功能　维生素A通过调节细胞免疫和体液免疫来提高免疫功能，它可能与增强巨噬细胞和自然杀伤细胞的活力及改变淋巴细胞的生长或分化有关。

（7）清除自由基与抑制癌症　胡萝卜素有很好的抗氧化作用，能通过提供电子抑制活性氧的生成，达到清除自由基的目的，使得它在延缓衰老方面发挥作用。据科学家证实，胡萝卜素和维生素A可以促进人体皮肤及黏膜组织细胞的正常分裂，控制其恶变的可能，从而可抑制癌症。

2. 维生素A的缺乏与过量

（1）缺乏　维生素A缺乏已成为许多发展中国家的一个主要公共卫生问题。维生素A缺乏及其导致的眼干燥症患病率相当高。维生素A缺乏时，暗适应能力下降，严重时可导致夜盲症；可引起上皮组织的改变，如皮肤干燥、粗糙、毛囊角化，呼吸、消化、泌尿、生殖上皮细胞角化变性，局部抵抗力降低，引起感染；还可引起角膜干燥角化，形成眼干燥症，进一步可导致角膜软化、溃疡、穿孔而导致失明。儿童缺乏维生素A可使生长停滞、发育迟缓、骨骼发育不良；孕早期缺乏还可引起早产、分娩低体重儿等。

（2）过量　由于维生素A可以在机体内储存，因此摄入大剂量维生素A可引发急性、慢性及致畸毒性。急性毒性是由于一次或多次连续摄入成人推荐量100倍，早期症状有恶心、呕吐、头痛、眩晕、视觉模糊、肌肉失调、囟门突起。当剂量极大时，可出现嗜睡、厌食、少动、瘙痒、反复呕吐等症状。慢性毒性比急性毒性常见，症状为头痛、脱发、唇裂、肌肉僵硬、皮肤瘙痒、长骨末端周围部分疼痛、肝脏肿大等。孕妇早期摄入大剂量维生素A可导致胚胎吸收、流产、出生缺陷和子代永久性学习能力丧失等致畸毒性。

3. 维生素A的参考摄入量与食物来源

维生素A的供给量以视黄醇当量（RE）来表示，其含义是包括维生素A和β-胡萝卜素在内的具有维生素A活性的物质相当于视黄醇的量。

2013年中国营养学会制定的推荐摄入量（RNI）为成年男性每天800μg视黄醇当量，女性为700μg视黄醇当量，可耐受最高摄入量为3 000μg视黄醇当量。由于胡萝卜素在体内的利用率并不稳定，建议成人供给量中至少有1/3来自动物性食物。

1μg 维生素A=1 视黄醇当量

1μg 胡萝卜素 =0.167μg 视黄醇当量

1μg 其他维生素A原 =0.084μg 视黄醇当量

食物中总视黄醇当量（μgRE）= 视黄醇含量（μg）+β-胡萝卜素含量（μg）×0.167+ 其他维生素A原含量（μg）×0.084

维生素A最主要的来源是各种动物的肝脏、鱼肝油、鱼卵、全奶、奶油、禽蛋等；植物性食物中含β-胡萝卜素较多的红色、橙色、深绿色的蔬菜和水果，如胡萝卜、菠菜、苜蓿、豌豆苗、红心红薯、番茄、油菜、韭菜、辣椒、冬苋菜等蔬菜，杏果、橘子、枇杷等水果。含维生素A丰富的

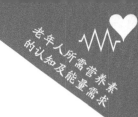

食物见表1-23，含胡萝卜素较丰富的食物见表1-24。

表1-23 含维生素A丰富的食物

（单位：μg/100g）

食物名称	维生素A含量	食品名称	维生素A含量
猪肝	4 972	鸡蛋黄	438
牛肝	20 220	鸭蛋	261
羊肝	20 972	咸鸭蛋（熟）	134
鸡肝	10 414	牛奶粉（全脂）	141
河蟹	389	白脱（牛油黄油）	534
鸭肝	1 040	鸡蛋粉（全）	525
鸡蛋（白皮）	310	奶油	1 042
鸡蛋（红皮）	194	鹅肝	6 100

表1-24 含胡萝卜素较丰富的食物

（单位：μg/100g）

食物名称	胡萝卜素含量	食物名称	胡萝卜素含量
乌菜（塌棵菜）	1 010	胡萝卜（红）	4 130
小白菜	1 680	茼蒿（叶）	1 510
油菜薹	540	芹菜（叶）	2 930
芥蓝	3 450	韭菜	1 410
雪里蕻（鲜）	310	西兰花	7 210
苋菜（青）	2 110	苜蓿	2 640
菠菜	2 920	南瓜	890
蕹菜（空心菜）	1 520	芥菜	2 590
莴苣叶	880	杏	450
胡萝卜（黄）	4 010	柿子	120
杧果	8 050	橘子	1 660

（二）维生素D

维生素D对人体来说是一种非常重要的维生素。维生素D是类固醇的衍生物，具有维生素D活性的化合物约有10种，都是具有钙化醇生物活性的物质，其中以维生素D_2（麦角钙化醇）和维生素D_3（胆钙化醇）最重要。

维生素D也存在前体物质，这些前体物质可由光照转变成维生素D，酵母菌或麦角中的麦角固醇在日光或紫外线照射下可转变成维生素D_2；人体皮下存在有7-脱氢胆固醇，在日光或紫外线照射下可转变成维生素D_3，由此可见，多晒太阳是防止维生素D缺乏的方法之一。

1. 维生素D的生理功能

膳食摄入或由皮肤合成的维生素D没有生理活性，必需运输到其靶器官后才能被激活，转变成其活性形式。维生素D在肝脏被氧化为25-$(OH)D_3$，再于肾脏中转化为1，25-$(OH)D_3$后才有生理活性。维生素D的主要功能是调节体内钙、磷的正常代谢，促进钙、磷的吸收和利用，维持儿童和成人骨质钙化，促使儿童骨骼生长，保持牙齿正常发育。

2. 维生素D的缺乏与过量

（1）缺乏 维生素D缺乏导致肠道对钙和磷吸收减少，肾小管对钙和磷的重吸收减少，影响骨钙化，使骨骼和牙齿矿化异常。其症状主要有以下几种：

1）佝偻病。佝偻病主要出现于儿童，典型的佝偻病可表现为低钙血症和牙齿萌出延迟，骨骼不能正常钙化、变软、易弯曲，导致X形、O形腿，以及鸡胸、贫血和易患呼吸道感染，还可影响到神经、肌肉、造血、免疫等器官的功能。

2）骨质软化症。成年人尤其是妊娠和哺乳期妇女及老年人容易发生骨质软化。初期表现为腰背部和腿部不定位时好时坏的疼痛，活动时加剧。严重时，骨骼脱钙，发生骨质疏松，可发生自发性或多发性骨折。

3）骨质疏松症。骨质疏松症主要表现为骨矿物质密度减少，骨小梁变细减少，骨质变松变薄，常导致脊椎骨压缩变形、股骨颈和前臂腕骨部骨折。骨质疏松的变化随年龄的增加而加重。

4）手足痉挛症。维生素D缺乏、钙吸收不足、甲状腺功能失调或其他原因造成血清钙水平降低时可引起手足痉挛症，表现为肌肉痉挛、小腿抽筋、惊厥等。

（2）过量　不适当地过量服用维生素D也可导致人体中毒，其症状为高血钙症、高尿钙症、厌食、腹泻、恶心、呕吐、口渴、多尿、皮肤瘙痒、肌肉乏力、关节疼痛等。由于钙可在软组织内（如心脏、血管、肾小管）沉积，往往造成心脏、肾脏及大动脉钙化，引起心血管系统异常而导致肾衰竭。妊娠期和婴儿初期过多摄取维生素D，可引起出生体重偏低，严重者可智力发育不良及骨硬化。但其中毒剂量尚未确定。

3. 维生素D的参考摄入量与食物来源

2013年中国营养学会建议维生素D推荐摄入量为成人 $10\mu g$/ 天，65岁老年人为 $15\mu g$/ 天。

维生素D主要来自动物肝脏、鱼肝油、蛋黄等。奶类含量不高，故6个月以下以奶为主食的婴儿要适量补充，但不可过量。肉类食品及植物性食物含量很少。成年人若能经常接受日照，一般膳食条件下无须补充。对婴儿及儿童来说，经常晒太阳是机体获得维生素D的重要途径。

（三）维生素E

维生素E是所有具有 α- 生育酚活性的生育酚和生育三烯酸及其衍生物的总称。目前，已知有四种生育酚，以 α- 生育酚生物活性最高，并作为维生素E的代表进行研究。α- 生育酚对热和酸稳定，对碱不稳定，对氧十分敏感，油脂酸败可加速其破坏。一般加工烹调破坏不大，但油炸时维生素E活性明显降低。

1. 维生素E的生理功能

维生素E的生理功能主要有以下几个方面：

（1）抗氧化　维生素E对氧敏感，故是极有效的天然抗氧化剂，它能阻止不饱和脂肪酸的氧化，减少过氧化脂质的形成，从而保护细胞膜和细胞器的完整性，维护其正常功能。维生素E还能保护某些含巯基的酶不被氧化，从而保护了许多酶系统的活性。

（2）抑制肿瘤发生　维生素E在抑制肿瘤方面和维生素C是一对孪生者，它能阻断亚硝酸盐的形成，从而阻断了亚硝酸与体内的胺或酰胺的反应，防止形成亚硝胺。还有证据表明，维生素E和硒能共同保护细胞膜、细胞核和染色体不受致癌物的伤害。

（3）抗衰老美容　人体细胞膜含有不饱和脂肪酸，在含氧较多的组织中也容易发生氧化反应，特别是在光照等作用下生成过氧化脂质，即使在含氧较少的组织中也会缓慢进行，同时有致人衰老的作用，如色素沉着"老年斑"的出现。维生素E有抗氧化作用，从而可以减少脂褐质的形成。同时，维生素E还可以改善皮肤弹性，使性腺素萎缩减轻，提高免疫能力。因此，维生素E在预防

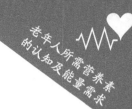

衰老中的作用也日益受到重视。

（4）治疗贫血 维生素E可以保护红细胞细胞膜上的不饱和脂肪酸不被氧化破坏，避免红细胞破裂而产生的溶血性贫血。

（5）与动物的生殖功能有关 动物实验证明，动物体内维生素E缺乏时可引起动物生殖系统的损害，出现睾丸萎缩及其上皮变性，并且这种变性不可恢复。但对人类尚未发现有因维生素E缺乏而引起不育症。不过临床上常用维生素E治疗先兆性流产和习惯性流产。

（6）调节血小板的黏附力和聚集作用 维生素E可减少血小板血栓素的释放，抑制血小板的凝聚，从而减少心肌梗死及中风的危险性。

2. 维生素E的缺乏与过量

（1）缺乏 维生素E广泛存在于食物中，因而较少发生由于维生素E摄入量不足而产生的缺乏症。但如果脂肪吸收出现障碍或其他膳食因素造成维生素E长期不足时则会出现维生素E缺乏症——溶血性贫血，表现为红细胞脆性增加及寿命缩短。另外，流行病学的研究结果指出，维生素E和其他抗氧化剂的摄入量较少和血浆维生素E较低，可能使患某些癌、动脉粥样硬化、白内障及其他老年退行性病变的危险性增加。

（2）过量 在脂溶性维生素中，维生素E的毒性相对较小，但摄入大剂量维生素E有可能出现中毒症状，如短期肠胃不适、肌无力、皮炎等。婴幼儿大量摄入维生素E可使坏死性小肠炎发生率明显增加。目前，不少人自行补充维生素E，但每天摄入量以不超过400mg为宜。

3. 维生素E的参考摄入量与食物来源

2013年中国营养学会建议中国居民维生素E的适宜摄入量为成人每天14mgα-生育酚当量。有人建议对推荐的维生素E摄入量需要考虑膳食中多不饱和脂肪酸的摄入量，成人每摄入1g多不饱和脂肪酸，应摄入0.4mg维生素E。

维生素E广泛地分布于动物性食物和植物性食物中，麦胚油、向日葵油、棉籽油等植物油中含量最高，其他如各种坚果类、豆类和谷类也含有丰富的维生素E；肉类、鱼类、奶类等动物性食品及水果和蔬菜类也含有此种维生素，但含量较少。常见食物的维生素E含量见表1-25。

表1-25 常见食物的维生素E含量

（单位：mg/100g）

食物名称	含量	食物名称	含量
棉籽油	86.45	芝麻油（香油）	68.53
玉米油	51.94	豆油	93.08
菜籽油	60.89	胡萝卜（红）	0.41
花生油	42.06	甘薯（白心）	0.43
奶油	66.01	马铃薯	0.34
全牛乳	0.48	番茄	0.57
鸡蛋（红皮）	2.29	苹果	2.12
鸡蛋（白皮）	1.23	香蕉	0.24
牛肝	0.13	葡萄（红玫瑰）	1.66
鸡肉	0.67	樱桃	2.22
猪肝	0.86	青豆	10.09

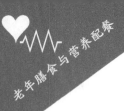

（四）维生素 K

维生素 K 一般有三种类型，即维生素 K_1、维生素 K_2、维生素 K_3，是人工合成物。维生素 K 易被碱或光破坏。

1. 维生素 K 的生理功能

维生素 K 在医学上作为止血药应用，所以它又叫"凝血维生素"，有"止血功臣"之称。维生素 K 不仅是凝血酶原的主要成分，而且还能促使肝脏凝血酶的合成。

2. 维生素 K 的缺乏与过量

当人体缺乏维生素 K 时，肝脏产生的凝血酶原减少，从而导致出血后血液凝固机制出现障碍。较轻者凝血时间延长，而严重者可能会有显著出血情况，如皮下可出现紫癜或瘀斑、鼻衄、齿龈出血、创伤后流血不止等情况，有时还会出现肾脏及胃肠道出血。

人体对维生素 K 的使用很有限，因而所产生的过多症也更为罕见。国外有报道，当用维生素 K 预防新生儿颅内出血过量时，会产生溶血性贫血。过多补充维生素 K，孕妇也可产生溶血性贫血，并且其新生儿会出现高胆红素血疸，甚至核黄疸。有特异性体质的老年人，过量服用维生素 K 后，可诱发溶血性贫血、过敏性皮炎等。

3. 维生素 K 的参考摄入量与食物来源

人体维生素 K 的来源有两方面：一是从肠道细菌中合成，占维生素 K 总量的 50% ~ 60%；二是从食物中来，占总量的 40% ~ 50%。绿叶蔬菜中维生素 K 的含量最高，其次是内脏、肉类、乳类。老年人每天维生素 K 的适宜摄入量为 80μg。如果有一半可以从肠道细菌中取得，则从食物中所需的量为此值的一半。

二、水溶性维生素

水溶性维生素包括 B 族维生素和维生素 C 两大类。B 族维生素主要有维生素 B_1、维生素 B_2、维生素 B_6、烟酸（维生素 PP、维生素 B_3）、泛酸、叶酸和维生素 B_{12} 等。水溶性维生素在体内仅有少量储存，需每天通过食物补充，摄入不足易引起缺乏症。

（一）维生素 B_1

维生素 B_1 又称硫胺素，是人类发现最早的维生素。维生素 B_1 为白色结晶，溶于水，微溶于乙醇，气味似酵母。维生素 B_1 在空气中和酸性环境中较稳定，在中性和碱性环境中遇热容易被破坏，所以在烹调食品时，如果加碱过多就会造成维生素 B_1 的损失。因维生素 B_1 易溶于水，故在淘米或蒸煮时常溶于水而缺失。

1. 维生素 B_1 的生理功能

维生素 B_1 的生理功能主要有以下几方面：

（1）辅酶功能　维生素 B_1 在小肠中被吸收，在肝脏中被磷酸化为硫胺素焦磷酸，以辅酶的形式参与糖代谢。

（2）在神经生理上的作用　维生素 B_1 在神经组织中可能具有一种特殊的非酶作用，当维生素 B_1 缺乏时会影响某些神经递质的合成与代谢，干预正常的神经传导，以致影响内脏和周围神经功能。同时，维生素 B_1 不足时，糖代谢发生障碍，使能量不能充分供给神经系统，而糖代谢的中间产物（丙酮酸、乳酸）在神经组织中堆积，出现健忘、不安、易怒或忧郁等症状。

（3）其他功能　维生素 B_1 对于维持心脏正常功能、促进水盐代谢、刺激胃肠的蠕动和消化液

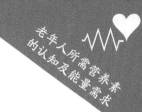

的分泌、维持正常食欲等有明显的作用。

2. 维生素 B_1 的缺乏与过量

维生素 B_1 的缺乏常因摄入不足、需要量增加和吸收利用障碍而引起，肝损害、酗酒也可造成维生素 B_1 的缺乏。早期缺乏可出现疲劳、烦躁、记忆力减退、睡眠障碍、心前区疼痛、厌食、腹部不适和便秘，严重时形成脚气病而主要损害神经血管系统。其临床症状主要有三种：

（1）湿性脚气病　以水肿和心脏症状为主的脚气病，出现心悸、气促、心动过速和水肿，心电图可见低电压、右心室肥大。

（2）干性脚气病　以多发性神经炎症为主，出现上行性周围神经炎，表现为指趾麻木、肌肉酸痛、压痛，尤其以腓肠肌为甚。

（3）混合型脚气病　可同时出现神经和心血管系统症状。

摄入过量的维生素 B_1 容易经肾脏排出。长期口服维生素 B_1 而未引起任何毒副反应的事实证明，其毒性非常低。已知每天摄入 $50 \sim 500mg$ 的情况下，未见不良反应。

3. 维生素 B_1 的参考摄入量与食物来源

2013 年中国营养学会建议膳食维生素 B_1 的推荐摄入量为成年男性 1.4mg/ 天，女性 1.2mg/ 天。

维生素 B_1 来源较广，含量最多的是米糠、麸皮、糙米、全麦粉、麦芽、豆类、酵母、干果、硬果、瘦肉及动物内脏等。粮谷类的维生素 B_1 主要存在于谷粒糊粉层和胚芽层，若加工碾磨过分精白，则损失过多。此外，烹调方法不当，如加碱、捞米饭、弃饭汤、高温油炸食品，以及在水中反复搓洗等也易造成维生素 B_1 的损失。常见食物中维生素 B_1 的含量见表 1-26。

表 1-26　常见食物中维生素 B_1 的含量

（单位：mg/100g）

食物名称	含量	食物名称	含量
稻米（籼、标一）	0.15	黄豆	0.41
稻米（早籼特等）	0.13	豌豆	0.49
面粉（标准粉）	0.28	花生仁（生）	0.72
面粉（富强粉）	0.17	猪肝	0.27
小米	0.33	猪肉（腿）	0.53
高粱米	0.29	猪心	0.19
玉米（白）	0.27	牛肝	0.16
玉米（黄）	0.21	鸡蛋黄	0.33

（二）维生素 B_2

维生素 B_2 即核黄素，纯品为橘黄色针状结晶，溶于水中呈黄绿色，在中性或酸性溶液中对热稳定，但在碱性溶液中则很容易被破坏。游离的维生素 B_2 对光敏感。牛奶中的维生素 B_2 大部分为游离型，因此，牛奶置于日光照射下 2h，维生素 B_2 可被破坏一半。一般食物中的维生素 B_2 与磷酸和蛋白质呈结合型的复合物，这种结合型的维生素对光比较稳定。

1. 维生素 B_2 的生理功能

维生素 B_2 的生理功能主要有以下几个方面：

1）参与体内生物氧化与能量生成。维生素 B_2 与碳水化合物、蛋白质、核酸和脂肪的代谢有关，可提高机体对蛋白质的利用率，促进生长发育，维护皮肤和细胞膜的完整性。

2）参与色氨酸形成烟酸的过程。作为辅酶参与色氨酸转化为烟酸、维生素 B_6 转化为磷酸吡哆醛的过程。

3）具有抗氧化活性。作为谷胱甘肽还原酶的辅酶，参与体内的抗氧化防御系统，维持还原性谷胱甘肽的浓度。

4）与机体铁的吸收、储存和动员有关。

2. 维生素 B_2 的缺乏与过量

维生素 B_2 缺乏是我国常见的营养缺乏病。其早期表现为疲倦、乏力、口腔疼痛、眼睛出现瘙痒和烧灼感，继而出现口腔和阴囊病变，表现为口角炎、口腔黏膜溃疡、游走性舌炎、皮肤丘疹或湿疹性阴囊炎，以及脂溢性皮炎、睑缘炎、角膜毛细血管增生和畏光等。一般来说维生素 B_2 在正常的肾功能状况下几乎不产生毒性，但当过量服用维生素 B_2 的时候，大部分以原形从尿中排出，使尿呈现为黄色。也有公开资料显示，维生素 B_2 摄取过多可能会引起瘙痒、麻痹、流鼻血、灼热感、刺痛等。

3. 维生素 B_2 的参考摄入量与食物来源

2013 年中国营养学会建议膳食维生素 B_2 的推荐摄入量为成年男性 1.4mg/ 天，女性 1.2mg/ 天。

维生素 B_2 广泛存在于各类食物中，但通常动物性食品中的含量高于植物性食物，如各种动物的肝脏、肾脏、心脏、蛋黄、鳝鱼及奶类等都含有丰富的维生素 B_2。许多绿色蔬菜和豆类含量也多，谷类和一般蔬菜含量较少。因此，为了充分满足机体的需要，除了尽可能利用动物肝脏、蛋、奶等动物性食品外，应该多吃新鲜绿叶蔬菜、各种豆类和粗米粗面，并采取各种措施，尽量减少维生素 B_2 在食物烹调和储藏中的损失。含维生素 B_2 较丰富的食物见表 1-27。

表 1-27　含维生素 B_2 较丰富的食物

（单位：mg/100g）

食物名称	含量	食物名称	含量
酵母（干）	3.35	口蘑（干）	1.10
猪肝	2.08	花生仁（熟）	0.10
猪肾	1.14	紫菜	1.02
鸡肝	1.10	黑木耳	0.44
猪心	0.48	黄豆	0.20
黄鳝	0.98	豌豆（大洋豌豆）	0.31
河蟹	0.28	蚕豆（带皮）	0.23
全牛乳	0.14	苋菜（紫）	0.12
全鸡蛋	0.31	菠菜	0.11
全鸭蛋	0.35	面包	0.06

（三）维生素 B_{12}

维生素 B_{12} 分子中含金属元素钴，是化学结构最复杂的一种维生素，也是唯一含有金属的维生素。维生素 B_{12} 为浅红色结晶，在强酸、强碱环境中易被破坏，对热较稳定，但在紫外线照射下易被破坏。

1. 生理功能和缺乏症

维生素 B_{12} 在体内以甲基钴胺素的形式作为转甲基酶的辅酶，它的主要功能是提高叶酸的利用率，从而促进血细胞的发育和成熟。维生素 B_{12} 缺乏时会引起恶性贫血、脊髓变性、神经退化及舌、口腔、消化道黏膜发炎等症状。维生素 B_{12} 还参与胆碱的合成，胆碱是脂肪代谢中必不可少的物质，缺了它会产生脂肪肝，影响肝脏功能。所以，人们在患肝炎时，常补充维生素 B_{12} 以防治脂肪肝。膳食维生素 B_{12} 缺乏较少见，多数缺乏症是由于吸收不良引起的。膳食缺乏见于素食者，由于不吃肉食而发生维生素 B_{12} 缺乏。老年人和胃切除患者胃酸过少可引起维生素 B_{12} 的吸收不良。

2. 维生素 B_{12} 的参考摄入量与食物来源

2013 年中国营养学会制定的中国居民膳食参考摄入量中，维生素 B_{12} 适宜摄入量为成年人 $2.4\mu g$/天。

膳食中的维生素 B_{12} 来源于动物性食品，主要食物来源为肉类、动物内脏、鱼、禽、贝壳类及蛋类。乳及乳制品中含量较少。植物性食品基本不含维生素 B_{12}，肝、肾、瘦肉、鸡蛋、海鱼、虾等含量较多。此外，发酵的豆制品，如腐乳（或臭豆腐）、豆豉、豆瓣酱等含量也较丰富。正常人肠道内的某些细菌利用肠内物质也可合成。

（四）烟酸

烟酸又称尼克酸、维生素 PP、抗癞皮病因子。人体所需要的烟酸可由色氨酸在人体内转变一部分。烟酸是所有维生素中最稳定的一种，不易被空气中的氧、热、光、高压所破坏，对酸、碱也很稳定。

1. 烟酸的生理功能

烟酸的生理功能主要有以下几个方面：

（1）辅酶功能　　烟酸在体内以烟酰胺的形式构成呼吸链中的辅酶 I 和辅酶 II，而辅酶 I 和辅酶 II 是组织中重要的递氢体，在物质代谢和生物氧化过程中起着重要作用。辅酶 I 参与蛋白质核糖基化过程，与 DNA 复制、修复和细胞分化有关。辅酶 II 在维生素 B_6、泛酸和生物素存在下参与脂肪酸、胆固醇及类固醇激素等物质的生物合成，可以降低体内胆固醇水平，改善心血管系统的功能。

（2）维护皮肤、消化系统及神经系统的正常功能　　烟酸缺乏时会发生以皮炎、肠炎及神经炎为典型症状的癞皮病。

（3）葡萄糖耐量因子的组成成分　　葡萄糖耐量因子是从酵母中分离出的一部分有机铬复合物，具有加强胰岛素效能的作用，但其作用机制尚不明确。

2. 烟酸的缺乏与过量

人体缺乏烟酸会出现癞皮病，主要损害皮肤、口、舌、胃肠道黏膜及神经系统，其中以皮肤的症状最为明显。其典型症状为皮炎（Dermatitis）、腹泻（Diarrhea）和痴呆（Depression），简称"三D 症状"。当人体轻度缺乏烟酸时，表现为软弱无力、倦怠、体重下降、厌食、记忆力减退等。重度缺乏表现有以下几个方面：

（1）皮肤症状　　典型的皮肤症状为对称性晒斑样损伤，多发于脸、手背、颈、肘、膝等肢体暴露部位。继而皮肤折叠部位也发生皮炎，皮肤变为暗红色或棕色，色素沉着，有脱屑现象，继发感染并可发生糜烂。

（2）消化系统症状　　食欲不振、消化不良、呕吐、腹痛、腹泻或便秘。口、舌部症状表现为口腔黏膜溃疡和杨梅舌，并伴有烧灼感和疼痛。

（3）神经系统症状　　当严重缺乏烟酸时，即发生神经系统症状，并且不易恢复。常见有情绪变化无常、精神紧张、抑郁或易怒、失眠、头痛、疲劳及丧失记忆，甚至进一步发展为痴呆。

目前，尚没有食用烟酸过量引起中毒的报道。烟酸毒性报道主要见于临床采用大剂量烟酸治疗高脂血症患者所出现的副反应。其副反应主要有皮肤潮红、眼部不适，偶尔出现高血糖。

3. 烟酸的参考摄入量与食物来源

2013年中国营养学会建议烟酸的推荐摄入量为成年男子每天15mg烟酸当量，女子每天12mg烟酸当量；50～64岁男子每天为14mg烟酸当量，女子每天为12mg烟酸当量；65～79岁男子每天为14mg烟酸当量，女子每天为11mg烟酸当量；80岁以上男性每天为13mg烟酸当量，女性每天为10mg烟酸当量。

烟酸广泛存在于动物性食物和植物性食物中，含量较高的有酵母、动物的肝脏、全谷、种子及豆类。在一些植物（如玉米、高粱）中烟酸的含量并不低，但其中的烟酸呈结合状态，不能被人体吸收和利用。因此，以玉米为主食的地区癞皮病的发生率往往较高。

（五）叶酸

叶酸为浅黄色结晶，微溶于水，不溶于乙醇、乙醚及其他有机溶剂。叶酸在中性及碱性溶液中对热稳定，在酸性溶液中对热不稳定，在pH为4以下可被破坏，阳光可使其失去活性，常温储存也易损失。

1. 叶酸的生理功能

叶酸的主要生理功能是作为一碳基团的载体，参与许多物质的合成代谢。叶酸作为辅酶有以下作用：

1）参与嘌呤和嘧啶的合成，进一步合成DNA、RNA。

2）通过蛋氨酸的代谢，影响磷脂、肌酸、神经递质的合成。

3）与核酸的合成和蛋白质的生物合成密切相关，对正常细胞生成、组织修复有重要意义，并与神经系统功能及脂代谢有关。

4）近年来的临床研究表明，叶酸可以调节致癌过程，降低患癌症的危险性。

2. 叶酸的缺乏与过量

（1）缺乏 正常情况下，人体所需要的叶酸除由膳食提供外，肠道细菌能合成一部分，一般不易发生缺乏，但当吸收不良，以及需要量增多或长期服用抗生素等情况下也会造成叶酸缺乏，其表现如下：

1）巨幼红细胞贫血。缺乏叶酸时，将引起红细胞中核酸合成受阻，使红细胞的发育和成熟受到影响，引起巨幼红细胞性贫血。

2）高同型半胱氨酸血症。叶酸缺乏可使同型半胱氨酸向蛋氨酸转化出现障碍，引起同型半胱氨酸血症。已经证实，高浓度同型半胱氨酸可能是动脉粥样硬化及心血管疾病的重要致病因素之一。

3）胎儿神经管畸形。叶酸缺乏可引起神经管未能闭合而导致以脊柱裂和无脑畸形为主的神经管畸形。我国是胎儿神经管畸形的高发地区，发病率在北方高于南方。

4）叶酸缺乏还可表现为衰弱、精神萎靡、健忘、失眠、胃肠功能紊乱和舌炎等；儿童可见有生长发育不良；对于孕妇，可使胎盘早剥的发生率增加。

（2）过量 肾功能正常者，长期大量服用叶酸很少发生中毒反应，偶尔可见过敏反应，个别人可出现厌食、恶心、腹胀等胃肠道症状。此外，过量的叶酸会影响锌的吸收，导致缺锌。对于孕妇来说，长期大剂量补充叶酸，还可能使胎儿维生素B_{12}缺乏的早期表现被掩盖，因此导致胎儿神经系统受损害。

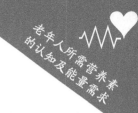

3. 叶酸的参考摄入量与食物来源

2013年中国营养学会制定的推荐摄入量为成年人每天400μg叶酸当量，可耐受最高摄入量为1 000μg叶酸当量。叶酸广泛存在于动物食物和植物食物中，其良好来源为动物肝脏、豆类、绿叶蔬菜、水果、坚果及酵母等。

（六）维生素C

维生素C即抗坏血酸，是最早发现能造成人体缺乏病的维生素。维生素C对氧很敏感，温度、pH、氧化酶、金属离子（特别是铜离子）、紫外线等都会使它受到严重破坏。因此，食物在加碱处理、加水蒸煮、蔬菜长期在空气中放置等情况下，维生素C损失较多，而在酸性、冷藏及避免暴露于空气中时损失较少。

1. 维生素C的生理功能

维生素C是一种活性很强的还原性物质，在体内的生理功能主要有以下几个方面：

（1）参与体内羟化反应　维生素C作为酶的辅因子和底物参与体内许多重要生物合成的羟化反应，包括胶原蛋白、卡尼汀（肉毒碱）、某些神经介质和肽激素的合成及酪氨酸的代谢，从而发挥重要的生理功能。

（2）抗氧化作用　维生素C作为抗氧化剂可清除自由基，在保护DNA、蛋白质和膜结构免遭损伤方面起着重要作用。

（3）改善铁、钙和叶酸的利用效果　维生素C具有还原性，能使血浆中传递蛋白的三价铁还原为二价铁并释放出来，二价铁再与肝脏铁蛋白结合，提高铁的利用率，有助于治疗缺铁性贫血。维生素C能在胃中形成一种酸性介质，防止不溶性钙配合物的生成及发生沉淀，从而促进钙的吸收。叶酸在体内必须转变成有生物活性的四氢叶酸才能发挥作用，而维生素C能将叶酸还原成四氢叶酸，从而防止叶酸的缺乏而引起的巨幼红细胞贫血。

（4）预防心血管疾病　维生素C可以参与类固醇的羟基化反应，促进胆固醇转变为胆酸，降低血清中胆固醇的含量，从而在预防心血管疾病上发挥作用。同时，它对形成胶原有促进作用，对维持血管壁的健康有重要意义。

（5）防癌作用　食物中的硝酸盐或亚硝酸盐在一定的条件下可以形成致癌物质亚硝胺。维生素C具有一种阻断亚硝酸盐与仲胺结合的作用，起到防癌作用。维生素C还可以阻止联苯胺、萘胺的致癌作用。

（6）抗衰老　维生素C是一种重要的自由基清除剂，它通过逐级供给电子而变成三脱氢抗坏血酸和脱氢抗坏血酸，从而清除自由基，起到抗衰老作用。维生素C能分解皮肤中色素，防止发生黄褐斑等。

（7）解毒作用　维生素C对铅化物、砷化物、苯及细菌素等具有解毒作用，故临床上维生素C是常用的解毒剂之一。

2. 维生素C的缺乏与过量

（1）缺乏　膳食中长期缺乏维生素C可致维生素C缺乏症，早期表现为疲劳、倦怠、皮肤出现瘀点或瘀斑、毛囊过度角化，其中毛囊过度角化带有出血性晕轮，具有特异性，常出现在臀部和下肢。继而出现牙龈肿胀出血，牙齿松动，机体抵抗力下降，伤口不易愈合，骨骼钙化异常，严重的导致皮下、肌肉、关节出血肿胀，黏膜也有出血现象等。严重缺乏维生素C时，可导致内脏出血而危及生命。

（2）过量　维生素C在体内分解代谢的最终产物是草酸，长期服用过量维生素C可出现草酸尿以至形成泌尿结石。有报道称，每天摄入维生素 C 2 ～ 8g 时可出现恶心、腹部痉挛、腹泻、铁吸收过度、红细胞破坏等，并可能造成对大剂量维生素 C 的依赖性。

3. 维生素 C 的参考摄入量与食物来源

因维生素 C 易溶于水，烹调加热过程中又易被破坏，再加之需要的摄入量高，因此其供给量应当充裕才能满足机体需要，才有益于健康和增强对疾病的抵抗力。2013 年中国营养学会建议膳食维生素 C 的推荐摄入量为成人 100mg/ 天，可耐受最高摄入量小于或等于 3 000mg/ 天。

人体内不能合成维生素 C，因此，人体所需要的维生素 C 要靠食物提供。维生素 C 广泛存在于新鲜蔬菜和水果中，特别是绿叶蔬菜和酸性水果中含量丰富。水果中以猕猴桃、鲜枣、山楂、柠檬、柑、橘、柚等含量最多。蔬菜中含维生素 C 较多的有柿子椒、菜花、苦瓜、雪里蕻、青蒜、甘蓝、油菜、芥菜、西红柿等。谷类和干豆不含维生素 C，但豆类发芽后，如黄豆芽、绿豆芽则含有维生素 C，这是冬季和缺菜区维生素 C 的来源。动物食品一般不含维生素 C，肝脏和肾脏仅含少量维生素 C。含维生素 C 较丰富的食物见表 1-28。

表 1-28　含维生素 C 较丰富的食物

（单位：mg/100g）

食物名称	含量	食物名称	含量
鲜枣	243	柿子椒（北京）	159
沙田柚	123	绿柿椒	72
山楂（鲜）	89	大白菜	28
广柑	54	蒜苗（蒜薹）	35
柑	28	韭菜	24
柠檬	22	苋菜（绿）	47
柿	30	苋菜（紫）	30
番石榴（广西）	68	甘蓝（卷心菜）	40
中华猕猴桃	62	油菜	36

任务实施

1. 学习维生素的分类和不同的维生素的生理功能。

2. 分析老年人的膳食中与维生素缺乏相对应的体征特点。

3. 分组讨论并汇报在老年人的膳食中维生素摄入的重要性及摄入量的确定，以及老年人该如何正确选择维生素补充剂。

同步训练

分组讨论对于老年人尤为重要的维生素包括哪些，分析老年人应如何科学补充维生素以促进和维持身体健康。

项目小结

本项目包括蛋白质认知、脂类认知、碳水化合物认知、能量认知、矿物质认知、维生素认知六个任务，主要内容包括中国居民膳食营养素参考摄入量、机体所需各种营养素的生理功能、营养评价、过量与缺乏、营养素在体内的消化吸收、主要的食物来源及老年人膳食中的参考摄入量、热能单位、每日所需能量的计算等。其中，中国居民膳食营养素参考摄入量是本项目的重点，学生应掌握其在个体与群体中的膳食摄入量的评价和计划个体与群体膳食中的应用方法。蛋白质、脂肪、碳水化合物作为三大产能营养素，三种营养素的认知也是本项目的重点，学生应掌握三大产能营养素的营养价值评价方法及在老年人膳食中的分配比例。能量的认知也是本项目的重点，学生应掌握热能不同单位的换算方法、每天所需热能的计算。维生素和矿物质的认知中，钙、铁、维生素A、维生素D、维生素C等几种重要的矿物质和维生素也是本项目的重点，学生应掌握影响其消化吸收的因素，并对老年人的膳食给出合理的指导。

习题

一、名词解释

膳食营养素参考摄入量　必需氨基酸　氨基酸模式　蛋白质的生物价
必需脂肪酸　血糖生成指数　能量系数　产能营养素

二、思考讨论题

1. 蛋白质、脂肪、碳水化合物作为三大产能营养素，三者一起氧化分解供能有着怎样的关系？
2. 影响基础代谢消耗能量的因素有哪些？
3. 影响钙和铁吸收的因素有哪些？老年人应如何补钙？

三、选择题

1. 必需氨基酸的概念是（　　）
    A. 人体能够合成，不需要食物供给的氨基酸
    B. 人体不能合成或合成速度较慢而不能满足需要的氨基酸
    C. 完全由体内合成的氨基酸
    D. 完全由食物供给的氨基酸

2. 经测定并计算某食物蛋白质的必需氨基酸与参考蛋白质必需氨基酸的8个比值分别如下：异亮氨酸1.31，亮氨酸1.03，赖氨酸0.58，含硫氨基酸（蛋氨酸+胱氨酸）1.03，芳香族氨基酸（苯丙氨酸+酪氨酸）1.69，苏氨酸0.74，色氨酸1.79，缬氨酸1.06，则该食物蛋白质的氨基酸评分是（　　）
    A. 0.74　　　　B. 1.03　　　　C. 1.06　　　　D. 0.58

3. 以下哪个不是维生素 B_2 缺乏后出现的病症（　　）
    A. 唇炎和舌炎　　B. 口角炎　　C. 阴囊皮炎　　D. 周围神经炎

4. 叶酸缺乏的最常见危害是引起（　　）
    A. 恶性贫血　　　　　　　　B. 巨幼红细胞性贫血
    C. 诱发缺铁性贫血　　　　　D. 以上都不正确

5. 引起锌缺乏的最常见原因是（　　）
    A. 小肠吸收功能障碍　　　　B. 继发于某些疾病
    C. 膳食摄入量不足和生物利用率低　　D. 以上都不是

6. 目前我国居民膳食能量主要来源于（　　　）

    A. 碳水化合物　　　　B. 脂肪　　　　　　C. 蛋白质　　　　D. 矿物质

7. 发生坏血病的患者主要是膳食中（　　　）供应不足

    A. 肉类　　　　　　　B. 蛋类　　　　　　C. 谷类　　　　　D. 蔬菜、水果

8. 下列营养素中不能供给能量的是（　　　）

    A. 脂肪　　　　　　　B. 蛋白质　　　　　C. 碳水化合物　　　D. 矿物质

9. 胡萝卜素在体内可转换为（　　　）

    A. 维生素 A　　　　　B. 维生素 B　　　　C. 维生素 K　　　　D. 维生素 E

10. 含必需脂肪酸较多的脂肪是（　　　）

    A. 猪油　　　　　　　B. 牛油　　　　　　C. 花生油　　　　　D. 羊油

四、简答题

1. 什么是蛋白质的互补作用？为充分发挥食物蛋白质的互补作用，在调配膳食时，应遵循的原则是什么？

2. 三大产能营养素是什么？主要来源于哪些食物？

3. 膳食纤维对于老年人有哪些重要作用？

4. 机体的能量消耗主要包括哪些途径？

五、案例分析题

蔡阿姨，64 岁，身高 160cm，体重 75kg，基本素食，最近体检发现患缺铁性贫血。蔡阿姨认为自己已经很胖了，吃肉对健康不利，于是现在每天吃 4～5 个鸡蛋，喝 1 000mL 牛奶以补充铁。

请问：

1. 铁的缺乏有哪些症状？

2. 体内铁缺乏有哪几个阶段？

3. 请指出蔡阿姨的观点和做法的不当之处，并提出一些改善的建议。

项目二　老年人常见食物的营养价值认知

学习目标

知识目标

1. 能够说出粮谷类食物的营养价值及其分布特点。
2. 能够说出加工、烹调及储存对粮谷类食物营养价值的影响。
3. 能够说出豆类食物及其豆制品的营养价值。
4. 能够说出豆类食物抗营养因子的去除方法。
5. 能够说出禽肉类、畜肉类、水产类食物营养价值的区别。
6. 能够说出水果、蔬类食物的营养价值。

能力目标

1. 能够运用所学知识，为老年人日常饮食提供合理的食物选择建议。
2. 能够运用所学知识，为老年人在食品的储存、加工方面提出合理建议。

素质目标

1. 培养学生的沟通应变能力。
2. 培养学生团队合作意识。

任务一　粮谷类食物的营养价值

任务情境

中国营养学会老年营养分会的专家于2014年总结出老年人日常膳食的"十个拳头"原则，从而帮助老年人简单、清晰、形象地记住每天各类食物的大概进食量，并根据自己拳头的大小估计食物的重量。一个拳头的生食物重量大约为150g。其中"十个拳头"的两个"拳头"与粮谷类有关——老年人每天应该选择2～3个以上品种的谷类食品，有意识地多选择粗杂粮，做到粗细搭配。老年人每天最好能吃谷类200～300g，其中粗粮、杂粮应占到50～100g。

越来越多的科学研究表明，以植物性食物为主的膳食结构可以避免欧美等发达国家高能量、高脂肪和低膳食纤维膳食模式带来的缺陷，对老年人预防心脑血管疾病、糖尿病和癌症有益。

任务描述

根据所需知识并查阅相关资料，讨论老年人应当如何选择主食和杂粮。

知识储备

粮谷类食物是人类主要的食物之一，是碳水化合物的重要来源，在我国居民的食物供应中占重要的地位，提供人体 50%～70% 的能量、55% 的蛋白质。粮谷类食物主要包括稻米、小麦、玉米、荞麦、小米、燕麦等。在不同的国家和地区，粮谷类食物的摄入种类和数量有所不同，我国居民膳食以大米和小麦为主，称之为主粮，其他的称为杂粮。

一、粮谷类的结构与营养素分布

尽管各种粮谷类种子形态、大小不一，但其基本结构大致相同，主要是由谷皮、糊粉层、胚乳和胚四部分构成，如图 2-1 所示。

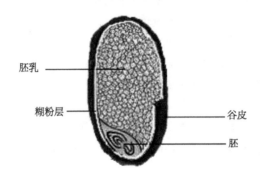

图 2-1　谷粒的结构示意图

（一）谷皮

谷皮是谷粒外层的被覆物，占全粒的 13%～15%，主要由纤维素、半纤维素等组成，含有一定量的蛋白质、脂肪和维生素，含较高的矿物质，不含淀粉。因难以被人体消化、吸收、利用，故在加工中作为麸糠已去除，这些营养素随麸糠流失，对人体已无多大价值。

（二）糊粉层

糊粉层位于谷皮与胚乳之间，占全粒的 6%～7%，纤维素含量较多，并含有较高的蛋白质、脂肪、B 族维生素和矿物质，营养价值相对较高。如果谷类加工碾磨过细，糊粉层易与谷皮同时脱落混入麸糠之中，使大部分营养素损失掉。

（三）胚乳

胚乳是粮谷类的主要部分，占谷粒的 80%～90%，含有大量的淀粉和较多的蛋白质、少量的脂肪和矿物质。蛋白质含量越靠近胚乳周边越高，越向中心越低。

（四）胚

胚位于谷粒的一端，由胚根、胚轴、胚芽等组成，占全谷粒的 2%～3%，富含蛋白质、脂肪、B 族维生素和维生素 E。由于胚质地柔软而有韧性，不易粉碎，在加工研磨过程中易与胚乳分离而损失在糠麸中。

二、粮谷类食物的营养价值

粮谷类食品的营养素含量与组成因谷类的种类、产地、施肥及加工方法不同而有差异。

（一）蛋白质

不同粮谷类中蛋白质所占的比例不同，多数粮谷类食品中蛋白质的含量为 7%～15%，主要由谷蛋白、白蛋白、醇溶蛋白和球蛋白组成。不同粮谷类食物中所含的各种蛋白质的比例也不同。例如，稻米中谷蛋白含量较高，玉米中醇溶蛋白含量最多，小麦中醇溶蛋白和谷蛋白几乎相等。

粮谷类蛋白的必需氨基酸组成不平衡，赖氨酸含量少，是粮谷类食品的第一限制氨基酸。此外，苏氨酸、色氨酸、苯丙氨酸和蛋氨酸含量也偏低。因此，谷物蛋白质营养价值不如动物蛋白，生物价较低。常见粮谷物蛋白质生物价：大米 77、小麦 67、大麦 64、小米 57、玉米 60、高粱 56。由于粮谷类食物在膳食中所占比例较大，也是膳食蛋白质的重要来源。为提高谷类蛋白质的营养价值，常采用氨基酸强化和蛋白质互补的方法，可明显提高其蛋白质生物价值。

（二）脂肪

粮谷类食物中脂肪的含量较低，多数含量在 0.4% ~ 2%，大米、小麦含量为 1% ~ 2%，玉米和小米较高，可达 4%。脂肪主要集中于胚芽及糊粉层，加工时，易转入麸糠中。

粮谷类脂肪中，不饱和脂肪酸比例高，如玉米与小麦胚芽油中 80% 为不饱和脂肪酸，其中60% 是人体必需的亚油酸。除甘油三酯外，谷物脂肪中还含少量植物固醇和卵磷脂，具有降低血清胆固醇和防止动脉粥样硬化的作用。

（三）碳水化合物

粮谷类碳水化合物主要为淀粉，含量为 70% ~ 80%，精米可达 90% 左右，主要集中在胚乳的淀粉细胞内，糊粉层深入胚乳的部分也有少量淀粉。稻米中的淀粉含量最高，其次为小麦粉，玉米中含量较低。稻米中籼米的淀粉含量较高，粳米较低。

粮谷类淀粉因结构中葡萄糖分子间的聚合方式不同分为直链淀粉和支链淀粉。直链淀粉易溶于水，较黏稠，易被消化吸收，是人体最理想而经济的热能来源。支链淀粉黏性大，难消化。

（四）矿物质

粮谷类食物中矿物质含量为 1.5% ~ 3%，主要是磷、钙，并且大部分以植酸盐的形式集中在谷皮、糊粉层，人体对其消化、吸收率低。此外，谷物还含有钾、钠、镁及其他一些微量元素，如硫、氯、锰、锌、镍、钴等。粮谷类食品含铁较少，仅 1.5 ~ 3.0mg/100g，大麦中锌和硒的含量相对较高。

（五）维生素

粮谷类中的维生素以 B 族维生素为主，主要存在于谷皮、糊粉层和胚中，加工时易进入麸糠中，因此，粮谷类食物加工越精细，B 族维生素的损失就越大。

粮谷类食物以维生素 B_1 和烟酸含量较多，是我国居民膳食维生素 B_1 和烟酸的主要来源，维生素 B_2 含量普遍较低。在黄色玉米和小米中含有胡萝卜素，在玉米和小麦胚芽中含有丰富的维生素 E，是提取维生素 E 的良好来源。玉米中虽然烟酸含量较高，但以结合型存在，不易被人体吸收，所以长期以玉米为主食的居民容易发生烟酸缺乏病，即癞皮病。粮谷类食物几乎不含维生素 A、维生素 D 和维生素 C。

三、加工和储藏对粮谷类食物营养价值的影响

（一）加工对粮谷类食物营养价值的影响

粮谷类食物的加工主要有制米和制粉两种，通过适当碾磨、去除糠麸，便于粮谷类的烹调、利于消化吸收。但由于谷粒结构特点，各种营养素分布不均匀，加工方法和加工精度对各种营养素的保存率有显著影响，加工越精细，糊粉层和胚芽损失越大，营养素损失越多，尤其是以 B 族维生素损失最为显著。

但粮谷类加工精度也不宜太低，如果精度太低，虽然出粉率或出米率提高，保留了较多的营养素，但产品中带有较多的纤维素和植酸，会影响热能、蛋白质和脂肪的消化率，降低粮谷类食物的利用程度，感官性质也不好。纤维过多还会影响微量元素的吸收和利用。

因此，在谷类加工中应采取适当的加工精度，既能保持产品的良好感官性状和消化吸收，又可最大限度地保留各种营养成分。我国自20世纪50年代初加工生产的标准米（九五米）和标准粉（八五粉），既保留了较多的B族维生素、矿物质，又保证了较好的感官性状和消化吸收率。

（二）烹调、制作对粮谷类食物营养价值的影响

烹调使谷类淀粉糊化，蛋白质变性，便于消化吸收。但营养素在烹调过程中会受到一定的损失。

米类食物在烹调前一般要经过淘洗，淘洗过程中会造成水溶性维生素和矿物质的损失。例如，淘米时维生素 B_1 可损失 30%～60%，维生素 B_2 和烟酸的损失率达 20%～25%，矿物质的损失率高达 70%，蛋白质损失 15%，脂肪损失 43%。搓洗时间越长，淘洗次数越多，水温越高，营养素的损失越严重。

不同的烹饪方法造成粮谷类营养素的损失程度也不同。例如，制作米饭，采用蒸的方法，B族维生素的保存率比捞蒸方法更高；制作面食，一般采用蒸、烙、烤等方法，B族维生素损失较少，但高温油炸时B族维生素损失较大，会使维生素 B_1 全部损失，维生素 B_2 损失 50%，如油条、方便面经油炸后维生素含量大大下降。

加工面包所用的酵母发酵时消耗面粉中的可溶性糖和游离氨基酸，但增加了B族维生素，产生乳酸，与钙、铁形成乳酸钙，提高了钙、铁的吸收率。烘烤中由于美拉德反应，生成褐色物质，使赖氨酸损失 10%～15%，维生素 B_1 损失 10%～20%，维生素 B_2 损失 3%～10%，烟酸损失 10%。

（三）储存对粮谷类食物营养价值的变化

粮谷类食物储存期间营养素的质与量的变化受温度、湿度的影响较大。变化最明显的是其中的油脂，原料种子含有天然抗氧化剂，可起到保护作用，加工粮则变化很明显，主要变化有两方面：一是被氧化产生过氧化物和不饱和脂肪酸氧化产生醛、酮等羰基化合物，因此，大米出现陈米臭，玉米粉产生哈喇味；二是受脂肪酶水解产生甘油和脂肪酸，使粮食的脂肪酸价升高。随着脂肪的劣变，脂溶性维生素（如维生素 E 和胡萝卜素）被破坏，B族维生素也会减少。蛋白质在酶的作用下被水解为氨基酸，虽然总氮量变化不大，但是蛋白质的醇溶性和盐溶性降低，消化率降低。淀粉在储存期间也会被水解为麦芽糊精、葡萄糖等，但因淀粉占谷粒总量的 80%，所以总的减少不明显。但在淀粉"质"的方面，淀粉分子会与游离脂肪酸相络合而使黏度降低，影响其加工利用品质。在储藏期间，植酸盐可在植酸酶的作用下释放出水溶性的、可利用态的磷酸化合物，使磷的可利用率增加。

谷物晒干后含水量一般控制在 11%～14%，过高的水分含量、潮湿的环境、高温、通风不良等环境下储存谷物，由于酶、微生物和氧气等的共同作用，容易霉烂、变质，失去营养价值。因此，谷类食物应在避光、通风、阴凉和干燥的环境中储存，抑制霉菌及害虫的生长繁殖，减少空气中氧气和日光对营养素的破坏，保持营养价值。

▶▶ 任务实施

从主食、杂粮不同品种的营养素含量、受加工的影响、消化吸收情况等角度，讨论老年人如何

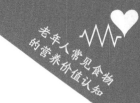

选择主食、杂粮。

同步训练

1. 对超市在售燕麦产品开展调查，推荐适合老年人的燕麦产品。
2. 思考以稻米为原材料，哪些加工方式适合老年人。

任务二　豆类及其制品的营养价值

任务情境

　　民间有"每天吃豆三钱，何须服药连年"的谚语，意思是说如果人们每天都吃点豆类食品，不仅能够远离疾病的困扰，还可辅助治疗一些疾病。瘦猪肉、鸡蛋、牛肉等动物食品一向被认为是高蛋白食品，但同等数量的豆类食品中的蛋白质含量与质量，较高蛋白的动物食品也毫不逊色。因此，有人给大豆冠以"植物肉"的美称。此外，大豆还含有大豆异黄酮、大豆磷脂等物质，有降血脂、降血压、抗氧化、延缓衰老等作用，对老年人是十分有益的。

　　但豆类食品也不是完美的，有一些老年人在直接食用大豆或其他豆类食品时，常感觉腹胀不适。这是由于在豆类食品中，含有天然的胀气因子。除了胀气因子外，生大豆还含有其他的抗营养因子。只有通过食品加工烹调，将这些抗营养因子去除，才能使豆类食品更好地发挥其营养功能。

任务描述

　　根据所需知识，查阅相关资料，讨论老年人在食用豆类或豆制品时应当在加工烹饪时注意哪些问题。

知识储备

　　豆类品种繁多，可分为大豆和其他豆类。其中，大豆类包括黄豆、黑豆和青豆等，是优质蛋白质的重要来源。其他豆类包括蚕豆、豌豆、绿豆、赤小豆、芸豆等。豆制品是以大豆或其他豆类为原料加工制作而成的食品，如豆酱、豆浆、豆腐、豆腐干等。

　　豆类食物具有较高的营养价值，含有丰富的必需脂肪酸，并且饱和脂肪酸含量低，不含有胆固醇。此外，豆类食物含有丰富的 B 族维生素、维生素 E 和膳食纤维，还含有磷脂、低聚糖、异黄酮、植物固醇等多种植物化学物质，对老年人和慢性病患者有十分重要的健康意义。

一、豆类的营养价值

（一）豆类营养素的种类与特点

1. 蛋白质

豆类食物中的蛋白质含量较高，一般为 20% ~ 36%，而大豆类食物中的蛋白质含量最高，在

30% 以上。大豆蛋白质中的必需氨基酸组成完全，氨基酸模式接近人体氨基酸模式，属于优质蛋白质，具有较高的营养价值，是唯一可替代动物性蛋白质的植物蛋白。大豆类蛋白质中的赖氨酸含量丰富，但是蛋氨酸含量相对较低，与谷类食物混合食用，可较高地发挥蛋白质的互补作用。

其他豆类，如赤小豆、豇豆、芸豆、绿豆、豌豆和蚕豆等蛋白质含量为 20% ～ 25%。

2. 脂类

豆类食物含脂肪丰富，其中以大豆类为最高，在 15% 以上，以多不饱和脂肪酸为主，约占总脂量的 85%。其中，油酸占 32% ～ 36%，亚油酸占 51.7% ～ 57.0%，亚麻酸占 2% ～ 10%。此外，大豆还有丰富的磷脂，因此，大豆是高血压、动脉粥样硬化等疾病患者的理想食物。

其他杂豆类食物的脂肪含量较低，绿豆、赤小豆、扁豆等脂肪含量在 1% 以下。

3. 碳水化合物

大豆类食物中碳水化合物的含量低于其他豆类，约 34%。其他豆类食物中的碳水化合物含量多数在 55% 以上，其中，绿豆、豌豆、赤小豆等碳水化合物含量在 65% 左右。大豆类碳水化合物组成比较复杂，几乎不含淀粉，主要由可溶性糖（阿拉伯糖、半乳聚糖、蔗糖）、棉籽糖及水苏糖构成。棉籽糖、水苏糖难以被人体消化吸收，在肠道微生物的作用下易引起腹部胀气。

大豆含有丰富的膳食纤维，每 100g 大豆中膳食纤维含量可达 10 ～ 15g，以黄豆含量最高，可达 15.5%，其次为黑豆和青豆。

4. 矿物质

豆类食物中含钾、钠、钙、镁、铁等矿质元素，含量为 2% ～ 4%。大豆中矿物质元素含量略高于其他豆类，在 4% 左右，其他豆类为 2% ～ 3%。大豆中的钙含量丰富，每 100g 黄豆含钙约为 191mg，是人们特别是儿童和老年人膳食钙的良好食物来源。每 100g 黄豆含铁 8.2mg，是含铁丰富的一类植物性食物。

5. 维生素

与谷物相比，豆类维生素当中，胡萝卜素、维生素 E 含量较高，维生素 B_1 含量较低。其中，种皮颜色越深，胡萝卜素含量越高，如青豆、黑豆、绿豆等。干豆类几乎不含维生素 C，但经加工成豆芽后维生素 C 含量明显提高，如每 100g 黄豆芽含有维生素 C 8mg。

（二）大豆中的抗营养因子

抗营养因子是指存在于天然食物中，影响某些营养素吸收和利用，对人体健康和食品质量产生不良影响的因素。大豆中就存在着一些影响各种营养素消化和吸收的抗营养因子。

1. 蛋白酶抑制剂

蛋白酶抑制剂是存在于大豆、棉籽、花生、油菜等植物中，能抑制胰蛋白酶、糜蛋白酶、胃蛋白酶等十三种蛋白酶的物质的总称。其中，抗胰蛋白酶因子最普遍，大豆中的蛋白酶抑制剂也以胰蛋白酶抑制剂为主，它会降低大豆的营养价值，妨碍人体对大豆蛋白质的消化吸收，甚至抑制生长。

蛋白酶抑制剂对热不稳定，加热即可破坏。常压蒸汽加热 30min 或 1kg 压力加热 10 ～ 25min，可破坏大豆中的胰蛋白酶抑制剂。

2. 胀气因子

胀气因子是指占大豆糖类 50% 的不能被人体消化吸收的低聚糖——水苏糖和棉籽糖。

由于不被人体消化酶所分解，易在大肠中被微生物发酵产生过多的气体而引起胀气，故称之为胀气因子。胀气因子可在加工豆制品时被除去。由于棉籽糖和水苏糖可被大肠双歧杆菌所利用，具

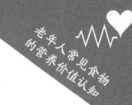

有活化双歧杆菌并促进其繁殖的作用，目前已被用于开发功能性食品。

3. 豆腥味

由于豆类中的不饱和脂肪酸经脂肪氧化酶氧化降解，产生小分子的醇、酮、醛等挥发性物质，所以在生食大豆时，会有豆腥味和苦涩味。要减少或去除豆腥味，需将大豆中的脂肪氧化酶除去或降低其活性。在日常生活中，可以通过将豆类加热、煮熟、烧透，破坏脂肪氧化酶，去除豆腥味。

4. 植酸

大豆中含有 1%～3% 的植酸，可与钙、锌、铁等矿质元素螯合，影响其吸收利用。在 pH4.5～5.5 的条件下加工大豆，可溶解 35%～75% 的植酸，提高矿物质元素的利用率，而不影响对蛋白质的利用。此外，大豆发芽时，植酸酶活性增强，植酸被分解，也可提高钙、铁、锌等矿物质元素的利用率。

5. 植物红细胞凝血素

植物红细胞凝血素是能凝集人和动物红细胞的一种蛋白质，大量食用数小时后引起头晕、头痛、恶心、呕吐、腹疼、腹泻等症状，可影响动物的生长发育。植物红细胞凝血素主要集中在子叶和胚乳的蛋白体中，加热即被破坏。

二、豆制品的营养价值

大豆营养价值虽高，但其中存在抗营养因子。大豆经加工制作成豆制品，不仅除去了大部分抗营养因子，而且使大豆蛋白的结构从密集变成疏松状态，对消化率有明显的改善。发酵豆制品的蛋白质被部分分解，并使氨基酸游离，味道鲜美。

豆制品包括豆芽、豆浆、豆腐、豆腐干、干燥豆制品（如腐竹）等非发酵性豆制品和腐乳、豆豉、臭豆腐等发酵豆制品。

（一）非发酵豆制品

1. 豆腐

豆腐含蛋白质 8%，脂肪 0.8%～1.3%，碳水化合物 2.8%～3.4%。豆腐在加工过程中，大豆要经过经浸泡、磨浆、过滤、煮浆等工序，去除了大量的膳食纤维、胰蛋白酶抑制剂和植物红细胞凝血素、植酸等抗营养因子，营养素的利用率有所提高。以蛋白质为例，整粒大豆的蛋白质消化率只有 65.3%，而加工成豆腐后，蛋白质的消化率提高到 92%～96%，营养价值有了很大的提高。豆腐在制作过程中加入了石膏（硫酸钙）和卤水（主要成分氯化镁、硫酸钙），钙和镁的含量也大大增加。

2. 豆腐干

相比豆腐，豆腐干去除了大量水分，使营养成分得以浓缩，各类营养素的含量均有所增加。豆腐丝、豆腐皮、百叶的水分含量更低，蛋白质含量可达 20%～45%。

3. 豆浆

豆浆是将大豆用水泡后磨碎、过滤、煮沸而成的，营养丰富，并且易于消化吸收。豆浆中的蛋白质为 2.5%～5%，脂肪含量较低，为 0.5%～2.5%，碳水化合物的含量为 1.5%～3.7%。豆浆中的蛋白质的消化率约可达 85%，铁含量是牛奶的 4 倍。

豆浆中的营养素的种类和含量比较适合老年人及高血脂的患者。因为，豆浆中的脂肪低，可以避免牛奶中高含量的饱和脂肪酸对老年人及心血管系统疾病患者的不利影响。

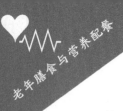
4. 豆芽

豆芽一般是由大豆或绿豆发芽制成的，豆芽除含有豆类原有的营养成分之外，最显著的特点是，在发芽过程中会产生维生素 C，可达 6 ~ 8mg/100g，是一种良好的维生素 C 的食物来源。绿豆芽中维生素 C 的含量比黄豆芽更高。

（二）发酵豆制品

发酵豆制品是指由发酵制作而成的豆制品。生物发酵过程使豆类食物中不同的物质进行分解，产生了人体所需的多种营养物质。经发酵，豆制品中维生素 B_2、维生素 B_6 及维生素 B_{12} 的含量增加；蛋白质部分降解，消化率提高；产生游离氨基酸，增加豆制品的鲜美口味。经过发酵的豆制品，大豆中的棉籽糖、水苏糖被分解，故不会引起胀气。

豆豉是大豆经过真菌发酵后加盐和调味品制成的整粒食品。它几乎保存了大豆的所有营养成分，蛋白质含量为 25% 左右，维生素和矿物质含量丰富。腐乳是豆腐经过真菌发酵之后加盐和调味品制成的食品，包括红腐乳、青腐乳、白腐乳等，经调味后可以形成风味多样的产品。腐乳中的蛋白质含量约为 1.0%，脂肪含量为 8% 左右。其维生素和矿物质含量与其原料豆腐近似，某些 B 族维生素的含量还稍有增加。

几种常见豆制品中主要营养素的含量见表 2-1。

表 2-1　几种常见豆制品中主要的营养素含量

（单位：g/100g）

豆制品	蛋白质	脂肪	碳水化合物	视黄醇当量	硫胺素	维生素 B_2	抗坏血酸
豆浆	1.8	0.7	1.1	15	0.02	0.02	0
豆腐	8.1	3.7	4.2	—	0.04	0.04	0
豆豉	24.1	—	36.8	—	0.02	0.09	0
黄豆芽	4.5	1.6	4.5	5	—	0.07	8
绿豆芽	2.1	0.1	2.9	3	0.05	0.06	6

三、加工、烹调对豆类食物营养价值的影响

豆类食物中存在蛋白酶抑制剂和其他抗营养因子，适当加工可提高营养价值。例如，大豆经过浸泡、碾磨、过滤、加热等处理，最后加工成豆腐，蛋白质的消化吸收率从 65% 提高到 90% 以上，并除去了抗营养因子。

蒸煮加工可提高蛋白质的利用率。干炒使蛋白质严重变性，赖氨酸耐热性较差，降低了蛋白质的吸收利用率。

发酵豆制品提高了蛋白质的利用率。由于微生物的作用，部分蛋白质被降解，消化吸收率大大提高，B 族维生素增加。

任务实施

分析大豆类食物中抗营养因子的影响，豆类加工过程中营养素的利用情况和吸收情况的改变。分小组讨论老年人在食用豆类或豆制品时，应当在加工烹饪时注意哪些问题。

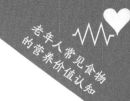

▶ **同步训练**

试比较绿豆、黑豆、黄豆、豆芽的营养价值特点。

任务三　蔬菜、水果的营养价值

▶ **任务情境**

2014年，北京市卫生计生委首次发布《老年人健康膳食指导口袋书》，建议老年人每天进食量为十个拳头大小，其中，新鲜蔬菜和水果应占五个拳头。水果的营养价值毋庸置疑，但是由于随着年龄的增长，人体的生理功能减弱，消化功能减退，一些老年人喜欢用水果汁替代水果，那么水果汁和水果的营养价值是否一致呢？还有部分老年人认为水果不需要加工烹饪可以直接食用，营养价值更高，喜欢用水果代替蔬菜。上述做法，你认为正确吗？

▶ **任务描述**

1. 根据所学知识，讨论分析鲜榨水果汁和水果饮料有哪些区别？鲜榨水果汁能否替代水果食用。

2. 根据所学知识，讨论分析水果是否可以替代蔬菜？为什么？

▶ **知识储备**

蔬菜和水果在我国居民膳食结构中分别占总量的33.7%和8.4%，是膳食结构的重要组成部分。新鲜蔬菜和水果含水分多在90%以上，糖类含量不高，含蛋白质很少，脂肪更低，故不能作为热能和蛋白质来源。但是果蔬富含人体必需的多种维生素和矿物质，富含膳食纤维，能刺激胃肠的蠕动和消化液的分泌，能促进食欲和帮助消化，所以在膳食中具有重要地位。

一、蔬菜的营养价值

蔬菜的种类繁多，按植物结构部位可分为叶菜类、根茎类、豆荚类、花芽类、瓜果类。其中，叶菜类有大白菜、小白菜、油菜、菠菜及其他绿叶蔬菜等；根茎类有萝卜、芋头、土豆、藕、葱、蒜等；豆荚类有扁豆、豇豆、其他鲜豆等；花芽类有菜花、黄花菜及各种豆芽等；瓜果类有冬瓜、黄瓜、苦瓜、西葫芦、茄子、青椒、西红柿等。不同种类的蔬菜所含营养素的差异较大。

（一）蔬菜的营养素种类与特点

1. 蛋白质

除鲜豆类外，大部分蔬菜的蛋白质含量都很低。瓜茄类蔬菜的蛋白质含量为0.4%～1.3%，叶菜类、根茎类的蛋白质含量为1%～2%，鲜豆类平均可达4%，菌藻类中发菜、香菇和蘑菇的蛋白质含量可达20%以上，必需氨基酸含量较高。

2. 脂肪

蔬菜脂肪含量极低，大多数不超过 1%。

3. 碳水化合物

大部分蔬菜含水分较多，产生的能量相对较低，碳水化合物含量一般为 4% 左右，根茎类蔬菜的碳水化合物含量可达 20%。蔬菜中所含碳水化合物包括可溶性糖、淀粉及膳食纤维。可溶性糖主要有果糖、葡萄糖、蔗糖，其次为甘露糖、甘露醇和阿拉伯糖等。大多数叶菜、嫩茎、瓜类、茄果等蔬菜，其糖类含量为 3% ~ 5%，鲜毛豆、四季豆等含糖 5% ~ 7%，豌豆、刀豆含糖约 12%。根茎类的蔬菜通常糖类含量略高，如白萝卜、大头菜、胡萝卜等糖类含量为 7% ~ 8%，而马铃薯、芋头、山药等的糖类以淀粉为主，含量为 14% ~ 25%。

蔬菜所含纤维素、半纤维素、果胶等是膳食纤维的主要来源，其含量为 1% ~ 3%，膳食纤维含量少的蔬菜和瓜果，肉质柔软，反之则肉质粗，皮厚多筋。叶菜类和根茎类蔬菜中含有较多的纤维素和半纤维素，而南瓜、胡萝卜、番茄等含有一定量的果胶。膳食纤维虽然不参与代谢，但可促进肠蠕动，利于通便，减少或阻止胆固醇等有害物质的吸收，有益于健康。

4. 矿物质

蔬菜中含有丰富的钙、磷、铁、钾、钠、镁、铜等矿物质，其中以钾含量最多，钙、镁含量也较丰富，是我国居民膳食中矿物质的重要来源。绿叶蔬菜一般含钙、铁较丰富，如菠菜、油菜、苋菜等，但存在的草酸会影响钙和铁的吸收。可采用水焯或爆炒去除部分草酸。

5. 维生素

蔬菜是维生素最直接、最重要的来源。新鲜蔬菜含丰富的维生素 C、胡萝卜素、维生素 B_2 和叶酸。蔬菜中含有的胡萝卜素在人体内可转变成有生理活性的维生素 A。胡萝卜素在各种绿色、黄色及红色蔬菜中含量较多，如胡萝卜、菠菜、辣椒、韭菜、菠菜和南瓜等。维生素 B_2 在绿叶蔬菜和豆类蔬菜中含量较多，每 100g 约 0.1mg，如油菜、芹菜、菠菜等。维生素 C 广泛分布在各种新鲜绿叶蔬菜中，一般叶部含量较根茎部高，嫩叶比枯老叶高，深色菜叶比浅色菜叶高，其分布特点与叶绿素分布平行，如柿子椒、鲜雪里蕻、菜花、芥菜、油菜等维生素 C 含量都较高。相对于叶菜类，瓜茄类蔬菜的维生素 C 含量并不高，但是由于可以直接生食，维生素 C 不被烹饪过程破坏，故而利用率较高。此外，蔬菜中还含有丰富的维生素 K、泛酸、叶酸等人体必需的维生素。

（二）菌类食物的营养价值

食用菌味道鲜美，有特殊的保健作用。我国食用菌种类很多，可分为野生和人工栽培两大类，仅野生食用菌就有 200 多种，常见的有牛肝菌、羊肝菌、鸡油菌及口蘑等，现已人工栽培的有香菇、草菇、黑木耳、银耳等。

1. 蛋白质

食用菌中的蛋白质含量较多且含多种必需氨基酸，如 100g 干香菇含蛋白质 21g，其中赖氨酸 1g。

2. 脂肪

食用菌中的脂肪含量很低，但多由必需脂肪酸组成，易吸收。大多数食用菌有降血脂作用。木耳含有卵磷脂、脑磷脂和鞘磷脂等，对心血管和神经系统有益。

3. 碳水化合物

菌类食物中的碳水化合物以多糖为主，香菇多糖对小鼠肉瘤抑制率很高，并可增强放化疗对胃癌、肺癌的疗效。银耳多糖可增强巨噬细胞的吞噬能力，提高人体免疫能力。

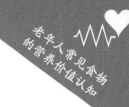

4. 维生素和矿物质

蘑菇等菌类含丰富的 B 族维生素，还有丰富的钙、镁、铜、铁、锌等多种矿物元素。近年还发现蘑菇提取液对治疗白细胞及降低病毒性肝炎有显著疗效，很多蘑菇都存在类似抗生素类物质。此外，蘑菇还有降胆固醇和防止便秘的作用。

二、水果的营养价值

水果根据果实的形态和生理特征分为仁果类，如苹果、梨、山楂、海棠果等；核果类，如桃、杏、梅、李、枣等；浆果类，如葡萄、草莓、石榴、猕猴桃等；柑橘类，如橙、柑橘、柚、柠檬等；瓜果类，如西瓜、甜瓜、哈密瓜等。新鲜水果的营养价值与新鲜蔬菜相似，是人体矿物质、膳食纤维和维生素的重要来源。

（一）蛋白质及脂肪

新鲜水果含水分多，营养素含量相对较低，蛋白质、脂肪含量不超过 1%。水果不是人类摄取蛋白质和脂肪的主要来源。

（二）碳水化合物

水果中所含的碳水化合物占 6% ~ 28%，主要是果糖、葡萄糖和蔗糖，还富含纤维素、半纤维素和果胶。水果含糖较蔬菜多，其含量因种类不同而差异较大，即使同一品种，糖的含量因产地和气候等影响也有所差异。仁果类，如苹果和梨以含果糖为主，葡萄糖和蔗糖次之；浆果类主要含葡萄糖和果糖，蔗糖较少；柑橘类则以蔗糖为主；淀粉以香蕉、苹果、西洋梨等含量较多。未成熟的水果当中也含有一定量的淀粉，随着果实成熟而转变成单糖或双糖。例如，香蕉未成熟时淀粉含量为 26%，成熟后淀粉含量仅为 1%。

水果中的膳食纤维以纤维素、果胶为主。纤维素在水果皮层含量最多，含纤维素、半纤维素多的水果一般品质较差。果实中纤维素含量一般为 0.2% ~ 4.1%，其中以杧果、菠萝、柿子、桃等果实中的含量较高。水果中的山楂、柑橘、苹果等含有较多的果胶，具有较强的凝胶性，可以加工制作成果冻、果酱。纤维素和果胶不能被人体消化吸收，但可促进肠壁蠕动并有助于食物消化及粪便的排出，还对降低血脂、预防结肠癌有一定的作用。

（三）矿物质

水果中含有各种矿物质，如钙、磷、铁、硫、镁、钾、钠、碘、铜等 40 余种，以钾、钙、镁、磷含量相对较多。它们大多以硫酸盐、磷酸盐、碳酸盐、有机酸盐和与有机物相结合的状态存在于植物体内，是人们获得矿物质的重要来源。

（四）维生素

新鲜水果中含丰富的维生素，是人体所需维生素的重要来源，特别是维生素 C 和胡萝卜素含量相对丰富。维生素 C 在鲜枣中的含量特别高，可达到 300 ~ 600mg/100g。其他水果，如山楂、柑橘、猕猴桃、草莓中的维生素 C 含量也比较高。仁果类水果中维生素 C 的含量并不高，苹果、梨、桃、李、杏等水果中的含量一般不超过 6mg/100g。枣类中含有较多的生物类黄酮，对维生素 C 具有保护作用，这也是枣类中维生素 C 含量高的一个重要因素。

一些黄色的水果中含有较多的胡萝卜素，如杧果、杏、枇杷中胡萝卜素的含量分别为 3.8mg/100g、1.3mg/100g、1.5mg/100g。

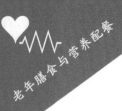

（五）色素和有机酸

水果中含有丰富的色素，赋予了水果不同的颜色，如花青素使水果呈紫色，胡萝卜素使水果呈黄色。

水果中富含有机酸，主要有柠檬酸、酒石酸、苹果酸。其中，柑橘类和浆果类水果的柠檬酸含量最多，常与苹果酸共存；仁果类水果中苹果酸含量最多；葡萄中含有酒石酸。果蔬中的有机酸赋予水果独特的果酸味，可增强消化液分泌，以利于消化，同时使果蔬具有一定的酸度，对维生素 C 的稳定性具有保护作用。

（六）单宁

大多数果实中都含有单宁。每 100g 生柿子果肉中含单宁 0.5 ~ 2g，其他果实中单宁的含量为 0.1% ~ 0.4%。单宁极易氧化，产生褐色物质，单宁含量越高，与空气接触时间越长，变色就越深。单宁还可影响矿物质元素的吸收和利用。

三、蔬菜、水果中的抗营养因子

蔬菜和水果中也存在影响人体对营养素吸收的抗营养因子，如植物红细胞凝集素、皂苷、蛋白酶抑制剂、草酸等。

（一）植物红细胞凝集素

植物红细胞凝集素主要存在于扁豆等荚豆类蔬菜中，主要影响肠道吸收各类营养素。一般在常压下蒸汽处理 1h 可以消除此类物质。

（二）生物碱

鲜黄花菜当中含有秋水仙碱，秋水仙碱本无毒，但经肠道吸收后，在体内氧化成二秋水仙碱，产生较大毒性。秋水仙碱溶于水，可将食物焯水、蒸煮以减少其含量。

（三）草酸

草酸存在于一切植物中，如菠菜中草酸的含量就很高。草酸对食物中的无机盐（钙、铁、锌）的吸收有抑制作用。

（四）亚硝酸盐

硝态氮肥的施用、蔬菜腐烂、新鲜蔬菜存放在潮湿和温度过高的环境、腌菜时盐过少、腌菜时间过短等都可导致亚硝酸盐的产生。亚硝酸盐食用过多会引起急性中毒，长期少量摄入引起慢性中毒，特别是进入人体与胺结合，有致癌作用。

（五）皂苷（又名皂素）

皂苷有溶血作用，主要有大豆皂苷和茄碱两种。大豆皂苷无明显毒性，茄碱有剧毒。茄碱存在于茄子、马铃薯等茄属植物中，毒性极强，即使在煮熟的情况下也不易破坏。一般情况下，茄碱的含量很少。当马铃薯发芽后，其表层中茄碱的含量会大幅提高，人食用一定量后往往会产生中毒现象。

（六）毒苷类

毒苷类主要存在于豆类、仁果类水果的果仁及木薯的块根中。毒苷类水解会产生氰氢酸，它对细胞色素有强烈的抑制作用，具有较大危害。

（七）硫苷

硫苷主要存在于甘蓝、萝卜、芥菜等十字花科蔬菜和洋葱等辛辣物质中。过多摄入硫苷，妨碍

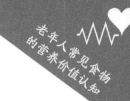

人体对碘的吸收，有致甲状腺肿的生物学作用。加热可使其破坏。

四、加工、烹调与储存对蔬果营养价值的影响

蔬菜、水果在储藏和加工过程中主要损失维生素和矿物质，其中维生素C最易损失。它易溶于水，在中性和碱性溶液中不稳定，清洗、切分、水烫、炖炒都会流失。胡萝卜素不溶于水，不会随水损失，对热较稳定，加工后保存率为80%～90%，但高度不饱和的结构，使之易氧化褪色分解。矿物质易溶于水而流失。

（一）蔬菜加工对营养价值的影响

膳食中的蔬菜以新鲜蔬菜为主，但是仍有少量蔬菜用来进行干制、腌制、速冻和罐藏等加工处理。

蔬菜加工成脱水蔬菜后，矿物质、碳水化合物、膳食纤维等成分得到了浓缩。干制方法不同，维生素C的损失程度不同。一般来说，真空冷冻干燥法的营养素损失最小。长时间暴晒或烘烤则带来较大的损失，维生素C损失率最高可达100%，胡萝卜素氧化造成褪色。蔬菜腌制前要经过反复的洗、晒或热烫，造成水溶性维生素和矿物质的大量损失。所以，腌制蔬菜中维生素C含量较低。速冻蔬菜经过一系列处理后，水溶性维生素有一定损失，但胡萝卜素损失不大。罐藏蔬菜经过热烫、热排气、灭菌等工艺后，水溶性维生素和矿物质可能受热降解和随水流失。由多种蔬菜调配而成的蔬菜汁，营养价值较高，但是它去除了蔬菜中的大部分膳食纤维。

（二）水果加工对营养价值的影响

水果除了生食外，也有一小部分被加工成水果罐头、果酱、果脯、果汁等。

在适当的加工条件下，柑橘汁等酸性果汁中的维生素C可以得到较好的保存，成为维生素C的日常来源，但多数市售加工品中维生素C含量较低。水果干制可导致10%～50%的维生素C损失，但是矿物质得到了浓缩。果酱和果脯加工中需要加糖进行熬煮或浸渍，一般含糖量可达50%～70%。因此，大量摄入此类产品可能造成精制糖摄入过量。

（三）烹调对蔬菜、水果营养价值的影响

烹调对蔬菜中维生素的影响与烹调过程中洗涤方式、切碎程度、用水量、pH、加热的温度及时间有关。蔬菜清洗不合理，如先切后洗或泡在水中，其中的维生素C会严重丢失，合理做法是先洗后切或现炒现切。

为防矿物质和维生素的损失，蔬菜烹调时应注意尽量减少用水浸泡和弃掉汤汁及挤去菜汁的做法；烹调加热时间不宜过长，叶菜快火急炒保留维生素较多，做汤时宜后加菜；凉拌加醋可减少维生素C的损失；鲜蔬勿久存，勿在日光下暴晒，烹制后的蔬菜尽快吃掉；加醋烹调可降低B族维生素和维生素C的损失，加芡汁也可减少维生素C的损失；铜锅烹调损失维生素C最多，铁锅次之。

水果大都以生食为主，不受烹调加热影响。

（四）储存对蔬菜、水果营养价值的影响

蔬菜在采收后因含水分多，组织嫩脆，易损伤和腐败变质，仍会不断发生理化变化，如发芽、抽薹、老化等，而储藏的关键是保持蔬菜的新鲜度。当储藏条件不当时，蔬菜的鲜度和品质会发生改变，使食用价值和营养价值降低。呼吸作用是蔬菜生命活动必不可少的，实质上是酶参与的缓慢氧化过程。旺盛的有氧呼吸会加速氧化过程，使蔬菜中营养物质分解，降低蔬菜的营养价值。

在储藏过程中应避免厌氧呼吸和过旺的有氧呼吸以减少营养素的损失。春化作用是指蔬菜打破休眠期而发生发芽或抽薹变化，如马铃薯发芽、洋葱的抽薹等。这会大量消耗蔬菜体内的养分，使其营养价值降低。

后熟是水果脱离果树后的成熟过程。大多数水果从树上采摘后可直接食用，但有些水果从树上采下后不能直接食用，需经过后熟食用。通过后熟进一步增加水果的芳香和风味，果肉软化宜食用，对改善水果质量有重要意义。香蕉、鸭梨等水果只有达到后熟才有较高的食用价值，但后熟以后的水果不宜储藏。

➤ 任务实施

从水果与蔬菜的营养素、吸收、膳食平衡角度思考，分小组讨论鲜榨水果汁和水果饮料有哪些区别，以及鲜榨水果能否代替水果食用。

➤ 同步训练

请讨论吃苹果该不该削皮。

任务四　畜肉、禽肉及水产类的营养价值

➤ 任务情境

如今，越来越多的老年人开始关注自己的健康问题，注重自身的营养保健。为了防止高血压、高血脂、冠心病等老年人群常见慢性疾病的发生，很多老年人在饮食中往往以素食为主，甚至完全和肉食说了再见。但是，对于这些老年素食主义者，一味地追求素食，同样也有面临"三高"的危险，此外还会给身体带来其他的伤害。

随着年龄的逐渐增加，人的身体机能下降，基础代谢所消耗的能量也会下降，因此对于来自食物的能量需求下降十分明显，但是，对蛋白质、矿物质及维生素的需求变化不大，甚至有所增加。如果盲目吃素，势必会导致各类营养元素的补充无法达标，造成免疫功能下降，容易患其他疾病，病程和病后康复时间延长；肌肉量下降，容易摔倒，并且一旦摔倒，骨骼缺乏肌肉保护，易发生骨折，恢复缓慢。肌肉是最大的代谢器官，人体一旦失去肌肉，蛋白质、糖、脂肪的代谢也会出问题，从而出现糖尿病、高血压、高血脂等。因此，鸡蛋、牛奶、肉类食品是老年人不可缺少的食物。但因为身体机能大不如前，老年人对食物内营养物质的摄取远比不上年轻人。因此，老年人在动物性食物上的选择有别于年轻人。

➤ 任务描述

1. 思考并讨论老年人吃豆腐、喝豆浆也能补充蛋白质，为何还是要推荐老年人日常饮食中补充肉类食品？

2. 请向老人写一封《关于老年人如何选择肉类及肉制品的建议书》。

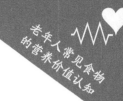

→ 知识储备

畜肉、禽肉及水产类食品都属于动物性食品，是人体一日膳食构成中的重要组成部分。动物性食品是人体优质蛋白质、脂类、脂溶性维生素和丰富的矿物质的主要来源，经烹饪加工后，鲜美可口，营养丰富。

一、畜肉的营养价值

畜肉主要包括猪、牛、羊、马、驴、狗、兔等牲畜的肌肉组织、脂肪组织、结缔组织、内脏（心、肝、肺、肾、胃、肠）、脑、舌等及制品。畜肉的营养成分及含量因牲畜的品种、年龄、部位、肥瘦程度的不同而存在较大差异。

（一）蛋白质

畜肉类蛋白质含量为 10%～20%，主要分布在肌肉组织和部分内脏中。

存在于肌肉组织中的蛋白质，根据存在部位不同，分为肌浆中的蛋白质、肌原纤维中的蛋白质和间质蛋白质。其中，肌浆中的蛋白质占 20%～30%，肌原纤维中的蛋白质占 40%～60%，间质蛋白质占 10%～20%。肌肉组织中的蛋白质富含人体必需的各种氨基酸，而且必需氨基酸的构成比例接近人体需求，因此，容易被人体消化吸收和利用，营养价值高，是优质蛋白。

存在于结缔组织（如猪、牛等牲畜蹄筋）中的间质蛋白，主要由胶原蛋白和弹性蛋白构成，由于缺乏色氨酸、酪氨酸、蛋氨酸等必需氨基酸，属于不完全蛋白，因此，蛋白质利用率低，营养价值也相对较低。

畜肉类蛋白质的含量因种类的不同而差异较大，通常牛肉、羊肉的蛋白质含量高于猪肉，如猪肉蛋白质平均含量为 13.2%，而牛肉为 20%。同一种类牲畜的不同部位的蛋白质差异也较大。以猪为例，猪脊背瘦肉蛋白质含量高达 21%，肋条肉蛋白质仅为 9.3%。此外，畜类内脏的蛋白质含量一般相对较高，如肝脏蛋白质含量为 20%～22%。

（二）脂肪

畜肉脂肪主要以饱和脂肪酸为主，主要由硬脂酸、棕榈酸和油酸构成，熔点较高，一般温度条件下为固态。羊肉中含有辛酸、壬酸等中链饱和脂肪酸，因此，羊肉具有特殊的膻味。

根据畜类的品种、年龄、肥瘦程度和部位不同，脂类的含量差异很大，含量一般为 10%～36%，最高可达 90%。猪肉脂类的含量大于牛、羊肉。同一品种，不同部位的差异较大，猪肥肉含脂肪 90%，猪肋含脂肪 59%，猪前肘含脂肪 31.5%，猪里脊肉含脂肪仅为 7.9%。牛五花肉含脂肪 5.4%，牛里脊肉（牛柳）含脂肪 5.0%。羊肉脂肪含量较低，为 2%～7%。牲畜内脏的脂肪含量一般低于 5.0%。

畜肉中胆固醇主要存在于内脏和脑组织中，每 100g 内脏含胆固醇 200～400mg，每 100g 脑组织中胆固醇含量则高达 2 000～3 000mg。猪脑胆固醇含量为 2 571mg/100g，猪肝为 288mg/100g，牛脑为 2 447mg/100g，牛肝为 297mg/100g。

（三）碳水化合物

畜肉中的碳水化合物以糖原形式存在于肌肉和肝脏中，含量极少，仅为 1%～3%。

（四）维生素

畜肉可提供多种维生素，其中肌肉组织中主要含有 B 族维生素，包括维生素 B_1、维生素 B_2、烟酸等，维生素 A、维生素 D 含量较少。内脏器官维生素含量及种类较肌肉组织更高，尤其是肝脏，是各种维生素含量最丰富的器官。其中，维生素 A 的含量以羊肝、牛肝最高，维生素 B₂ 则以猪肝含量最为丰富。

（五）矿物质

畜肉的矿物质总含量为 0.8% ～ 1.2%。同一品种，矿物质含量由高到低依次为内脏、瘦肉、肥肉。每 100g 畜肉富含铁 6.2 ～ 25mg，畜肉中的铁主要以血红素形式存在，不受食物其他因素影响，生物利用率高，是膳食铁的良好来源。畜肉中磷的含量丰富，为 127 ～ 170mg/100g。畜肉中钙的含量较低，仅为 7 ～ 11mg/100g。此外，畜肉还是锌、铜等多种微量元素的良好来源，人体对肉类的各种无机盐消化吸收都高于植物性食品。

常见畜类食物营养成分见表 2-2。

表 2-2 常见畜类食物营养成分含量（以每 100g 可食部计）

品种	蛋白质 /g	脂肪 /g	胆固醇 /mg	铁 /mg	钙 /mg	维生素 A/μg 视黄醇当量	维生素 B₁ /mg	维生素 B₂ /mg
瘦猪肉	20.3	6.2	81	3.0	6	44	0.54	0.10
猪心	16.6	5.3	151	4.3	12	13	0.19	0.48
猪肝	19.3	3.5	288	22.6	6	4 972	0.21	2.08
猪脑	10.8	9.8	2 571	1.9	30	—	0.11	0.19
瘦牛肉	20.2	2.3	58	2.8	9	6	0.07	0.13
牛肝	19.8	3.9	297	6.6	4	20 220	0.16	1.30
牛脑	12.5	11.0	2 447	4.7	583	—	0.15	0.25
羊肉	20.5	3.9	60	3.9	9	11	0.15	0.16
羊肝	17.9	3.6	349	7.5	8	20 972	0.21	1.75
兔肉	19.7	2.2	59	2.0	12	212	0.11	0.10

二、禽肉的营养价值

禽肉包括家禽和野禽的肌肉、内脏及其制品。禽主要包括鸡、鸭、鹅、鸽、鹌鹑、火鸡等。禽肉所含营养价值与畜肉相似，但仍存在一定差别。禽肉中脂肪含量少，熔点低（20 ～ 40℃），含有亚油酸，更易于消化吸收。此外，禽肉含氮浸出物较多。

（一）蛋白质

禽肉一般含蛋白质 16% ～ 20%，其中鸭肉约含蛋白质 16%，鹅肉约含 18%，鸡肉约含 20%，属于优质蛋白，氨基酸评分可达 95 以上，生物学价值在 90 左右。禽肉较畜肉含有较多的柔软结缔组织，并且均匀分布于肌肉组织内，故禽肉较畜肉更细嫩，易消化。

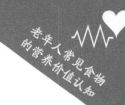
（二）脂肪

禽肉脂肪含量因品种、养殖方法不同而差异大。一般野生禽的脂肪含量低于家禽。普通鸡肉含脂肪较低，如鸡脯肉含脂肪仅 3%，而鸭、鹅肉的脂肪含量可高达 40%。禽肉脂肪含有丰富的亚油酸，其含量约占脂肪总量的 20%，因此，禽脂肪的营养价值高于畜肉。

（三）维生素

禽肉维生素含量丰富，B 族维生素含量与畜肉接近。其中，烟酸含量较高，每 100g 禽肉中含有烟酸 4～8mg。禽类肌肉中含有维生素 E90～400μg/100g，较畜肉而言，其抗氧化酸败的作用更好。另外，禽类的内脏含有丰富的维生素 A 和维生素 B_2。

（四）矿物质

禽肉中的钙、磷、铁等含量均高于猪肉、牛肉、羊肉，禽肝含铁量为猪肝、牛肝的 1～6 倍。禽肉中微量元素硒的含量也明显高于畜肉。

（五）含氮浸出物

含氮浸出物是肉汤鲜味的主要成分，主要是由肌肽、肌酸、肌酐、氨基酸、嘌呤等化合物组成的。禽肉的含氮浸出物比畜肉更多，因此，禽肉炖的汤汁更为鲜美。禽肉含氮浸出物的含量与禽的年龄有关，同一品种的幼禽肉的肉汤中含氮浸出物少于老禽，故老禽的肉汤比幼禽汤更为鲜美。所以，人们常常习惯用老母鸡炖汤而以仔鸡红烧或炒食。由于野禽含氮浸出物高于家禽，有时反而会产生强烈的刺激味，失去鲜美的滋味。

常见禽类食物营养成分含量见表 2-3。

表 2-3　常见禽类食物营养成分含量（以每 100g 可食部计）

品种	蛋白质 /g	脂肪 /g	胆固醇 /mg	铁 /mg	钙 /mg	维生素 A/μg 视黄醇当量	维生素 B_1 /mg	维生素 B_2 /mg
鸡	19.3	9.4	106	1.4	9	48	0.05	0.09
鸡肝	16.6	4.8	356	12	7	10 414	0.33	1.1
鸭	15.5	19.7	94	2.2	6	52	0.08	0.22
鸭肝	14.5	7.5	2 571	23.1	18	1 040	0.26	1.05
鹅	17.9	19.9	74	3.8	4	42	0.07	0.23
鹌鹑	20.2	3.1	157	2.3	48	40	0.04	0.32

三、水产类的营养价值

水产类食品种类繁多，可分为鱼类、甲壳类和软体类。鱼类根据其来源又分为海水鱼和淡水鱼，海水鱼又有深海鱼和浅海鱼之分。水产品富含优质蛋白且易于消化，各类水产动物的一般营养成分差异不大。

（一）鱼类的营养价值

1. 蛋白质

鱼类肌肉组织蛋白质含量较高，可达总量的 15%～25%，富含人体必需的各种氨基酸，属于完全蛋白，利用率可达 85% ~ 95%，是人体蛋白质良好的膳食来源。鱼类肌肉组织中肌纤维细短，间质蛋白少，水分含量多，因而较畜肉、禽肉肉质更为鲜嫩，易消化。

鱼类蛋白质中赖氨酸较丰富，特别适合老人和小孩食用。鱼类的一些制品，如鱼翅，虽然蛋白质含量高，但是主要以结缔组织蛋白（胶原蛋白、弹性蛋白）构成，这些蛋白质缺乏色氨酸，属于不完全蛋白，营养价值较低。存在于鱼类结缔组织和软骨中的蛋白质，主要为胶原蛋白和黏蛋白，是促使鱼汤冷却后易形成凝胶的主要物质。

2. 脂肪

鱼类的脂肪含量一般为总量的 1% ~ 10%，银鱼、鳕鱼脂肪含量较低，一般仅有 1% 左右，鳀鱼脂肪含量可达 12.8%，河鳗的脂肪含量高达 28.4%。鱼类脂肪主要分布在皮下和内脏周围，肌肉组织中脂肪含量很少。

鱼类脂肪多由不饱和脂肪酸组成，占总脂肪含量的 80%，熔点低，常温下呈液态，消化吸收率高，可达 95%。鱼类，尤其是海鱼的脂肪中含丰富的长链多不饱和脂肪酸，如二十碳五烯酸和二十二碳六烯酸，具有降低血脂和防治动脉粥样硬化的作用。

鱼类的胆固醇含量一般为 60 ~ 114mg/100g。鱼子中胆固醇含量较高，每 100g 鱼子含胆固醇 354 ~ 934mg，鲳鱼子胆固醇含量高达 1 070mg/100g。

3. 碳水化合物

鱼类中碳水化合物的含量低，约为总量的 1.5%，主要以糖原形式存在。有些鱼不含碳水化合物，如草鱼、青鱼、鲈鱼、银鱼等。

4. 矿物质

鱼类的矿物质含量为总量的 1% ~ 2%。其中，钙的含量较畜肉高，磷的含量占总灰分的 40%，钠、氯、钾、镁含量丰富。海产鱼类富含碘、锌等微量元素。除此之外，鱼类还含有丰富的铁、硒等多种矿物元素。

5. 维生素

鱼类是 B 族维生素，特别是维生素 B_2 的良好来源。海鱼的肝脏含有丰富的维生素 A、维生素 D。除此之外，鱼类中的维生素 E、维生素 B_1 和烟酸的含量也较高，但是几乎不含有维生素 C。

6. 含氮浸出物

鱼类的含氮浸出物较多，占总量的 2% ~ 3%，主要包括三甲胺、雌黄嘌呤核苷酸、游离氨基酸和尿素等。氧化三甲胺是鱼类鲜味的重要物质，三甲胺则是鱼腥味的重要物质。

（二）甲壳类及软体类水产的营养价值

1. 蛋白质

甲壳类和软体类水产的蛋白质含量多在 15% 左右，其中螺蛳、蛏子等较低，仅为 7% 左右，河蟹、对虾、章鱼的蛋白质含量较高，约为 17%。甲壳类和软体类水产食物蛋白质中的酪氨酸和色氨酸的含量比牛肉和鱼肉高，海螺、杂色蛤等贝类含牛磺酸丰富。

2. 脂肪

甲壳类和软体类水产的脂肪含量较低，平均为 1% 左右。蟹类的脂肪主要存在于蟹黄中。虾和蟹肉中的胆固醇含量不高，但虾子的胆固醇含量高达 940mg/100g，蟹黄的胆固醇含量高达 466mg/100g。

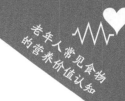

3. 碳水化合物

甲壳类和软体类水产的碳水化合物平均含量为 3.5%，海蜇、牡蛎和螺蛳等含量较高，可达 6% ～ 7%。

4. 矿物质

甲壳类和软体类水产的矿物质含量为 1.0% ～ 1.5%，其中钙、钾、铁、锌、硒和锰含量丰富。河虾的钙含量较高，可达 325mg/100g，河蚌中锰的含量为 59.6mg/100g，鲍鱼、河蚌和田螺铁含量较高，可达 19mg/100g 以上。海蟹、牡蛎和海参等的硒含量超过 50μg/100g。

5. 维生素

甲壳类和软体类水产的维生素含量与鱼类相似，在河蟹、河蚌中含有丰富的维生素 A，扇贝中含有较多的维生素 E。

四、加工烹调对畜、禽肉及水产类营养价值的影响

畜、禽、水产类动物性食物可加工制成罐头食品、熏制食品、干制品、熟食制品等，与新鲜食品相比，更易保藏且具有独特的风味。在加工过程中，主要由于高温造成维生素 B_1、维生素 B_2 和烟酸等水溶性维生素的损失，但对蛋白质、脂肪、矿物质影响不大。

畜、禽、水产类动物性食物在日常生活中常有蒸、煮、煎、炒、焖、炸、熏、烤等多种多样的烹调方法。一般的烹调方法对畜、禽、水产类动物性食物中的蛋白质的影响并不大，甚至在烹调后，蛋白质变性更有利于其吸收。但是，在烧烤和煎炸时，当温度过高，蛋白质会焦煳，使食物失去原有的营养价值。

不同的烹调方法对畜、禽、水产类动物性食物的矿物质和维生素的影响程度不同。采用急炒方式，食物中 B 族维生素的损失较小，采用炖、煮的方式处理食物，原料中的 B 族维生素溶入汤汁中，也未受到破坏。

肉类食品的储藏温度应在 –18℃以下。时间过长或温度不够低，会导致蛋白质分解、脂肪氧化、B 族维生素损失等。罐藏肉在常温（20℃）下储藏两年后蛋白质损失不大，但 B 族维生素损失约为 50%。如果在 0℃存放，损失仅在 10% 以下。因此，即使是罐头食品，也应尽可能放在冰箱里储藏。

➡️ 任务实施

1. 从平衡膳食、食物多样、蛋白质互补等角度思考，讨论为何要推荐老年人日常膳食中补充肉类食品。

2. 从肉类及肉类食品摄入的必要性、肉类及肉制品的品种选择及营养价值对比、肉类及肉制品的烹饪方式推荐、老年人对肉类及肉制品的摄入量建议几个方面思考分析，并撰写《关于老年人如何选择肉类及肉制品的建议书》。

➡️ 同步训练

分析比较家畜、家禽和水产类食品的营养价值区别。

任务五　蛋、乳及其制品的营养价值

任务情境

怎样从饮食上保证人体必需营养素的摄入充足是老年人十分关心的问题。老年人由于进食量减少，消化功能减退，容易出现蛋白质、维生素和矿物质的缺乏。因此，应当注意对老年人膳食中的优质蛋白质和矿物质的补充。鸡蛋是优质蛋白的重要来源，而牛奶中的必需氨基酸种类齐全，钙含量较高，吸收快，是日常饮食中良好的蛋白质和钙来源。因此，建议健康老年人在饮食中，适当安排蛋类及乳类食品的补充，这样既能照顾老年人的生理特点及各项营养需求，又能使老年人在享受美食的同时吃出健康。

但是，老年人作为比较特殊的群体，怎样食用蛋类、乳类更加科学和健康呢？

任务描述

1. 总结老年人在食用蛋类、乳类时的注意事项。
2. 针对目前市场在售的乳类食品开展调查，提出符合老年人个体需求的乳类及乳制品选择建议。

知识储备

一、蛋类及其制品的营养价值

蛋类主要是指鸡、鸭、鹅、鸽和鹌鹑等母禽所产的卵，它是一种营养价值很高的食物，其中鸡蛋的食用最普遍。蛋类在我国居民膳食构成中约占1.4%，为人体提供优质蛋白质，营养较全面，是理想的天然食品。

（一）蛋类的结构

蛋类的结构基本相似，都是由蛋壳、蛋清、蛋黄三部分构成的。图2-2以鸡蛋为例，每只鸡蛋平均重约50g，蛋壳占全蛋重的11%～13%，主要由碳酸钙构成，壳上布满细孔，对微生物进入蛋内、蛋内水分及二氧化碳过度向外蒸发起保护作用。

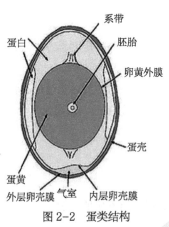

图2-2　蛋类结构

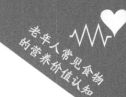

蛋壳内面紧贴一层厚约 70μm 的间质膜。在蛋的钝端，间质膜分离成一气室。蛋壳的颜色从白色到棕色，与鸡的品种有关，营养价值的差异不大。

蛋清为白色半透明黏性溶胶状物质，分为三层：外层为稀蛋清，中层为浓蛋清，里层为稀蛋清。蛋黄为浓稠、不透明、半流动的黏稠物，表面包围有蛋黄膜，由两条韧带将蛋黄固定在蛋的中央。

（二）蛋类的营养价值

1. 蛋白质

全蛋蛋白质含量较高，为全蛋总量的 13%～15%。蛋类蛋白质含有人体所需的各种必需氨基酸，并且其组成与人体所需模式接近，生物价值达到 95% 以上，是天然食物中最为理想的优质蛋白质来源。全蛋蛋白质常作为参考蛋白用以评价各类食物蛋白质的营养价值。

2. 脂肪

蛋类的脂肪含量为全蛋总量的 11%～15%，主要集中在蛋黄中，呈乳化状，常温下呈液态或分散为细小颗粒，人体易于消化吸收。

蛋黄中的脂肪大部分为中性脂肪（62%～65%），主要由油酸和亚油酸构成，其中油酸约占 50%，亚油酸约占 10%。蛋黄的脂肪中含有 30%～33% 的磷脂，主要是卵磷脂和脑磷脂，除此外还有神经鞘磷脂。卵磷脂能降低血胆固醇，促进脂溶性维生素的吸收。

蛋类的胆固醇含量高，主要集中在蛋黄中，占蛋黄脂肪总量的 4%～5%。其中，乌骨鸡蛋黄的胆固醇含量最高，可达 2 057mg/100g。

3. 碳水化合物

蛋类的碳水化合物含量较低，蛋清中主要是甘露糖和半乳糖，蛋黄中主要是葡萄糖，并且大部分与蛋白质相结合。

4. 矿物质

蛋类的矿物质在蛋清中含量低，主要存在于蛋黄中，为总量的 1.0%～1.5%，钙、磷、铁、锌等含量较多。蛋黄中的钙含量不及牛奶，但是铁含量高于牛奶。蛋黄中的铁含量虽然较高，但由于其与高磷蛋白结合，降低了铁的消化吸收率，生物利用率仅为 3% 左右。蛋类的各种矿物质含量受饲料影响较大，如果在饲料中进行了微量元素的强化，可增加蛋类微量元素的含量，如在市场上出售的富硒蛋和高锌蛋。

5. 维生素

蛋类中的维生素也主要集中在蛋黄中，包括维生素 A、维生素 D、B 族维生素、维生素 E 等。蛋类的维生素含量与饲料、品种、季节、光照等因素有关。

蛋类各品种营养素含量及比例，总的来说差别不大，但也存在一定的区别，如表 2-4 所示。

表 2-4　不同蛋类食物营养成分含量（以每 100g 可食部计）

品种	蛋白质 /g	脂肪 /g	胆固醇 /mg	铁 /mg	钙 /mg	维生素 A/μg 视黄醇当量	维生素 B$_1$/mg	维生素 B$_2$/mg
红皮鸡蛋	12.8	11.1	585	2.3	44	194	0.13	0.32
鸭蛋	12.6	13	565	2.9	62	261	0.17	0.35
鹌鹑蛋	12.8	11.1	515	3.2	47	337	0.11	0.49
鹅蛋	11.1	15.6	704	4.1	34	192	0.08	0.3

（三）常见蛋制品的营养特点

1. 皮蛋

皮蛋又称松花蛋、变蛋等，是一种中国特有的食品，具特殊风味，能促进食欲。据《医林纂要》对皮蛋的记载，"泻肺热、醒酒、去大肠火、治泻痢。能散、能敛。"

值得注意的是，皮蛋在制作加工过程中由于受碱的作用，B族维生素的损失较大，几乎全部被破坏，蛋类维生素的营养价值有所降低。

2. 咸蛋

咸蛋又称腌鸭蛋、咸鸭蛋，是一种中国传统食品。咸蛋是由新鲜鸭蛋腌制而成的，由于食盐的作用，蛋内营养素发生了变化，蛋白质含量减少，脂肪、碳水化合物含量增加，矿物质保存较好，钙的含量有所提高。

由此看来，咸蛋的营养价值与鲜蛋差别不大，但是由于咸蛋受食盐腌制影响，造成较多钠盐进入蛋内，老年人群、高血压和肾脏疾病患者不宜过多食用。

二、乳类及其制品的营养价值

乳类是指动物的乳汁，包括了牛乳、羊乳、马乳等，在乳类食品中牛奶的食用最普遍。乳类是一种营养成分齐全、组成比例适宜、易消化吸收、营养价值高的天然食品，不仅能满足初生幼儿生长发育的全部需要，而且也是老、弱、病、孕人群的滋补品。乳及乳制品是膳食钙及优质蛋白质的重要来源，应当成为人们日常饮食的重要组成部分。

（一）乳类的营养素种类与特点

乳类的主要成分有水、脂肪、蛋白质、乳糖、矿物质和无机盐，其中水分构成比例达86%～90%。因此，乳类食品中的营养素含量与其他食物相比相对较低。

1. 蛋白质

以牛乳为例，蛋白质含量平均为总量的3.0%，主要由79.6%的酪蛋白、11.5%的乳清蛋白和3.3%的乳球蛋白组成。酪蛋白是与钙、磷相结合的复合蛋白质，在正常奶的酸度下以胶体状态存在，当酸度增加pH达到4.6时，酪蛋白会形成沉淀。乳清蛋白对热不稳定，受热发生凝固，对酪蛋白具有保护作用。乳球蛋白与机体免疫有关。牛乳蛋白的消化吸收率为87%～89%，生物学价值为85，是一种优质蛋白。

2. 脂肪

乳类食物中脂肪的含量根据来源不同而存在差异，含量为总量的3.4%～5.0%。乳脂肪以微粒状脂肪球的形式高度分散在乳浆中，消化吸收率高，可达97%。乳脂肪中的脂肪酸组成复杂，短链脂肪酸（如丁酸、己酸、辛酸）含量较高，这是乳脂肪风味良好及易消化的原因。乳类食品中的不饱和脂肪酸主要含油酸（30%）、亚油酸（5.3%）、亚麻酸（2.1%）和少量花生四烯酸。此外，乳中还含有少量的卵磷脂、胆固醇。

3. 碳水化合物

乳类食物中碳水化合物的含量为总量的3.4%～7.4%，主要形式为乳糖，人乳乳糖含量最高，其次是羊乳，牛乳乳糖含量最低。乳糖甜度是蔗糖的1/6，具有促进钙的吸收和调节胃酸，促进胃

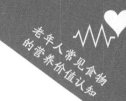
肠蠕动和消化液分泌，以及促进肠道乳酸杆菌繁殖，抑制腐败菌生长的作用。

乳糖的消化吸收需乳糖酶的参与，最终将其分解为葡萄糖和半乳糖。动物出生后，消化道中乳糖酶含量很高，随后逐渐减少。有些人由于消化道中缺乏乳糖酶，在饮用大量牛奶后会发生腹泻、腹痛等症状，称为乳糖不耐受症。乳糖不耐受者可以采用少量多次的形式摄入纯乳品以逐步适应，或者饮用酸奶或其他乳糖已被分解处理的乳制品以替代纯乳品。

4. 矿物质

乳类食物中矿物质的含量为总量的 0.7% ~ 0.75%，其中，钙、磷、钾含量丰富。以牛乳为例，牛乳中钙含量为 110mg/100g，消化吸收率高，是钙的良好来源。牛乳中铁的含量很低，仅有 0.2mg/100g，不能满足人体需求，用牛奶喂养婴儿时应注意铁的补充。

5. 维生素

乳类食物中含有人体所需的各种维生素，其含量与奶牛的饲养方式，季节有关。例如，冬春两季棚内饲养奶牛所产乳品中维生素 A、维生素 D、维生素 C 含量低于夏季放牧期乳品中此类维生素含量。

（二）常见乳制品的营养特点

1. 奶粉

奶粉是新鲜奶经消毒、浓缩脱水、喷雾干燥制成的粉状食品。奶粉可分为全脂奶粉、脱脂奶粉和调制奶粉。

全脂奶粉是鲜奶消毒后除去 70% ~ 80% 的水分，采用喷雾干燥法加工成的雾状颗粒。喷雾干燥的奶粉溶解度高，对蛋白质性质，以及奶的色、香、味和其他营养成分影响较小。全脂奶粉的营养素含量为鲜奶的 8 倍。

脱脂奶粉的生产工艺与全脂奶粉相同，但奶源需经过脱脂处理，因此脂肪含量低，仅为 1.3%，而且会造成脂溶性维生素的损失。此种奶粉适合于腹泻的婴儿及要求低脂膳食的人群。

调制奶粉通常是以牛奶为基础，根据不同人群的营养需要，对牛奶的营养成分加以调整和改善制作出针对不同人群的奶粉，如婴幼儿配方奶粉、孕妇奶粉、中老年奶粉等。

2. 酸奶

酸奶是一种发酵奶制品，鲜奶消毒后接种乳酸菌，在 30℃ 的环境下发酵 4 ~ 6h 而成。牛奶经乳酸菌发酵后，乳糖变为乳酸，蛋白质凝固，脂肪部分水解，形成独特的风味。酸奶中的叶酸较鲜奶增加一倍左右，蛋白质生物价高于鲜奶，营养丰富且易消化吸收，还可刺激胃酸分泌。乳酸菌中的乳酸杆菌和双歧杆菌为肠道益生菌，可抑制肠道腐败菌繁殖，维护机体健康。酸奶特别适合于乳糖不耐受者、消化系统功能不良者、婴幼儿及老年人。

3. 炼乳

炼乳是一种浓缩乳，根据在加工中是否加蔗糖分为甜炼乳和淡炼乳两种。

甜炼乳是在牛奶中加入 16% 的蔗糖，然后浓缩到原体积的 40%。甜炼乳含糖量高，蔗糖含量可达 45% 以上，需加水稀释食用。甜炼乳稀释到正常甜度，营养素含量仅为鲜乳的 1/3，不宜长时间喂养婴儿。

淡炼乳是将消毒牛奶浓缩到原体积的 1/3 后装罐密封，再经加热灭菌后制成的。淡炼乳的营养素构成除 B 族维生素有损失外，其营养价值与鲜奶几乎相同，适合喂养婴儿。

4. 奶酪

奶酪也称干酪，是指消毒后的牛乳经乳酸菌发酵剂或凝乳酶作用，使蛋白质发生凝固，并加盐再压榨排除乳清之后的乳制品。奶酪制作过程中，维生素 D 和维生素 C 会被破坏流失，但是其他营养素大部分保留。奶酪富含蛋白质、脂肪、维生素 A、核黄素、维生素 E、钙、磷、铁等，含量也较鲜奶丰富。

5. 奶油

奶油是由牛奶中分离的脂肪制成的产品，一般脂肪含量占总量的 80% ～ 83%，含水量低于16%，主要用于佐餐和面包、糕点制作。

三、加工烹调对蛋、乳及其制品营养价值的影响

（一）加工烹调对蛋类及其制品营养价值的影响

一般的烹饪对蛋类食品中营养素的影响不大，反而通过加工、烹饪可以起到杀灭细菌、破坏抗营养素因子、使蛋白质变性增加消化吸收率的作用。鲜蛋加工成皮蛋、咸蛋时，蛋白质和脂肪的含量变化不大，但在加工过程中需要用碱处理，对 B 族维生素影响较大，损失较多。

（二）加工对乳类及其制品营养价值的影响

乳类及乳制品的加工储存条件影响其营养价值。对新鲜奶源进行直接加热消毒，煮的时间太久，会造成营养素被大量破坏。以牛乳为例，当牛乳直接加热温度达到 60℃，牛乳中胶粒状的蛋白微粒将由溶胶变成凝胶状态，磷酸钙由酸性变为中性并发生沉淀；当加热温度达到 100℃，牛乳中的乳糖会发生焦化，分解为乳酸，降低牛乳的食用感官性状。

在食品工业加工中，乳品常用的消毒杀菌方法为巴氏灭菌法和超高温瞬时灭菌。巴氏灭菌法是在 85℃以下对乳品进行 15s 灭菌。此种灭菌方法温度低，对营养素破坏不大，保持了乳品原本的口感。超高温瞬时灭菌是乳品经 130 ～ 150℃高温，3 ～ 4s 瞬间灭菌，采用无菌包装，常温牛奶的保质期可达 6 ～ 9 个月。超高温瞬时灭菌由于温度过高，会破坏牛乳中的一部分营养素。

➡️ 任务实施

从蛋、乳类食物摄入量与摄入频率，蛋、乳类制品的选择，以及老年疾病患者（如"三高患者"）在摄取蛋、乳类食物时的特殊要求等角度开展讨论，总结归纳老年人在食用蛋类、乳类食品时的注意事项。

实施建议：

1. 老师指导学生分小组对超市在售的乳类及乳制品开展调查，了解目前在售乳类及乳制品的营养价值情况。

2. 撰写调查报告。

3. 结合调查报告内容及所学知识，撰写老年人群乳类及乳制品选购建议书。

➡️ 同步训练

1. 掌握并归纳蛋类及制品和乳类及制品的营养价值。
2. 组织开展对老年人群的乳类食品的健康知识宣传活动。
3. 查阅相关知识,总结新鲜鸡蛋选购的要点。

➡️ 项目小结

　　本项目包括粮谷类食物的营养价值、豆类及其制品的营养价值、蔬菜和水果的营养价值、畜肉和禽肉及水产类的营养价值、蛋和乳及其制品的营养价值五个任务。本项目主要内容为各类常见食物种类的营养价值及加工、烹饪和储存对食物营养价值的影响两个方面。通过本项目的学习,要求掌握各类食物的天然组成成分、各类食品中非营养物质的种类和特点,以及加工烹调过程中营养素的变化和损失,能够指导老年人科学地选购食物和合理配制营养平衡膳食,以增进健康,预防疾病。

➡️ 习题

一、名词解释题

抗营养因子　　蛋白酶抑制剂

二、思考讨论题

1. 果蔬类食物中的抗营养因子对人体健康有哪些影响?如何去除?
2. 不同烹调方式对鸡蛋的营养价值有何影响?

三、选择题

1. 谷类食物中碳水化合物的含量一般为(　　　)

　　A. 90% 左右　　　　　B. 70% ～ 80%　　　　C. 55% ～ 65%　　　　D. 45% ～ 55%

2. 大豆所含蛋白质中第一限制氨基酸是(　　　)

　　A. 赖氨酸　　　　　B. 色氨酸　　　　　C. 蛋氨酸　　　　　D. 苯丙氨酸

3. 下列食物中不含胆固醇的是哪一种(　　　)

　　A. 鸡蛋　　　　　B. 虾类　　　　　C. 豆腐　　　　　D. 乌贼

4. 钙的较好食物来源是(　　　)

　　A. 谷类　　　　　B. 奶类　　　　　C. 蔬菜与水果　　　　　D. 豆类

5. 食物的腐败变质不包括以下哪种营养成分的变化(　　　)

　　A. 蛋白质腐败　　　　　　　　　　B. 脂肪酸败

　　C. 碳水化合物发酵　　　　　　　　D. 水分的挥发

6. 大豆所含(　　　)不是抗营养因子

　　A. 植物红细胞凝集素　　　　　　　B. 胰蛋白酶抑制因子

　　C. 大豆异黄酮　　　　　　　　　　D. 胀气因子

7. 谷类蛋白质中的第一限制氨基酸是(　　　)

　　A. 甘氨酸　　　　　B. 赖氨酸　　　　　C. 色氨酸　　　　　D. 蛋氨酸

8. 蔬菜在烹饪过程中最容易丢失的营养素是（　　　）

    A. 铁　　　　　　　　B. 维生素C　　　　　C. 蛋白质　　　　　　D. 淀粉

9. 下列属于大豆胀气因子的是（　　　）

    A. 棉籽糖和水苏糖　　　　　　　　　　B. 果糖和麦芽糖

    C. 麦芽糖和葡萄糖　　　　　　　　　　D. 棉籽糖和葡萄糖

10. 大米在淘洗过程中主要损失的营养是（　　　）

    A. B族维生素和无机盐　　　　　　　　B. 碳水化合物

    C. 蛋白质　　　　　　　　　　　　　　D. 维生素C

四、简答题

1. 简述谷粒的结构及营养价值。

2. 简述大豆类的营养价值。

五、论述题

比较酸奶、鲜牛奶、奶粉营养价值有何不同。

项目三　老年人的合理营养与平衡膳食

学习目标

知识目标

1. 能够简述中国居民膳食营养素参考摄入量的内容。
2. 能够说出老年人的生理代谢特点和营养需要。
3. 能够掌握老年人各种营养素的参考摄入量或适宜摄入量。
4. 能够了解目前世界上的几种膳食结构类型并进行分析。
5. 能够掌握膳食指南和老年膳食宝塔的内容。

能力目标

1. 能够学会运用中国居民膳食营养素参考摄入量对营养素的摄入情况进行评价。
2. 能够对老年膳食宝塔进行合理的应用。

素质目标

1. 培养学生与老年人交流沟通的能力。
2. 培养学生团队合作意识。

任务一　我国居民膳食营养素参考摄入量认知

任务情境

　　自2002年以来，我国居民饮食结构发生了一些改变，国内外营养学界也有一些最新的科研成果，因此，中国营养学会对2000版的《中国居民膳食营养素参考摄入量》相关数据做出的新版修订。修订的内容除了包括人体所需的各种营养素（蛋白质、脂肪、碳水化合物、维生素、矿物质、膳食纤维和水）的摄入量，在脂肪酸相关内容方面也有许多变化：不仅明确提出饱和脂肪酸、单不饱和脂肪酸、多不饱和脂肪酸的摄入要均衡，并给出了各自的摄入范围，还首次增加了DHA（俗称脑黄金）和EPA（俗称血管清道夫）的推荐值，并强调了针对特殊人群的推荐量。由此可见，新版《中国居民膳食营养素参考摄入量》不仅指导大众合理膳食，更指导老百姓怎么吃更合理，怎么吃更健康。

任务描述

　　请描述《中国居民膳食营养素参考摄入量》的内容，分析2013版做出改变的理由，以及在进行膳食质量评价及计划膳食中如何合理使用该数据。

知识储备

　　人类为了保持健康和正常的生活和劳动，必须每天从膳食中获取各种各样的营养物质，从而保证从膳食中摄取数量及质量适宜的营养素。如果某种营养素长期供给不足或过多就可能产生相应的营养不足或营养过多的危害。

为了能科学地指导人们合理获取均衡的营养，衡量特定人群的营养状况，许多国家都根据各国的具体情况制定了营养素的需要量和供给量（Recommended Dietary Allowance，RDA），RDA 基本上是根据预防缺乏病提出的参考值，没有考虑预防慢性疾病，也没有考虑过量的危害，于是许多国家提出了膳食营养素参考摄入量（DRIs）这个概念。中国营养学会根据国际趋势，结合我国具体情况，于 2000 年制定并推出了《中国居民膳食营养素参考摄入量》，2014 年 6 月正式发布了 2013 版。

一、营养素需要量

营养素的需要量是指维持机体正常生理功能所需要的各种营养素数量。这是针对健康个体而言的，由于每个人的生理状况、劳动程度和所处的环境条件不同，对营养素的需要量也就不同，即使在同一状态的不同个体，需要量也有差异。低于或高于需要量，都将对机体产生不利影响。

（一）营养素生理需要量

个体对某种营养素的需要量是机体为维持"适宜营养状况"，即处于并能继续维持其良好的健康状况，在一定时期内必须平均每天吸收该营养素的最低量，有时也称"生理需要量"。生理需要量受年龄、性别、生理特点、劳动状况等多种因素的影响，即使在一个个体特征很一致的人群内，由于个体生理的差异，需要量也各不相同。

（二）不同水平的营养素需要量

鉴于对"良好的健康状态"的标准不同，机体维持健康对某种营养素的需要量也可以有不同的水平。为此，FAO/WHO 联合专家委员会提出三个不同水平的需要量：基本需要量、储备需要量和预防明显的临床缺乏症的需要量。

（三）基本需要量（Basal Requirement）

为预防临床可察知的功能损害所需要的营养素量称为基本需要量，达到这种需要量时机体能够正常生长和发育，但组织内很少或没有此种营养素储备，所以如果短期内膳食供给不足就可能造成缺乏。

（四）储备需要量（Reserve Requirement）

机体组织中储存一定水平的营养素的需要量称为储备需要量，这种储存可以在必需时用来满足机体的基础需要，以免造成机体可察知的功能损害。虽然一般认为保持适当的储备可以满足身体在某些特殊情况下的需要，但个体究竟应当储备多少营养素为宜还是个未解决的问题。

二、预防明显的临床缺乏症的需要量

为了实用的目的，对于某些营养素还可以使用"预防明显的临床缺乏症的需要量"的概念，如预防贫血对铁的需要。但这是一个比基础需要量更低水平的需要。

营养素需要量是制定膳食营养素供给量和参考摄入量的基础，可通过动物实验、人体代谢实验、人群观察研究和随机性临床实验研究来确定，为制定膳食营养素供给量和参考摄入量提供理论基础。

三、营养素供给量

营养素供给量是指在生理需要的基础上，综合考虑人群个体差异、应激状态、烹调损失、食物

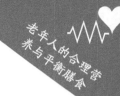

消化率、营养素间的相互影响、社会条件及经济条件而提出的一日膳食中应供给的能量及各种营养素种类和数量的建议。供给量是针对群体而言的，是在营养素需要量的基础上，为确保满足群体中绝大多数个体需要而提出的一个较安全的数量。由于存在个体差异，供给量比需要量更充裕。

为了帮助人们合理摄入各种营养素，许多国家制定了自己的推荐营养素供给量标准，并且每4～5年修订一次，我国自 1955 年开始制定"每天膳食中营养素供给量"，并于 1963 年、1981 年和 1988 年进行修订。由于 DRIs 概念的发展，RDA 已经不能适应当前多方面的应用需要。为了便于理解及避免在使用时与 RDA 混淆，我国已经不再使用"推荐的每天膳食营养素供给量"，而用"推荐的营养素摄入量（Recommended Nutrient Intake，RNI）"来表达。

四、中国居民膳食营养素参考摄入量

膳食营养素参考摄入量的基本概念是为了保证合理摄入营养素而设定的每天平均膳食营养素摄入量的一组参考值。随着营养科学的发展，以及食品加工技术的改变、劳动条件的改善和人民生活水平的提高，中国营养学会在科学调查研究的基础上，将 DRIs 的内容逐渐增加。2000 年第一版包括四个参数：平均需要量、推荐摄入量、适宜摄入量、可耐受最高摄入量。2013 年修订版增加了与慢性非传染性疾病（Noninfectious Chronic Disease，NCD）有关的三个参数：宏量营养素可接受范围、预防非传染性慢性病的建议摄入量和某些膳食成分的特定建议。

（一）平均需要量（Estimated Average Requirement，EAR）

EAR 是指某一特定性别、年龄及生理状况群体对某营养素需要量的平均值。按照 EAR 水平摄入营养素，根据某些指标判断可以满足某一特定性别、年龄及生理状况群体中 50% 个体需要量的水平，但不能满足另外 50% 个体对该营养素的需要。EAR 是制定 RNI 的基础，由于某些营养素的研究尚缺乏足够的人体需要量资料，因此并非所有营养素都能制定出 EAR。

（二）推荐摄入量（Recommended Nutrient Intake，RNI）

RNI 是指可以满足某一特定性别、年龄及生理状况群体中绝大多数个体（97%～98%）需要量的某种营养素摄入水平。长期摄入 RNI 水平，可以满足机体对该营养素的需要，维持组织中有适当的营养素储备和机体健康。RNI 相当于传统意义上的 RDA。RNI 的主要的用途是作为个体每日摄入该营养素的目标值。RNI 是根据某一特定人群中体重在正常范围内的个体需要量而设定的。对个别身高、体重超过此参考范围较多的个体，可能需要按每千克体重的需要量调整其 RNI。

（三）适宜摄入量（Adequate Intake，AI）

当某种营养素的个体需要量研究资料不足而不能计算出 EAR，从而无法推算 RNI 时，可通过设定 AI 来提出这种营养素的摄入量目标。AI 是通过观察或实验获得的健康群体某种营养素的摄入量。例如，纯母乳喂养的足月产健康婴儿，从出生到 6 个月，他们的营养素全部来自母乳，故摄入的母乳中的营养素数量就是婴儿所需各种营养素的 AI。

（四）可耐受最高摄入量（Tolerable Upper Intake Level，UL）

UL 是营养素或食物成分的每日摄入量的安全上限，是一个健康人群中几乎所有个体都不会产生毒副作用的最高摄入水平。对一般群体来说，摄入量达到 UL 水平对几乎所有个体均不致损害健康，但并不表示达到此摄入水平对健康是有益的。对大多数营养素而言，健康个体的摄入量超过 RNI 或 AI 水平并不会产生益处。因此，UL 并不是一个建议的摄入水平。目前，有些营养素还没有足够的资料来制定 UL，并不意味着过多摄入这些营养素没有潜在的危险。

（五）宏量营养素可接受范围（Acceptable Macronutrient Distribution Range, AMDR）

AMDR 是指脂肪、蛋白质和碳水化合物理想的摄入量范围，该范围可以提供人体对这些必需营养素的需要，并且有利于降低慢性病的发生危险，常用占能量摄入量的百分比表示。

蛋白质、脂肪和碳水化合物都属于在体内代谢过程中能够产生能量的营养素，因此被称为产能营养素（Energy Source Nutrient）。它们属于人体的必需营养素，而且它们三者的摄入比例还影响微量营养素的摄入状况。另一方面，当产能营养素摄入过量时又可能导致机体能量储存过多，增加非传染性慢性病的发生风险。因此有必要提出 AMDR，以预防营养素缺乏，同时减少摄入过量而导致慢性病的风险。

AMDR 显著的特点之一是具有上限和下限。如果一个个体的摄入量高于或低于推荐的范围，可能引起患慢性病的风险增加，或者导致必需营养素缺乏的可能性增加。

（六）预防非传染性慢性病的建议摄入量（Proposed Intakes for Preventing Non-communicable Chronic Diseases, PI-NCD，简称建议摄入量，PI）

膳食营养素摄入量过高或过低导致的慢性病一般涉及肥胖、糖尿病、高血压、血脂异常、脑中风、心肌梗死及某些癌症。PI 是以非传染性慢性病的一级预防为目标提出的必需营养素的每日摄入量。当非传染性慢性病易感人群某些营养素的摄入量接近或达到 PI 时，可以降低他们发生非传染性慢性病的风险。2013 版《中国居民膳食营养素参考摄入量》中提出 PI 值的有维生素 C、钾、钠等。

（七）特定建议值（Specific Proposed Level, SPL）

近几十年的研究证明了营养素以外的某些膳食成分，其中多数属于植物化合物，具有改善人体生理功能、预防慢性疾病的生物学作用。《中国居民膳食营养素参考摄入量》提出的特定建议值（SPL），是指某些疾病易感人群膳食中这些成分的摄入量达到或接近这个建议水平时，有利于维护人体健康。此次提出 SPL 值的有大豆异黄酮、叶黄素、番茄红素、植物甾醇、氨基葡萄糖、花色苷、原花青素。

对于老年人群，在制定各类营养素的参考摄入量时，应根据其生理特点与健康要求考虑如下问题：

1）老年人的能量摄入应与其代谢活动相适应，以保持适宜体重，防止能量过剩引起的体脂蓄积而形成超重和肥胖及一些慢性疾病的多发。

2）脂肪不宜过多，热能比应适宜，并应注意饱和脂肪酸、单不饱和脂肪酸和多不饱和脂肪酸的相互适宜比例。

3）对于蛋白质，老年人的代谢因分解大于合成，应需充裕的蛋白质，但过量又会增加器官的负担，故总的原则是要求适量补充蛋白质。

4）对老年人要注意膳食纤维的供给，这样可有利于降低血脂和排便，以防心血管疾病和肠癌。

5）老年人的钙供给量要充足，因其吸收能力下降，骨钙丢失增加，因此为预防骨质疏松，尤其是绝经后的老年妇女需要较多的供给量，并应注意与磷、镁及其他元素的适宜比例。

6）一些抗氧化微量营养素，如维生素 A 等也应适当考虑其供给量的增减。

五、膳食营养素参考摄入量的应用

DRIs 的主要用途是供营养专业人员对不同人群或个体进行膳食评价和膳食计划，也可以应用

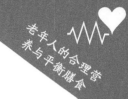

于营养政策和标准的制定，以及营养食品研发等领域。

（一）在评价和计划膳食中的应用

在膳食评价工作中，用 DRIs 作为一个尺度来衡量人们实际摄入营养素的量是否适宜；在膳食计划工作中，用 DRIs 作为适宜的营养状况目标，指导人们如何合理摄取食物来达到这个目标。本书只对 DRIs 的不同指标分别适用的膳食评价和计划工作进行简要说明，具体的应用则需要参照2013 版的《中国居民膳食营养素参考摄入量》介绍的程序和方法，并根据具体情况实施。

1. 平均需要量的应用

EAR 可用于评价或计划群体的膳食摄入量，或者判断个体某营养素摄入量不足的可能性。针对群体，EAR 可用于评估群体中摄入不足的发生率；针对个体，可检查其摄入不足的可能性。EAR 不是计划个体膳食的目标和推荐量，当用 EAR 评价个体摄入量时，如某个体的摄入量远高于 EAR，则此个体的摄入量有可能是充足的；如某个体的摄入量远低于 EAR，则此个体的摄入量很可能为不足。

2. 推荐摄入量的应用

RNI 是个体营养素适宜摄入水平的参考值，是健康个体膳食摄入营养素的目标。

RNI 在评价个体营养素摄入量方面的用处有限。如果某个体的平均摄入量达到或超过了 RNI，可以认为该个体没有摄入不足的危险。但是当某个体的营养素摄入量低于 RNI 时，并不一定表明该个体未达到适宜营养状态，只是提示有摄入不足的危险。摄入量经常低于 RNI 可能提示需要进一步用生化实验或临床检查来评价其营养状况。

3. 适宜摄入量的应用

AI 是某个健康人群能够维持良好营养状态的平均营养素摄入量。它是通过对群体而不是个体的观察或实验研究得到的数据，与真正的平均需要量之间的关系不能肯定，只能为营养素摄入量的评价提供一种不精确的参考值。AI 的主要用途是作为个体营养素摄入量的目标。当健康个体摄入量达到 AI 时，出现营养缺乏的危险性很小。

AI 和 RNI 的相似之处是两者都可以作为群体中个体营养素摄入量的目标，可以满足该群体中几乎所有个体的需要。但值得注意的是，AI 的准确性远不如 RNI，并且可能高于 RNI，因此，使用 AI 作为推荐标准时要比使用 RNI 更加小心。

4. 宏量营养素可接受范围的应用

AMDR 是指脂肪、蛋白质和碳水化合物理想的摄入量范围，一般常以某种营养素摄入量占摄入总能量的比例来表示。摄入量达到 AMDR 的下限可以保证人体对营养素和能量的生理需要，而低于其上限则有利于降低慢性病的发生危险。

5. 预防非传染性慢性病的建议摄入量和特定建议值的应用

PI 的主要用途是非传染性慢性病的一级预防，对于非传染性慢性病危险人群而言，某些营养素的摄入量应该超过身体的基本需要量，即 PI 高于 RNI 或 AI，如维生素 C、钾等；而另一些营养素则需要限制其摄入量，使其低于目前居民的平均摄入水平，如 钠。SPL 的提出主要考虑植物化合物的生物学作用，当非传染性慢性病易感人群通过膳食途径摄入的植物化合物接近或达到 SPL 时，有利于维护健康、降低某些非传染性慢性病的发生概率。

需要指出的是，将 DRIs 实际应用到非传染性慢性病预防时，应当把计划当作是几年或更长时间实施的工作。而且，不应该局限于以一种营养素或膳食成分的计划实现慢性病的预防，而要充分考虑与此慢性病相关联的其他危险因素，从综合角度制订预防措施。

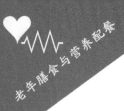

6. 可耐受最高摄入量的应用

UL 的主要用途是检查个体摄入量过高的可能，避免发生中毒。在大多数情况下，UL 包括膳食、强化剂和添加剂等各种来源的营养素之和。当摄入量低于 UL 时，可以肯定不会产生毒副作用。当摄入量超过 UL 时，发生毒副作用的危险性增加。但达到 UL 水平对健康人群中最敏感的成员也不至于造成危险，所以应慎重使用 UL 评估人群发生毒副作用的危险性。在制订个体和群体膳食计划时，应使营养素摄入量低于 UL，以避免营养素摄入过量可能造成的危害。

（二）在其他领域的应用

DRIs 不仅对于专业人员评价和计划个体及群体的膳食营养起着重要作用，而且在社会生产和生活的许多领域可以得到应用。

1. 在制定营养政策中的应用

制定营养政策的目的是为了保证居民的营养需求，使各类人群尽可能达到营养素参考摄入量，保持人体健康状态。因此，制定营养政策时都会直接或间接地应用《中国居民膳食营养素参考摄入量》。我国国务院先后于 1990 年、2000 年和 2014 年制定发布了《中国食物与营养发展纲要》，对中国农业生产、食品加工和消费起到了重要的引领作用。这些纲要的起草都是根据《中国居民膳食营养素参考摄入量》中有关数据，结合我国居民目前食物消费的模式，推算出粮食、肉类、乳品、蔬菜等各种食物的需求量，以便指导食品生产和加工的合理发展。

2. 在制定《中国居民膳食指南》中的应用

《中国居民膳食指南》是以食物为基础制定的文件，其中包括了具有中国特色的"平衡膳食宝塔"。该宝塔将五类食物分别置于其中的五层内，而且为每类食物列出了推荐的摄入量。这些食物的摄入量是根据 DRIs 推荐的营养素摄入量推算而来的。因此，可以说《中国居民膳食指南》和"平衡膳食宝塔"就是《中国居民膳食营养素参考摄入量》在食物消费领域的体现。

3. 在制定食品营养标准中的应用

许多国家的食品标准涉及人体每日需要摄入的营养素，这些标准要求各种营养素的含量既要满足人体的营养需求，又不能超过可耐受最高摄入量，在制定中均以《中国居民膳食营养素参考摄入量》作为科学依据。

4. 在临床营养中的应用

DRIs 的适用对象主要是健康的个体及以健康个体为主构成的人群。另外，DRIs 也适用于那些患有轻度高血压、脂质异常、糖尿病等疾病，但还能正常生活，没有必要实施特定的膳食限制或膳食治疗的病人。其中，AMDR、PI 和 SPL 对于某些疾病危险人群的膳食指导尤为重要。

5. 在研发和评审营养食品中的应用

近年我国食品企业对其产品的营养性能越来越关注，满足不同人群的营养素需要已经成为食品企业在研发、生产、销售过程中的重要目标，因此《中国居民膳食营养素参考摄入量》也成为食品企业的研发依据，以及国家有关部门对营养食品研发成果进行审批的依据。

➡️ 任务实施

1. 收集和查阅 2013 版《中国居民膳食营养素参考摄入量》的内容。

2. 分组讨论并汇报 2013 版《中国居民膳食营养素参考摄入量》在哪些地方做了改变，以及做出改变的理由。

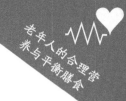

➡️ 同步训练

根据任务情境的内容，查阅 2013 版《中国居民膳食营养素参考摄入量》，并分组讨论能量推荐摄入量与其他营养素推荐摄入量相比具有什么特点。

任务二　老年人生理代谢特点与营养需要

➡️ 任务情境

在老年到来之前衰老就已开始，并成为一种不可逆的发展进程，逐步走向其适应能力的极限。人体的老化存在以下特点：一是内因性变老，由人体内遗传因素起主导作用；二是进行性变老，是指机体内各种功能和结构随着岁月增加而发生退化性改变，体内平衡状态逐渐被破坏，各种生理功能下降；三是普遍性变老，是指在大致相向的时期内发生变老，其细胞组织、器官均发生老化，遗传上有固定的程序，是一种生理过程，而非病理改变。

➡️ 任务描述

请谈谈老年人作为一类特殊的群体，生理代谢上发生了哪些变化，这些变化导致老年人的营养需求有些什么样的特点。

➡️ 知识储备

人体所需要的各种营养素都具有特殊的生理功能，是人体不可缺少和不可代替的。人体对每一类营养素都有一个最适宜的需要量，各类营养素之间又有一个最佳的配合量。人类所需要的各种营养素是由食物提供的，每一种食物所含有的营养素的种类、数量和质量又各不相同，任何单一的食物都不能满足人体对营养素的需要，只有合理摄取，合理营养，才能保证人体对各种营养素的摄入与需要。

衰老是人体发展的必然规律，人体的衰老是指全身细胞、组织、器官和系统的缓慢性、进行性、退化性的功能下降和衰退过程的综合表现，是一个循序渐进的过程。衰老影响着身体的每一个细胞、每一个组织和每一个器官。在进入老年前期以后，人体可逐渐出现灰发、白发、脱发、秃顶、全身皮肤松弛、弹性下降，出现皱褶、老年斑，牙齿松动、脱落，身高下降、体重减少、动作缓慢、反应迟钝、性格情绪改变和性欲降低等。不论什么原因导致衰老，只要采取合理营养，就可以减慢衰老的进程，延长寿命。了解老年人的生理代谢特点，重视老年人的饮食营养，对于保证老年人健康显得尤为重要。

一、老年人生理代谢特点

（一）人体结构成分的衰老变化

1. 水分减少

60 岁以上老年人全身含水量男性为 51.5%（正常为 60%，细胞内含水量由 42% 降至 35%），女性为 42% ～ 45.5%（正常为 50%），所以，老年人用发汗退烧药时要注意发生脱水。

2. 脂肪增多

随着年龄的增长，新陈代谢逐渐减慢，消耗热量逐渐降低，因而摄入热量高于消耗量，所余热量即转化为脂肪而储积，使脂肪组织的比例逐渐增加，身体逐渐肥胖。人体脂肪含量与水含量呈反比，脂肪含量与血总胆固醇含量呈平行关系，因此，血脂含量随年龄增长而上升。

3. 细胞数减少，器官及体重减轻

细胞数的减少随年龄增长而渐渐加剧。75 岁老年人组织细胞减少约 30%，由于老年人细胞萎缩、死亡及水分减少等，致使人体各器官重量和体重减轻，其中以肌肉、性腺、脾、肾等减重更为明显。细胞萎缩最明显的是肌肉，肌肉弹性下降、力量减弱、易疲劳。老年人肌腱、韧带萎缩僵硬，致使动作缓慢，反应迟钝。

4. 器官功能下降

器官功能下降主要表现在各器官的储备能力下降，以及适应能力降低和抵抗能力减退等。

（二）身体各系统的衰老变化

1. 皮肤系统的老化

（1）皮肤系统的生理性老化　皮肤是人体最易老化的器官，常有人说，皮肤是人体年龄的外部指示器。老年人皮肤因皮脂腺分泌减少而无光泽、易裂、易瘙痒，由于表皮粗糙、松弛、弹性降低而出现皱纹、下眼睑肿胀，并形成眼袋，皮肤毛细血管也减少、变性，脆性增加且易出血（老年性紫癜），脂褐素沉积，老年疣（老年斑）随老龄化进程逐渐形成。

老年人皮肤汗腺数量也随着年龄增长而减少，这使得老年人在天热时通过排汗降温的能力减退，这就是老年人较年轻人容易中暑的原因。老年人皮肤中毛细血管及神经分支也逐渐减少，皮肤调节体温的能力减弱，营养差，细胞代谢变慢，皮肤干燥，表皮易脱落，对痛觉反应慢而变得无规律，这是老年人怕冷及易受伤的原因。

（2）毛发　随着年龄的增长，毛发的改变主要是色泽变化和数量减少。人的毛发变白与黑色素细胞有关。黑色素细胞合成色素使头发呈现黑色。而随着年龄的增长，皮肤中的黑色素细胞逐渐减少，人体合成色素的能力也逐渐下降，发展到最后，体内没有功能性色素细胞，头发自然呈现白色。毛发变白的过程是非常缓慢的，并且人体不同部位的毛发变白的速度也不一样。随着年龄的增长，两鬓渐渐有白发，腋毛、眉毛慢慢变白，到了老年可能演变成"银须白发"。这些变化都与毛发的营养、代谢逐渐减退有关。

白发与秃顶可能与饮食、环境与遗传因素有关，在我们周围许多人当中可以得到证实。例如，有的人 60 岁时头发仍然是黑色的，而有的人三四十岁时已经头发花白；有的人年轻时就出现秃顶，而有的人终身都不秃顶。这也可能与后天的保护、情绪变化及精神因素的影响有很大的关系。

2. 感觉器官的老化

（1）听觉器官　听力减退在老年人中较为普遍。一般来说，老年人耳聋的发病率在 12% ～ 40%，80 岁以上的老年人可达到 50%，其中男性多于女性。随着年龄的增长，耳的各个部位均出现老化。内耳主要是耳蜗血液供应不足而出现萎缩，失去部分毛细胞和支持细胞，这就会使高频音的感受能力下降；还有起传导作用的听骨链活动逐渐减少，造成声波的传导效率降低，听力下降。

另外，耳在老年期因弹性纤维的减少，耳郭表面的皱襞变平，凹陷变浅，耳郭相对显得变大。但耳垂因脂肪萎缩而明显缩小。外耳道通常容易有耵聍（俗称耳垢）栓塞或外耳道炎症而影响

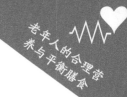

听力。

当然老年性耳聋与遗传有关，而且可能与全身状况及一些慢性疾病有关，这些可能造成内耳的营养障碍。老年性耳聋是指60岁以上的老人出现听力下降，并不断加重，而没有其他耳的疾病及引起耳聋的全身性疾病，经听力检查，有神经性听力丧失，并且听力丧失不超过15dB（分贝）。

（2）视觉　老年人由于晶状体弹性减退和眼肌调节能力降低，均会出现不同程度的视力障碍。比较常见的是远视眼（即老花眼），此外还会出现视野狭窄、对光亮度的辨别力下降及老年性白内障，对光线敏感度减弱，暗适应力明显减弱等。

（3）味觉　老年人舌黏膜上的舌乳头逐渐消失，舌表面光滑，舌面上的味蕾数量逐渐减少，使得老年人味觉迟钝，常常感到饮食无味。研究表明，50岁以前味蕾数大约为200多个，60岁以上老年人约有一半味蕾萎缩。75岁以上老人与儿童比较，味蕾几乎丧失80%。故老年人味阈升高，出现味觉障碍，对酸、甜、苦、辣的敏感性减退，对咸味尤其迟钝。

（4）嗅觉　老年人鼻内感觉细胞逐渐衰竭，嗅黏膜逐渐萎缩，导致嗅觉变得不灵敏。60岁以后约20%的老年人失去嗅觉；70岁以后嗅觉急剧衰退；80岁以后，仅22%的老年人嗅觉正常。而且，老年人对从鼻孔吸入的冷空气的加热能力减弱，因此，老年人容易对冷空气过敏或患上伤风感冒。

随着年龄的增长，老年人的感觉器官功能逐渐减退，影响食欲和进食时对食物的感觉。老年人经常说嘴里没什么味，如果感到食物闻起来或尝起来不香，就会没有食欲，不愿意吃则进食量减少。为避免因感觉器官功能下降导致食物摄入量下降而影响机体的营养状态，老年人应多尝试一些新的食物品种。

3. 呼吸系统的老化

呼吸系统是由呼吸道、肺和胸廓组成。呼吸道是沟通肺泡与外界的管道；肺泡是肺泡气与血液气进行交换的主要场所；而胸廓的节律性呼吸运动是实现肺通气的动力。肺通气是指肺与外界环境之间的气体交换过程。

临床上将呼吸道分为上呼吸道和下呼吸道。上呼吸道包括鼻、咽、喉；气管、支气管及其在肺内的分支为下呼吸道。

老年人鼻的外形无明显的变化，但老年人的鼻毛多有脱落、稀少、变短，从而削弱了鼻的生理防御功能，易导致感染或感染向下延伸。鼻的嗅区上皮、毛细血管随着年龄的增长而出现退行性改变，嗅球和嗅神经也可能有退行性变化，因而老年人常有嗅觉的减退甚至消失，鼻黏膜也随着年龄的增长而逐渐萎缩，故常有慢性鼻炎、鼻息肉或慢性鼻窦炎。

气管和支气管的黏膜也随年龄的增长逐渐萎缩，黏膜的纤毛运动及保护性咳嗽反射的敏感性均降低，支气管软骨可钙化而变硬，黏膜上皮及黏膜腺体退化，管腔扩张，气管及支气管分泌物易于储留，加之胸廓和呼吸肌运动的减弱，常常咳嗽无力，易感染，甚至累及肺。

随着年龄的增长，肺组织的退行性变较为突出，表现为肺泡壁变薄，弹性降低，泡腔增大，数量减少，部分肺泡可破裂融合成蜂窝状小囊泡，肺泡面积减小，肺的换气功能相应下降。另外，由于长期吸入灰尘，肺呈黑色，也影响肺的换气。

胸廓前后径也相应增大，呈桶状，活动受限，以致肺总容量和肺活量减少。人到40岁以后的肺活量开始逐渐减少，到80岁时只为年轻人的50%左右；呼吸频率增加，20～29岁男性每分钟呼吸14.4 ± 0.9次，而70～79岁增至19.1 ± 0.6次；常见呼吸节律不齐，甚至短暂的呼吸暂停；呼吸效率的减弱使老年人容易缺氧，同时体内的二氧化碳排出不畅，导致堆积。

4. 消化系统的老化

消化器官是由长 8 ~ 10m 的消化道及其相连的许多大、小腺体组成的，其主要生理功能是对食物进行消化和吸收。消化是在消化道内将食物分解为小分子的过程，而食物经过消化后，通过消化道的黏膜进入血液的过程称为吸收。消化和吸收是两个相辅相成、紧密联系的过程，为机体新陈代谢提供了必不可少的物质和能量来源。不能被机体吸收的食物残渣，最后被推向直肠，经肛门排出体外。

消化腺可分泌消化液，每天各种消化腺分泌的消化液总量达 6 ~ 8L。

消化、吸收等过程的完成与整个消化道和消化腺的共同作用是分不开的。因此，老年人的生理变化将影响它们的消化及吸收功能。

（1）口腔　由于牙龈的萎缩，牙根外露，齿槽骨被吸收，导致牙齿易松动、脱落。随着年龄的增长，牙釉质逐渐丧失，牙易磨损，也容易发生龋齿；唾液腺逐渐萎缩，分泌功能降低，均影响食物的磨碎及营养吸收。再者，舌头的味蕾也逐渐减少，味觉相应变差，食欲减退。

（2）胃肠道　随着年龄的增长，胃黏膜萎缩，数量减少，与青年人相比，老年人小肠绒毛膜变宽而变短，结肠黏膜萎缩，结缔组织增多，肌层增厚；胃肠蠕动减慢，排便过程延缓，易发生便秘。另外，胃肠黏膜细胞数量减少，分泌功能减退，影响铁及维生素 B_1 的吸收，因此，老年人易发生贫血。人到 50 岁以后，有 10% ~ 30% 的中老年人患有萎缩性胃炎，胃酸分泌量减少。再者，胃肠动力、消化速度、血液灌注均有所减退，这些都影响营养的吸收。正常人肠道内有一些对机体有益的细菌，它们能分解食物中的成分，生产一些维生素，如维生素 K。老年人肠道内不利的细菌往往过度增生，抑制有益细菌的生长，从而影响营养素的合成。

（3）肝脏　老年人肝细胞数量减少，到 60 岁后肝脏可有明显的老化，如外形变小、重量减轻、肝细胞萎缩、脂褐素增加、肝膜增厚，使食物转化吸收变慢，药物及毒物排泄减慢，容易引起药物中毒或药物在体内的蓄积，延长或相应增强药物的作用，因此，老年人用药需谨慎。

（4）胰脏　胰腺体积缩小，细胞数量减少，细胞退行性变化，使老年人易导致糖耐量下降或发生糖尿病。由于肝、胆、胰腺等体积的缩小，重量减轻，所分泌的各种消化酶量都减少，如 60 ~ 70 岁老年人的脂肪酶是青年人的 1/3，胰蛋白酶的活力下降 66% 以上，胰脂肪酶减少 20% ~ 30%，严重影响淀粉、蛋白质和脂肪等物质的消化和吸收。食物消化不完全，吸收程度自然差，脂肪消化吸收减少，所以，老年人对含糖量高的食物及含脂肪多的食物都应尽量少吃。同时，与脂肪有关的脂溶性维生素，如维生素 A、维生素 D、胡萝卜素等也相应减少。另外，与维生素 D 相关的钙吸收量也减少。

5. 循环系统的老化

心脏和血管组成机体的循环系统，血液在其中按一定的方向流动，周而复始，称为血液循环。随着年龄的增长，心脏和血管都发生了变化。80 岁时左心室比 30 岁时增厚约 25%，横纹消失，心肌细胞纤维化，胶原含量增加，心肌的兴奋性、传导性、自律性均有所降低。老年人的二尖瓣和主动脉瓣口狭窄，二尖瓣关闭不全，临床上可出现收缩期杂音，表现为活动后气短、心悸等。老年人心脏的起搏传导系统可见退行性变化，易出现窦性心动过缓、病窦综合征等。安静时心率不随年龄的变化而变化，但在承受较大负荷时心率及心搏出量均降低，故心排出量降低。因此，老年人的心脏对增加负荷的反应性下降，是发生心功能不全的重要原因之一。

血管老化同时进行，由于脂质过氧化物的沉积，血管壁增厚、纤维化、管腔径缩小，毛细血管的代谢下降，导致机体各部位供血、供氧不足。由于老化后血管舒张能力下降，主动脉弓和颈

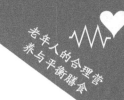
动脉窦压力感受器受到的牵张减轻，敏感性减弱，因此，血压的调节能力下降。由于心排出量的降低，各脏器的血液供应减少，并且不均匀。脑及心脏冠状动脉的血液量减少不如其他组织（包括肾）明显，缺血的同时就会缺氧，因此，负荷重时易加重缺血、缺氧，导致心血管发病率增加。再者，血管硬化使收缩压增加，周围血管阻力增加，舒张压也增加，所以，老年人常出现血压升高。

6. 神经系统的老化

神经系统是体内起主导作用的调节系统。人体活动在不断变化的环境中，环境的变化随时影响着体内的各种功能，这就需要神经系统不断做出迅速而完善的调节，使机体适应内外环境的变化。

随着年龄的增长，人的脑细胞总数不断减少，并且神经细胞的丧失是一个普遍现象，但实际造成的后果并不严重。拿脑来说，即使脑因神经细胞丧失而减少它重量的 10% ～ 12%，它的功能也能正常发挥。这是因为脑有很大的储存量，平常发挥它的功能并没有应用全部神经细胞，或者说只用了大部分。但神经细胞的不可再生性导致在脑部受损后会影响其功能的发挥。下丘脑是重要的神经中枢，也是释放多种激素的源泉，年老时其细胞数目减少，功能下降，是老年人许多激素水平下降的重要原因。

老年人常出现脑组织的萎缩；脑血流量和耗氧量逐渐减少，脑血管阻力增加，脑代谢逐渐降低，神经纤维传导速度减慢。大脑功能减退还表现为近期记忆力减退，如中午忘记了早上吃的是什么；但远期记忆力减退不明显，多年前的事情仍记忆犹新。老年人还易出现反射减弱甚至消失，感觉迟钝，无论触觉和痛觉均减弱。自主神经的功能减退，使老年人对环境温度的调节下降，故老年人应注意环境的变化，以防影响健康。

7. 泌尿系统和生殖器官的老化

肾脏的生理功能主要是排泄代谢废物及调节水、电解质平衡，以维持机体内环境稳定。随着年龄的增长，肾脏逐渐萎缩，小动脉内膜逐渐增厚，肾血管多有粥样硬化改变，使整个肾小球可出现纤维性变化和玻璃样变化；整个肾脏因肾单位数目减少，体积可能出现缩小，重量减轻；也可能因有脂肪组织沉积和间质纤维化，掩盖了肾脏体积和重量的变化，肾小管逐渐退行性变化。由于肾小球和肾小管的数目减少，肾脏的功能即相应减退；肾小球的滤过率随年龄增长而降低，肾小管的排泄和重吸收功能均减退。

老年人的尿道渐渐出现纤维化而弹性减退，女性尿道的老化更容易发生泌尿系统感染、尿失禁及尿道黏膜脱垂。膀胱肌肉萎缩，容量逐渐减小，并且易形成憩室，表现为夜尿次数增多，膀胱残余尿增多，可出现不可抑制的膀胱收缩。男性前列腺中结缔组织增多，可呈现不同程度的肥厚、肿大，当其肿大到一定程度时，可压迫尿道，引起排尿不畅或急性尿滞留。

外生殖器随年龄的增加均显示出不同程度的萎缩性改变。男性睾丸有不同程度的萎缩，可发生纤维化。曲细精管萎缩、纤维化，使得男子缺乏精子或生成的精子没有活力，导致不育。老年女性常出现阴道萎缩、变干、狭窄，甚至形成外阴干皱症。卵巢也逐渐萎缩，体积缩小，重量减轻。输卵管萎缩，其黏膜皱襞减少，纤毛消失，管腔狭窄或闭锁，子宫体积渐渐缩小，宫颈管的黏膜萎缩，腺组织减少，可能发生宫颈口关闭或闭锁，其所分泌的激素水平下降，所以，女性常有绝经期综合征的表现。

8. 血液和淋巴组织的老化

血液充满于心血管系统中，在心脏的推动下不断地循环流动。血液在机体代谢中起着十分重要的作用，如果流经体内任何器官的血流量不足，均可能造成严重的代谢紊乱和组织损伤；另一方面，血液疾病也常能引起体内多个器官系统的功能紊乱。

骨髓是成年人的主要造血组织。随着年龄的增长，血液系统的变化不易被人发现，骨髓逐渐减少，骨髓的造血功能逐渐减退，血液细胞的形态基本无变化。45岁以后更显著，造血组织逐渐被脂肪和结缔组织代替，60岁以后，骨髓造血细胞可减少至青年人的一半，造血功能下降，易出现贫血。当老年人红细胞低于330万个/mm³或血红蛋白低于100g/L时，可以认为贫血。老年人白细胞减少较为普遍，淋巴细胞的减少更显示了老年人的特征。由于老年人的血容量相对减少，血液中纤维蛋白原和凝血因子含量增加，血沉增快，血黏度增加，血小板聚集和黏附活性增加，因此，老年人的血液处于高凝状态，易发生血栓。

老年人的淋巴结变化不大，但较轻的皮肤、浅表组织的感染性疾病，即可导致浅表淋巴结的肿大。对于淋巴结的明显增大或同时多个增大，并且为无痛性的，应提高警惕，尽快到医院检查。

9. 内分泌器官的老化

老年人内分泌腺也是有改变的，有的腺体表现比较明显，有的比较隐匿。一般认为，腺体或组织细胞都有一定程度的萎缩，多数出现重量减轻、细胞数目减少。但是，内分泌腺受机体整个神经—内分泌系统的调节，一般情况下无不适症状，可出现应激反应能力减退。

老年人甲状腺功能下降，甲状腺激素分泌减少，因此，基础代谢降低，并出现心跳缓慢、皮肤干燥、怕冷、倦怠、便秘等症状；同时，血胆固醇升高，动脉硬化加重。如果饮食量不变，体重就容易增加甚至发生肥胖。老年人肾上腺重量减轻，肾上腺皮质储备能力弱，因而对外伤、感染等反应能力较差。随着年龄的增长，胰岛功能减退，胰岛素分泌减少，血糖容易偏高，因而糖尿病的发病率上升。高血压和某些肿瘤的发生也与老年人内分泌变化有关。

10. 运动器官的老化

运动系统是由骨、骨骼肌和骨联结组成，在神经系统的调控和其他系统的配合下，对人体起支持、保护和运动作用。老年人骨骼逐渐发生退化，骨质吸收超过骨质形成，骨皮质变薄，骨髓质增宽，骨胶质减少或消失，骨内水分增多，骨内碳酸钙减少，骨密度降低，使骨质疏松，骨脆性增加，易发生骨折。这种变化可开始于45岁左右，由于骨的种类、部位和人的性别不同，这种变化也有差异。

随着年龄的增长，关节软骨含水量和亲水性黏多糖减少，软骨素减少，关节囊滑膜沉积磷灰石钙盐或焦磷酸盐而僵硬，滑膜萎缩变薄，基质减少，滑膜液分泌减少，加重关节软骨变性。关节软骨发生退行性改变，其边缘常出现骨质增生，易形成骨刺，发生颈椎病。

11. 免疫器官的老化

老年人的免疫系统和其他系统一样，随年龄的增长而发生生理性衰退，免疫器官萎缩和免疫功能下降是人体衰老的重要表现。

在老化过程中，生理功能的降低存在个体差异，衰退情况各不相同，而且，同一个个体的各个器官功能的衰退情况也不尽相同。但总的说来，机体的生理功能随年龄增长而发生的变化是有规律的，各个组织、器官系统将会出现一系列慢性退行性的衰老变化，并呈现出各自的特点。

二、老年人的营养代谢特点及营养需要

老年人体内各器官功能的改变，以及代谢能力的降低等生理变化，表现为储备能力下降、适应能力减弱和反应能力迟钝三个方面。当然，不同机体、不同组织器官的衰老起始时间和进行速度不同，这就为改善饮食营养、延缓衰老进程提供了可能性。

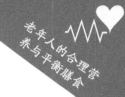

（一）营养代谢特点

（1）热能代谢　老年人的热能代谢与一般成年人相比，基础代谢率降低。以成年人为基础，年龄每增长 10 岁，基础代谢率约降低 20%；老年人随着年龄的增长，代谢总量减少，与中年人相比，老年人的基础代谢下降 15% ~ 20%。老年人活动减少，热能需要减少，如 65 岁老人所需热能约为 25 岁时的 80%。同样的活动，老年人热能消耗比青年人多，热能浪费大，机体做功效率差。

（2）糖类代谢　随着年龄的增长，老年人糖类代谢率逐渐降低。健康老年人空腹血糖一般在正常范围内，与年轻人相比一般无明显差异，但是在葡萄糖耐量试验（GTT）中常有降低的趋势。老年人糖类代谢能力差，一次或多次服用或注射葡萄糖后很容易出现高血糖；反之，饥饿后也容易发生低血糖。所以，老年人不适宜进食大量糖类，以免出现高血糖和随后产生的低血糖等不良反应。膳食纤维有益于老年人，老年人肠壁肌肉紧张力降低，容易发生便秘，进食含纤维素多的食物可促进肠道功能，减少肠道疾病。

（3）脂肪代谢　老年人进食过量的脂肪后，因脂肪代谢较差，容易引起饭后血脂升高，进而增加血液的黏稠度，诱发冠心病的发作，甚至导致血栓形成，造成严重的后果。随着年龄的增长，老年人血清低密度脂蛋白（LDL）水平升高，而高密度脂蛋白（HDL）有所下降，这可能与血中清中脂肪酸的活性降低和蛋白质减少有关。

（4）蛋白质代谢　蛋白质是生命活动的物质基础，老年人非常需要蛋白质。人在衰老的过程中，体内蛋白质的合成代谢减慢，分解代谢多于合成。老年人血清中各种氨基酸含量明显低于青年人，这是因为老年人的消化功能减弱，酶的作用衰退，蛋白质的吸收不充分，肾功能衰退，影响氨基酸的再吸收。

氮平衡试验显示，足以使年轻人保持正氮平衡的蛋白质供给量，却导致老年人的负氮平衡，说明老年人对氮的利用能力减退，肌体氨基酸的生化平衡失调，所以，老年人对蛋白质极为需要。

（5）维生素代谢　维生素作为某些辅酶的主要成分，在调节物质代谢和推迟衰老过程中具有重要的作用。老年人吸收和消化功能减退，进食量减少，往往会出现维生素的缺乏症，如消化功能失调、精神烦躁不安、周身酸痛、眼睛疲劳、牙龈出血等，补充有关的维生素后症状就可以改善。

（6）无机盐代谢　老年人由于进食量少，肌体消化吸收功能差等特点，容易造成某些无机盐的缺乏，如钙、铁、钾等元素。缺钙易使老年人发生骨质疏松及骨软化；缺铁易造成老年人缺铁性贫血；缺钾将影响老年人的肾脏、心血管、神经肌肉和胃肠道功能，对糖类和蛋白质代谢也有影响。

（7）水代谢　随着年龄的增长，老年人体液总量明显减少，一般男性老年人体液总量为体重的 50.0% ~ 54.3%，女性老年人为 42.0% ~ 46.2%，而年轻男性为 60% ~ 61.6%，年轻女性为 51.2%，这主要是因为老年人肌体细胞内液明显缩减所致。

老年人由于肾功能的减退，肾单位减少，肾血管较狭窄，使得肾脏排泄功能差，肾脏浓缩尿液的功能减退，在饮水不足时易引起失水。

老年人经皮肤蒸发的水分较年轻人少约 50%，皮肤散热功能差，老年人的皮肤对水和电解质的调节作用不如年轻人，因此容易发生中暑。

老年人水代谢紊乱主要是由失水引起的，也有由于水分摄入过多而引起的水中毒。水中毒往往是由于输液过多或饮水过多，使得细胞内液水分含量增大，尤其是脑细胞出现水肿后颅内压增加，产生头痛、呕吐、抽搐、意识障碍，甚至昏迷等症状。

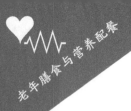

（二）老年人的营养需要

老年人随着年龄的增长，其活动量、体力及代谢功能均下降，每天需要的热量与营养素的相对要求为量少而质好，当然具体摄入量应根据具体情况而定。

1. 热能

热能虽然不是营养素，却是机体生命过程中不可缺少的重要营养因素。人体热能的需要与热能的消耗是一致的，都是由三个方面组成，即能量的需要（或消耗）＝基础代谢＋体力活动＋食物的特殊动力作用。老年人每天所需的热能应低于青年人，因为老年人的基础代谢明显下降，脂肪组织增加而肌肉活动减少，整个物质代谢速度减慢，全身器官功能下降等。老年人应根据个人情况，调节好热量的供给，力求将体重维持在标准体重的范围内。俗话说，"有钱难买老来瘦""腰带越长，寿命越短"，所以对老年人来说，适当地限制总能量是有益的。建议老年人每天热能的摄入量应在 6.28 ～ 10.25MJ（1 500 ～ 2 450kcal）。中国营养学会推荐的老年人每天能量摄入量见表 3-1。

表 3-1　中国营养学会推荐的老年人每天能量摄入量

性别	年龄 / 岁	能量 /kcal（MJ）	
		轻度劳动	中度劳动
男	60 ～	2 100（8.79）	2 450（10.25）
	65 ～	2 050（8.58）	2 350（9.83）
	80 ～	1 900（7.95）	2 200（9.20）
女	60 ～	1 750（7.32）	2 050（8.58）
	65 ～	1 700（7.11）	1 950（8.16）
	80 ～	1 500（6.28）	1 750（7.32）

2. 蛋白质

老年人体内氮含量减少，机体蛋白质的合成率降低，老年人（59 ～ 70 岁）单位体重的蛋白质合成率仅相当于青年人的 72%，体内代谢过程以分解代谢为主，所需要的蛋白质较多，一般应高于成年人。而且，老年人血液中的甘氨酸、丙氨酸含量明显低于年轻人，精氨酸、组氨酸、色氨酸含量也下降，从而需要补充更多的蛋白质，同时还应注意供给老年人足量的优质蛋白质。经计算，老年人每天优质蛋白质的需要量应为 0.6g/kg 体重，相当于每天蛋白质需要量的一半。中国营养学会推荐的老年人每天蛋白质摄入量见表 3-2。

表 3-2　中国营养学会推荐的老年人每天蛋白质参考摄入量

（单位：g/ 天）

性别	年龄 / 岁	EAR	RNI
男	65 ～	60	65
	80 ～	60	65
女	65 ～	50	55
	80 ～	50	55

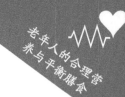

老年人对必需氨基酸的需要量与青年人基本相同，由于赖氨酸在粮谷类主食中的含量很少，苏氨酸、蛋氨酸的含量也低，而我国膳食构成以植物性食物为主，蛋白质的质量及消化率较差，故老年人每天膳食中除粮谷类主食外，应适量进食奶、蛋、肉、鱼、大豆等含有优质蛋白质的食物，以满足机体对必需氨基酸的需要。

3. 脂肪

脂肪对老年人有一定的营养意义。脂肪产热量高，能促进脂溶性维生素的吸收，能改善食品的感官性状，以及增添美味等。老年人的饮食中既不要含有过多的脂肪，也不能摄入过少。过多，不易消化，导致肥胖，还对心血管不利，甚至导致癌症；过少，影响脂溶性维生素的吸收等。建议老年人脂肪的摄入量应占总能量的 20% ～ 25% 为宜。

老年人在选择膳食脂肪时，不但要考虑到"量"，而且应考虑到"质"。尽量选择胆固醇含量少而多不饱和脂肪酸较多的食物，少吃动物性脂肪，烹调油以植物油为主。每天烹调油用量为20 ～ 25g，胆固醇摄入量一般每天在 300mg 以下。

4. 碳水化合物

糖类是人类从膳食中取得热量的最经济和最主要的来源。人体每天所消耗的糖类却比体内储备量大得多，所以要保证糖类的供给。老年人由于体力活动减少，能量消耗不多，糖类的摄入不宜过多，否则易使人发胖及患高脂血症、高血压、糖尿病等。老年人内分泌功能下降，胰岛素分泌减少，对血糖的调节作用减弱，也容易造成血糖上升，从而对糖类的需求量减少。又因为老年人的咀嚼能力变差，因此，在食物选择上还应注意多样化和易消化的原则。建议老年人膳食中糖类的供给量应占总热量的 60% 左右，应控制糖果、精制点心的用量，避免摄入过多的蔗糖，将纯糖限制在糖类总量的 10% 以内。

5. 膳食纤维

老年人随着年龄的增长，胃肠黏膜细胞的数目减少，消化功能减弱，易发生便秘，而膳食纤维不仅可以促进肠道蠕动，而且具有降低餐后血糖及血清胆固醇浓度等作用，还可以防止结肠癌的发生，因此，老年人一定要注意摄入足够的膳食纤维，最好能每天多吃新鲜的瓜茄类蔬菜及新鲜水果，特别是绿色、黄色或红色蔬菜。

6. 维生素

尽管老年人的热量需要减少了，但维生素的供给量不能少，老年人应摄取足量的维生素，这样才能满足机体代谢的需要，因为人体老化与维生素的缺乏也有关。中国营养学会推荐的老年人每天维生素摄入量见表 3-3、表 3-4。

表 3-3　中国营养学会推荐的老年人每天脂溶性维生素摄入量

性别	年龄	维生素 A/ μg 视黄醇当量		维生素 D/ μg		维生素 E/mg		维生素 K/ μg
		RNI	UL	RNI	UL	AI	UL	AI
男	60～	800	3 000	10	50	14	700	80
女	60～	700	3 000	10	50	14	700	80

表 3-4　中国营养学会推荐的老年人每天水溶性维生素摄入量

性别	年龄	维生素 B$_1$/mg	维生素 B$_2$/mg	维生素 B$_6$/mg		维生素 B$_{12}$/mg	维生素 C/mg	
		RNI	RNI	AI	UL	AI	AI	UL
男	60～	1.4	1.4	1.6	60	2.4	100	2 000
女	60～	1.2	1.2	1.6	60	2.4	100	2 000

性别	年龄	胆碱 /mg		叶酸 /mg		烟酸 /mg		泛酸 /mg	生物素 /mg
		AI	UL	AI	UL	RNI	UL	AI	AI
男	60～	500	3 000	400	1 000	14	35	5.0	40
女	60～	400	3 000	400	1 000	12	35	5.0	40

7. 无机盐

无机盐构成组织和维持正常生理功能。例如，钙、磷是构成骨骼和牙齿的重要成分；钾、钠、镁等对维持机体的酸碱平衡、神经肌肉的兴奋性和细胞膜的通透性都起着重要作用；锌、镁、硒等无机盐是酶的辅基和激活剂，维持特殊的生理功能。老年人的膳食应保证钙、钾及铁、铬、硒等元素的供给，以满足机体生理活动的需要。中国营养学会推荐的老年人每天无机盐摄入量见表 3-5、表 3-6。

表 3-5　中国营养学会推荐的老年人每天常量元素的摄入量

性别	年龄	钙 /mg		磷 /mg		钾 /mg	钠 /mg	镁 /mg
		AI	UL	AI	UL	AI	AI	AI
男	60～	1 000	2 000	720	3 500	2 000	1 400	330
女	60～	1 000	2 000	720	3 500	2 000	1 400	330

表 3-6　中国营养学会推荐的老年人每天微量元素的摄入量

性别	年龄	铁 /mg		碘 /μg		锌 /mg		硒 /μg	
		AI	UL	AI	UL	AI	UL	AI	UL
男	60～	12	40	120	600	12.5	40	60	400
女	60～	12	40	120	600	7.5	40	60	400

性别	年龄	铜 /mg		氟 /mg		铬 /μg	锰	
		AI	UL	AI	UL	AI	AI/mg	UL/μg
男	60～	0.8	8	1.5	3.5	30	4.5	900
女	60～	0.8	8	1.5	3.5	30	4.5	900

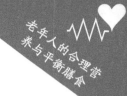

8. 水

水不能产生热量，但有重要的生理功能。水的主要来源是每天的饮水、饮料、食物水及体内的代谢水。老年人每天需 2 400 ～ 4 000mL 的水，其中，体内的代谢水约为 300mL/天，从食物中摄取大约 1 000mL/天，每天需饮水 1 000 ～ 2 000mL。在有发热、腹泻、大量出汗等液体损失或运动量增加时，还要适当增加饮水量。但 1h 内饮水以不超过 1 000mL 为宜。

➡ 任务实施

1. 讨论老年人的生理代谢变化特征。
2. 讨论并汇报老年人的生理代谢变化给老年人的营养需求带来了哪些不同之处。

➡ 同步训练

分组讨论老年人的衰老过程。

任务三　膳食结构、膳食指南及膳食宝塔认知

➡ 任务情境

2015 年 6 月 30 日，《中国居民营养与慢性病状况报告（2015）》发布，报告显示，随着人口老龄化、城镇化和工业化进程的不断加快，中国居民膳食结构也有所变化，城乡居民粮谷类食物摄入量保持稳定。总蛋白质摄入量基本持平，优质蛋白质摄入量有所增加，豆类和奶类消费量依然偏低。脂肪摄入量过多，平均膳食脂肪供能比超过 30%。盐的摄入量略有下降。蔬菜、水果摄入量略有下降。居民的营养与慢性病状况发生了较大变化。超重肥胖问题凸显，成人的高血压、糖尿病的患病率、癌症的发病率均呈现上升的趋势。心脑血管疾病、癌症和慢性呼吸疾病已经成为我国居民的主要死亡原因。

➡ 任务描述

请根据资料，查阅相关信息，谈谈近十年来中国居民的膳食结构发生了哪些变化，对人们的健康造成了哪些影响。

➡ 知识储备

"民以食为天"，食物是构筑健康大厦的基础。目前，导致人类死亡和致残的主要疾病的发生和发展都与膳食因素有关，在现实生活中，由于各地经济发展的不平衡及人们缺乏相应的营养知识，使得人群中既有营养素供给不足的缺乏病，也有营养素摄入过多和营养失调的"富贵病"。在老年人这个特殊人群中，营养问题也不乏出现。只有每天摄入的营养物质适度，膳食结构合理，达到合理营养的要求，才能满足机体生理活动的需要，提高免疫力，预防疾病，促进健康。

膳食指南是根据营养学原则，结合国情，教育人们采用平衡膳食，以达到合理营养、促进健康

为目的的指导性意见。膳食指南的语言一般通俗易懂，便于普及和宣传，指导人们合理选择食物。

一、膳食结构

（一）概述

膳食结构是指膳食中各类食物的数量及其在膳食中所占的比例，是根据膳食中动物性食物及植物性食物所占的比重，以及能量、蛋白质、脂肪和碳水化合物的摄入量来划分的。膳食结构的形成与生产力发展水平，文化、科学知识水平及自然环境条件等多方面的因素有关。膳食结构不仅反映人们的饮食习惯和生活水平状况，同时也反映一个民族的传统文化、一个国家的经济发展及一个地区的环境和资源等方面的情况。

（二）膳食结构的种类和特点

由于影响膳食结构的这些因素是在逐渐变化的，所以膳食结构也会变化。当今世界各国的膳食结构主要分为以下四种类型：

1. 动植物食物平衡的膳食结构

动植物食物平衡的膳食结构以日本为代表，也称营养型模式，膳食中动物性食物与植物性食物比例比较适当。其膳食特点是谷类、根茎类等食物消费量年人均约94kg；动物性食物消费量年人均约63kg，其中海产品所占比例达到50%，动物性蛋白质占蛋白质总量的42.8%；能量和脂肪的摄入量低于以动物性食物为主的欧美发达国家，每天能量摄入保持在8 372kJ（2 000kcal）左右。宏量营养素供能比为：碳水化合物57.7%，脂肪26.3%，蛋白质16.0%。这种膳食结构较合理，摄入的能量能够满足人体需要，又不致过剩，有利于避免营养缺乏病和营养过剩性疾病。蛋白质、脂肪和碳水化合物的供能比例合理。来自于植物性食物的膳食纤维和来自于动物性食物的营养素，如铁、钙等均比较充足。同时，动物脂肪又不高，使其心脑血管疾病发病率较低。

2. 以植物性食物为主的膳食结构

以植物性食物为主的膳食结构以发展中国家为代表，也称温饱型模式，膳食结构以植物性食物为主，动物性食物为辅。其膳食特点是谷类、根茎类食物消费量大，年人均约为200kg；动物性食物消费量小，年人均仅为10～20kg；动物性蛋白质一般占蛋白质总量的10%～20%，甚至不足10%；植物性食物提供的能量占总能量的近90%。这种类型的膳食结构，摄入的能量基本可满足人体需要，但蛋白质、脂肪摄入量均低，来自于动物性食物的营养素，如铁、钙、维生素A摄入不足，因此，这类膳食人群易出现各种营养不良。但是以植物性食物为主的膳食结构，膳食纤维充足，动物性脂肪较低，有利于冠心病和高脂血症的预防。

3. 以动物性食物为主的膳食结构

以动物性食物为主的膳食结构以欧美发达国家为代表，也称富裕型模式，膳食特点是以动物性食物为主的高蛋白、高能量、高脂肪、低膳食纤维。粮谷类食物消费量小，人均年消费量不过60～75kg；动物性食物及食糖的消费量大，人均每年消费肉类100kg左右，食糖达40～60kg，蛋类为15kg，奶和奶制品达100～150kg，人均日消费蛋白质100g以上，脂肪为130～150g。这类膳食人群易出现严重营养过剩，导致肥胖症、冠心病、高脂血症、高血压、糖尿病一类的"文明病"高发。

4. 地中海膳食结构

地中海膳食结构是地中海沿海国家特有的膳食模式，以意大利、希腊为代表。其主要特点是膳

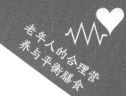

食富含植物性食物，食物的加工程度低、新鲜度高，居民以食用当季、当地产的食物为主，橄榄油是主要的食用油；食用大量新鲜蔬菜、海鲜产品，少食红肉；饮红葡萄酒。这种膳食饱和脂肪酸摄入量低，蔬菜、水果摄入量较高，心脑血管疾病发病率很低。

二、膳食指南

膳食指南是营养工作者根据营养学原理提出的一组以食物为基础的建议性陈述，以指导人们合理选择与搭配食物，倡导平衡膳食、合理营养，以期减少与膳食有关的疾病，促进人体健康。

膳食指南并不是一成不变的，它每隔几年，根据人群营养的新问题、新趋势修订一次。中国营养膳食指南发展进展如图 3-1 所示。

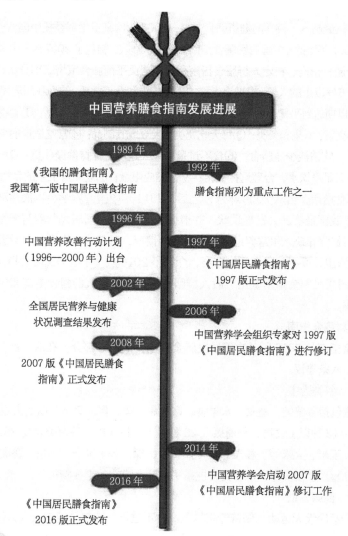

图 3-1　中国营养膳食指南发展进展

我国的第一个膳食指南是 1989 年由中国营养学会制定的，共有以下八条内容：①食物要多样；②饥饿要适当；③油脂要适量；④粗细要搭配；⑤食盐要限量；⑥甜食要少吃；⑦饮酒要节制；⑧三餐要合理。该指南发布后，在指导和教育居民采用平衡膳食、增强体质方面发挥了积极作用。

根据 1992 年全国营养调查和有关卫生统计资料显示，我国居民因食物单调或不足所造成的营养缺乏病，如儿童生长迟缓、缺铁性贫血、佝偻病等虽逐渐减少，但仍不可忽视；与此同时，与膳食结构不合理有关的慢性病，如心血管疾病、脑血管疾病、恶性肿瘤等的患病率明显上升。针对我国经济发展和居民膳食结构的不断变化，1997 年 4 月由中国营养学会常务理事会通过并发布了我国新的《中国居民膳食指南》，包括以下八条内容：①食物多样，谷类为主；②多吃蔬菜、水果和薯类；③常吃奶类、豆类或其制品；④常吃适量的鱼、禽、蛋、瘦肉，少吃肥肉和荤油；⑤食量与体力活动要平衡，保持适宜体重；⑥吃清淡少盐膳食；⑦饮酒应限量；⑧吃清洁卫生、不变质的食物。

为了给居民提供最基本、科学的健康膳食信息，2006 年国家卫生部委托中国营养学会组织专家，对中国营养学会 1997 年版的《中国居民膳食指南》进行了修改，制定了 2007 版《中国居民膳食指南》。该指南由一般人群膳食指南、特定人群膳食指南和中国居民平衡膳食宝塔三部分组成。其中，一般人群膳食指南适用于 6 岁以上的人群，根据该人群的生理特点和营养需要，结合我国居民的膳食结构特点，制定了十个条目，以期达到平衡膳食、合理营养、维护健康的目的。内容包括：①食物多样，谷类为主，粗细搭配；②多吃蔬菜、水果和薯类；③每天吃奶类、大豆或其制品；④常吃适量的鱼、禽、蛋和瘦肉；⑤减少烹调油用量，吃清淡少盐膳食；⑥食不过量，天天运动，保持健康体重；⑦三餐分配要合理，零食要适当；⑧每天足量饮水，合理选择饮料；⑨饮酒应限量；⑩吃新鲜卫生的食物。

《中国居民膳食指南》自从 2006 年修订之后，2014 年中国营养学会再次启动修订工作，修订过程中充分考虑了我国经济社会发展现状，并根据 2015 版《中国居民营养与慢性病状况报告》中指出的我国居民面临营养缺乏和营养过剩双重挑战的情况，对部分食物日摄入量进行了调整。2016 年 5 月 13 日，国家卫计委召开了新闻发布会，介绍了 2016 版《中国居民膳食指南》的有关内容。

2016 版《中国居民膳食指南》由一般人群膳食指南、特定人群膳食指南和中国居民平衡膳食宝塔三个部分组成。

（一）一般人群膳食指南

一般人群膳食指南是 2016 版《中国居民膳食指南》的核心部分。在这一部分中，针对 2 岁以上的健康人群提出六条建议。

1. 食物多样，谷类为主

每天的膳食应包括谷薯类，蔬菜、水果类，畜、禽、鱼、蛋、奶类，以及大豆、坚果类等食物。建议平均每天摄入 12 种以上食物，每周摄入 25 种以上。每天摄入谷薯类食物 250～400g，其中，全谷物（如小麦、玉米、大米等）和杂豆类（如黄豆、绿豆等）50～150g，薯类（如土豆、红薯、山药等）50～100g。食物多样，以谷类为主是平衡膳食模式的重要特征。

2. 吃动平衡，健康体重

各年龄段人群都应天天运动，保持健康体重。食不过量，控制总能量摄入，保持能量平衡。坚持日常身体活动，每周至少进行 5 天中等强度身体活动，累计 150min 以上；主动身体活动最好每天 6 000 步。减少久坐时间，每小时起来动一动。

3. 多吃蔬果、奶类、大豆

蔬菜和水果是平衡膳食的重要组成部分，奶类富含钙，大豆富含优质蛋白质。奶类和大豆类对

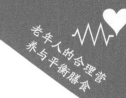

于降低慢性疾病的风险具有重要的作用。建议餐餐有蔬菜，保证每天摄入 300 ～ 500g 蔬菜，深色蔬菜应占 1/2。天天有水果，保证每天摄入 200 ～ 350g 新鲜水果，果汁不能代替鲜果。吃各种各样的奶制品，摄入量相当于每天液态奶 300g。天天吃豆制品，摄入量相当于大豆 25g 以上，适量吃坚果。

4. 适量吃鱼、禽、蛋、瘦肉

动物性食物优选鱼和禽类，其脂肪含量相对较低；吃畜肉应选择瘦肉，瘦肉脂肪含量低。过多食用烟熏和腌制类肉类可增加肿瘤的发生风险，应当少吃。推荐平均每天摄入鱼、禽、蛋和瘦肉总量为 120 ～ 200g（小于 4 两）。每天畜禽类为 40 ～ 75g，水产类为 40 ～ 75g，蛋类为 40 ～ 50g。吃鸡蛋不弃蛋黄。

5. 少盐少油，控糖限酒

食盐、烹调油和脂肪摄入过多，是高血压、肥胖和心脑血管疾病等慢性疾病发病率居高不下的重要因素。因此，培养清淡饮食习惯，少吃高盐和油炸食品。成人每天食盐不超过 6g，每天烹调油用量 25 ～ 30g。控制添加糖的摄入量，每天摄入不超过 50g，最好控制在 25g 以下。每天反式脂肪酸摄入量不超过 2g。足量饮水，成人每天 7 ～ 8 杯（1 500 ～ 1 700mL），提倡饮用白开水或茶水；不喝或少喝含糖饮料。儿童、青少年、孕妇、乳母不应饮酒。成人如饮酒，男性一天饮用酒的酒精不超过 25g，女性不超过 15g。

6. 杜绝浪费，兴新食尚

珍惜食物，按需备餐，提倡分餐不浪费。选择新鲜卫生的食物和适宜的烹调方式。食物制备生熟分开，熟食二次加热要热透。学会阅读食品标签，合理选择食品。多回家吃饭，享受食物和亲情。传承优良文化，兴饮食文明新风。

（二）特定人群膳食指南

为保证特定人群的合理营养，在中国居民膳食指南的基础上，中国营养学会针对不同人群的生理特点和营养需要制定相应的特定人群膳食指南。本书仅介绍中国老年人的膳食指南。

为了改善老年人的营养状况、增强抵抗力、预防疾病、提高生活质量，针对我国老年人生理特点和营养素需要特点，在上述一般人群膳食指南的六条基础上补充了以下四条内容，组成中国老年人的膳食指南。

1. 少量多餐细软，预防营养缺乏

老年人随着年龄的增长，消化器官的生理功能有不同程度的减退，咀嚼功能和胃肠道蠕动功能减弱，消化液分泌过少。因此，老年人的食物烹制宜松软、易于消化吸收。老年人随着年龄的增长，由于生理、心理和社会经济情况的改变，可能使老年人摄取的食物减少而导致营养不良。另外，随着年龄的增长而体力活动减少，并因牙齿、口腔问题和情绪不佳，可能导致食欲下降，能量摄入量减少，必需营养素摄入量减少而造成营养不良。因此，老年人要重视预防营养不良和贫血。

2. 主动足量饮水，积极户外活动

适当多做户外活动，在增加身体活动量、维持健康体重的同时，还可以接受充足的紫外线照射，有利于体内活性维生素 D 的合成，预防或推迟骨质疏松的发生。但是在选择老年活动的时候应根据老年人的生理特点，选择适合的户外活动，如步行、慢跑、游泳、跳舞、打太极拳、打乒乓球、打门球和打保龄球等，并且在活动过程中要注意活动的力度和时间。

3. 延缓肌肉衰减，维持适宜体重

研究表明，50岁以上者，骨骼肌量平均每年减少1%～2%；60岁以上者，慢性肌肉衰减30%；80岁以上者，慢性肌肉衰减50%。肌肉减少30%将影响肌肉的正常功能，可出现肌肉松弛、皮肤皱褶增多、体重下降、身体虚弱、抵抗力下降等现象。与此同时，老年人的活动能力降低，行走、登高、坐立、举物等各种日常动作完成有困难，并逐步发展到难以站起、下床困难、步履蹒跚、平衡障碍、极易摔倒骨折等，增加了老年人残疾和丧失生活自理能力的风险。因此，老年人要延缓肌肉衰减，维持适宜体重。

4. 摄入充足食物，鼓励陪伴进餐

合理安排老年人的饮食，使老年人保持健康的进食心态和愉快的摄食过程。老年人的进餐环境和进食情绪状态十分重要，和家人一起进餐往往比单独进餐具有更多优点。有调查表明，老年人与家人、同伴一起进餐比单独进餐吃得好，不仅增加进食的享受和乐趣，还会促进消化液的分泌，增进食欲，促进消化。老年人和家人一起进餐有助于交流感情，了解彼此在生活、身体、工作方面的状况，使老年人享受家庭乐趣，消除孤独，有助于预防老年人心理性疾病的发生。

三、中国居民平衡膳食宝塔

中国居民平衡膳食宝塔（图3-2）是根据《中国居民膳食指南》，结合中国居民的膳食结构特点设计的。它把平衡膳食的原则转化成各类食物的重量，并以直观的"宝塔"形式给予表现出来，便于大家理解和在日常生活中实行。

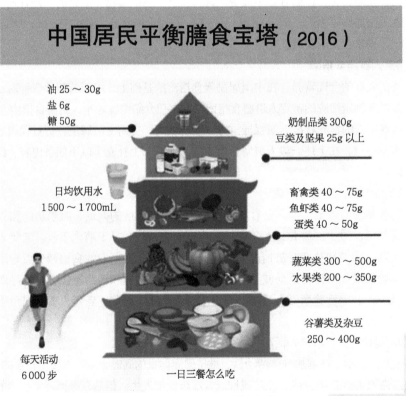

图3-2　中国居民平衡膳食宝塔

平衡膳食宝塔提出了一个营养上比较理想的膳食模式。它所建议的食物量，特别是奶类和豆类

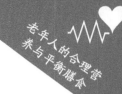
食物的量可能与大多数人当前的实际膳食还有一定距离，对某些贫困地区来讲可能距离还很远，但为了改善中国居民的膳食营养状况，这是不可缺少的，应把它看作一个奋斗目标，努力争取，逐步达到。

（一）平衡膳食宝塔的结构

平衡膳食宝塔共分为五层，包含我们每天应吃的主要食物种类。宝塔各层位置和面积不同，这在一定程度上反映出各类食物在膳食中的地位和应占的比重。谷类、薯类和杂豆类位居底层，每人每天应吃250～400g；蔬菜和水果位居第二层，每人每天应分别吃300～500g和200～350g；畜、禽、鱼、蛋等动物性食物位居第三层，每人每天应吃畜禽肉类40～75g、鱼虾类40～75g、蛋类40～50g；奶类及奶制品、大豆类及坚果位居第四层，每人每天应吃奶类及奶制品300g、大豆类及坚果25g以上；第五次塔尖是油脂类、食用盐和糖，每人每天烹调油用量25～30g、食盐6g、糖50g。

膳食宝塔图外侧为饮水和身体活动的图像，强调足量饮水和增加身体活动的重要性。水是膳食的重要组成部分，是一切生命必需的物质，其需要量主要受年龄、环境温度、身体活动等因素的影响。成人每天饮用水1 500～1 700mL。在高温或重体力劳动的条件下，应适当增加饮水量。饮水应少量多次，要主动，不要口渴的时候才喝水。

目前，我国大多数成人身体活动不足或缺乏体育锻炼，应改变久坐少动的不良生活方式，养成天天运动的习惯，坚持每天多做一些身体活动。建议成人每天累计的身体活动量相当于步行6 000步以上。

（二）平衡膳食宝塔的说明

宝塔建议的各类食物的重量一般是指食物可食部（可食部为市售品减去废弃部分）的生重量。各类食物的组成是根据全国营养调查中居民膳食的实际情况计算的，所以，各类食物的重量不是指某一种具体食物的重量，而是一类食物的总量。例如，谷类是面粉、大米、玉米粉、小麦、高粱等的总和，加工的谷类食品，如面包、烙饼、切面等应折合成相当的面粉量来计算，米饭、米粥应折合成相当的大米量来计算。蔬菜和水果经常放在一起，因为它们有许多共性。但蔬菜和水果终究是两类食物，各有优势，不能完全相互替代，一般来说，红色、绿色、黄色较深的蔬菜和深色水果含营养素比较丰富，所以应多选用深色蔬菜和水果。鱼、肉、蛋归为一类，主要提供动物性蛋白和一些重要的矿物质和维生素，但它们彼此间也有明显的区别，畜禽肉类包括猪肉、牛肉、羊肉、禽肉及动物内脏等，鱼虾类包括鱼类、甲壳类和软体类动物性食物，蛋类包括鸡蛋、鸭蛋、鹅蛋、鹌鹑蛋及其加工制成的咸蛋、松花蛋等。其中，鱼、虾及其他水产品含脂肪很低，有条件的可以多吃一些；蛋类胆固醇含量高，一般每天不超过一个为好；奶类及奶制品目前主要包含鲜牛奶和奶粉，按照蛋白质含量将奶粉折算成鲜奶的量计算；大豆包括黄豆、青豆、黑豆，常见的豆制品包括豆腐、豆浆、豆腐干、豆皮、豆芽等，按照蛋白质含量将豆制品折算成大豆的量计算；坚果包括花生、瓜子、核桃、杏仁、开心果等，由于坚果的蛋白质与大豆相似，有条件的可以吃5～10g坚果代替相应量的大豆。

（三）平衡膳食宝塔的应用

1. 根据个体具体状况确定食物需要量

膳食宝塔中建议的每人每天各类食物适宜摄入量范围适用于一般健康成人，在实际应用时要根据年龄、性别、身高、体重、劳动强度、季节等情况适当调整。

（1）确定适宜的能量水平　年老、身体活动少的人需要的能量少，可少吃。目前，由于人们膳食中脂肪摄入的增加和日常身体活动的减少，许多人能量的摄入超过自身的实际需要量。对于正常成人，体重是判断能量平衡的最好指标，每个人应根据自身的体重变化来调整食物的摄入，主要是调整含能量高的食物。中国成人平均能量摄入水平（表3-7）可以作为选择能量摄入水平的参考。在实际应用中，要根据生理状态、生活特点、体力活动程度及体重情况进行调整。

表3-7　中国成年人平均能量摄入水平

[单位：kJ（kcal）]

年龄组/岁	城市		农村	
	男	女	男	女
18～59	9 200（2 200）	7 550（1 800）	10 900（2 600）	9 200（2 200）
60～79	8 350（2 000）	6 700（1 600）	10 050（2 400）	8 350（2 000）

注：BMI为18.5～24.0kg/m²，无高血压、糖尿病、血脂异常。

（2）确定食物需要　膳食宝塔建议每人每天各类食物适宜摄入量范围应用时要根据能量需要进行选择，按照六个能量摄入水平分别建议十类食物的摄入量（表3-8）。建议量分别为食物可食部分的生重量。

表3-8　按照6个能量摄入水平建议的食物摄入量　　（单位：g/天）

能量水平	6 700kJ（1 600kcal）	7 550kJ（1 800kcal）	8 350kJ（2 000kcal）	9 200kJ（2 200kcal）	10 050kJ（2 400kcal）	10 900kJ（26 00kcal）
谷类	250	250	300	300	350	400
大豆类	30	30	40	40	40	50
蔬菜类	300	300	350	400	450	500
水果类	200	200	300	300	350	350
肉类	40	50	50	75	75	75
乳类	300	300	300	300	300	300
蛋类	40	40	40	50	50	50
鱼虾类	40	50	50	75	75	75
食用油	20	25	25	25	30	30
食盐	6	6	6	6	6	6

　　膳食宝塔建议的各类食物摄入量是一个平均值。每天膳食中应尽量包括膳食宝塔中的各类食物，但无须每天都严格按照膳食宝塔建议的各类食物的量摄入。

2. 食物同类互换，调配丰富多彩的膳食

应用平衡膳食宝塔时，按照同类互换、多种多样的原则调配一日三餐。同类互换就是以粮换粮、以豆换豆、以肉换肉。例如，大米可与面粉或杂粮互换，馒头可以和相应量的面条、烙饼、面包等互换；大豆可与相当量的豆制品或杂豆互换；瘦肉可与等量的鸡、鸭、牛、羊、兔肉互换；鱼可与虾、蟹等水产品互换；牛奶可与羊奶、酸奶、奶粉或奶酪等互换。

多种多样就是选用品种、形态、颜色、口感多样的食物，交换烹调方式。例如，每天吃 50g 豆类及豆制品，掌握了同类互换、多种多样的原则就可以变换出数十种吃法，可以全量互换，全换成相当量的豆浆或熏干，今天喝豆浆，明天吃熏干；也可以分量互换，如 1/3 换豆浆，1/3 换腐竹，1/3 换豆腐，早上喝豆浆，中午吃凉拌腐竹，晚上再喝碗酸辣豆腐汤。

3. 合理分配三餐食量

我国多数地区居民习惯于一天吃三餐。三餐食物量的分配及间隔时间应与作息时间和劳动状况相匹配，一般早餐、晚餐各占 30%，午餐占 40% 为宜，特殊情况可适当调整。通常上午的工作和学习都比较紧张，营养不足会影响工作和学习的效率，所以，早餐应当是正正经经的一顿饭。早餐除主食外应包括奶、豆、蛋、肉中的一种，并搭配适量蔬菜和水果。

4. 因地制宜，充分利用当地资源

我国幅员辽阔，各地的饮食习惯及物产不尽相同，只有因地制宜充分利用当地资源才能有效地应用平衡膳食宝塔。例如，牧区奶类资源丰富，可适当提高奶类摄取量；渔区可适当提高鱼及其他水产品的摄取量；农村山区可利用山羊奶及花生、瓜子、核桃、榛子等资源，在某些情况下，由于地域、经济或物产所限无法采用同类互换时，也可以暂用豆类代替乳类、肉类，或用蛋类代替鱼、肉，不得已时也可以用花生、瓜子、榛子、核桃等坚果代替肉、鱼、奶等动物性食物。

5. 长期坚持，养成良好的膳食习惯

膳食对健康的影响是长期的，应用平衡膳食宝塔需要自幼养成习惯，并坚持不懈，这样才能充分体现其对健康的重大促进作用。

四、中国老年人平衡膳食宝塔

中国老年人平衡膳食宝塔（图 3-3）是根据《中国居民膳食指南》的核心内容和老年人的生理特点，把平衡膳食的原则转换成各类食物的重量，便于老年人在日常生活中实施。其中，谷类、薯类和杂豆类位居底层，老年人每人每天应吃 200 ～ 350g。蔬菜和水果位居第二层，老年人每人每天应分别吃 400 ～ 500g 和 200 ～ 400g。畜、禽、鱼、蛋等动物性食物位居第三层，老年人每人每天应吃畜肉类 50g，鱼虾类、禽类 50 ～ 100g，蛋类 25 ～ 50g。奶类及奶制品、大豆类及坚果位居第四层，老年人每人每天应吃奶类及奶制品 300g，大豆类及坚果 30 ～ 50g。塔尖位置是油脂类和食用盐，老年人每人每天烹调油用量为 20 ～ 25g，食盐不超过 5g。

膳食宝塔没有建议食糖摄入量，这是因为老年人糖耐量降低，胰岛素分泌减少，血糖调节功能下降，易发生高血糖和糖尿病，故不宜多食糖。老年人水分的摄取较年轻人更为重要，可以从多方面来补充水分。膳食宝塔特别强调，老年人每人每天至少喝 1 200mL 水，其中包括饮食中的牛奶、稀饭、各类菜汤、洁净天然水及多汁的水果和瓜类、淡茶水等。要主动、少量、多次饮水，不要等到口渴时再喝水。运动是健康的基石，老年人每人每天应进行适量的身体活动，建议每人每天进行累计相当于步行 6 000 步以上的活动量。

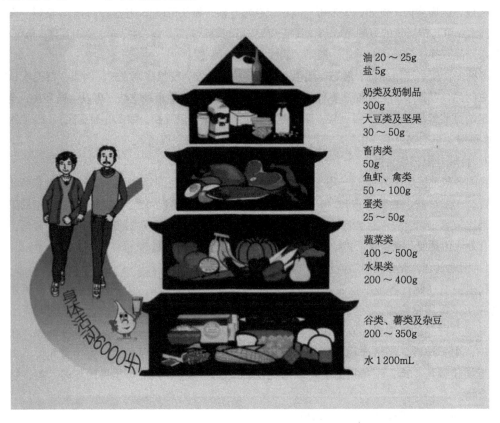

油 20 ～ 25g
盐 5g

奶类及奶制品
300g
大豆类及坚果
30 ～ 50g

畜肉类
50g
鱼虾、禽类
50 ～ 100g
蛋类
25 ～ 50g

蔬菜类
400 ～ 500g
水果类
200 ～ 400g

谷类、薯类及杂豆
200 ～ 350g

水 1 200mL

图 3-3　中国老年人平衡膳食宝塔

老年人每人每天膳食摄入量，可根据年龄、性别、身高、体重、劳动强度、季节、生活习惯、经济状况等情况进行适当调整。重要的是每人每天要食用各类食物，在一周内各类食物摄入量的平均值大体符合建议量。例如，老年人一日三餐中，粗粮：细粮：薯类按照 1:2:1 的比例会更合理；蔬菜和水果提供的抗氧化营养素有利于防止老年人慢性疾病的发生，故在满足老年人平衡膳食宝塔建议的量的基础上尽量选择深色蔬菜和水果摄入。膳食宝塔建议老年人每人每天的畜肉量在 50g。红肉包括猪、牛、羊、马、驴等家畜的肌肉、内脏及其制品。畜肉含脂肪较高，应尽量选择瘦畜肉。动物内脏因胆固醇含量较高，老年人不宜过多食用。建议每周吃 1 ～ 2 次动物内脏，每次吃 50g。白肉一般指禽类及水产品类的食物，宜将鱼虾、禽肉作为老年人的首选肉品，因为它们的脂肪含量低，肌纤维短、细、软，更易于消化吸收。每周也可以适量食用一次全血制品（如鸭血等），它含有一定量的铁元素。有条件的老年人可以多选择一些海鱼和虾，以增加优质蛋白质和 ω-3 系列多不饱和脂肪酸的摄入。蛋黄虽含有胆固醇，但其中丰富的维生素和卵磷脂却是老年人不可缺少的营养品。大多数老年人可以每天吃 1 个鸡蛋，胆固醇异常者每周吃 3 ～ 4 个。老年人最好吃水煮蛋，少吃煎鸡蛋，应尽量不吃或少吃咸蛋和松花蛋。建议老年人每天都要摄入大豆及其制品，有条件的老年人可吃 5 ～ 10g 坚果代替相应量的大豆。

中国老年人平衡膳食宝塔是一种营养合理的平衡膳食模式，它在很大程度上提供了我国老年人膳食中易缺乏的营养素，对改善老年人群的营养状况，预防与膳食有关的疾病具有重大而长远的意义。应用膳食宝塔需要长期坚持，养成良好的膳食习惯，才能充分体现预防相关慢性病、促进健康、延缓衰老的作用。

➡️ 任务实施

1. 分小组根据我国居民膳食结构变化的相关内容展开收集和查阅工作。
2. 讨论并汇报近十年来我国居民的膳食结构发生的变化及膳食结构与健康之间的关系。（提示：从食物的消费量的变化着手分析）

➡️ 同步训练

1. 查阅当今世界上的膳食结构的类型，并分析讨论各种类型的特点。
2. 查阅不同国家的平衡膳食宝塔图，并分析讨论和我们国家的不同之处。

➡️ 项目小结

本项目包括中国居民膳食营养素参考摄入量认知、老年人生理代谢特点与营养需要，以及膳食结构、膳食指南及膳食宝塔认知三个任务。本项目的主要内容包括中国居民膳食营养素参考摄入量、老年人生理代谢特点、老年人营养需要特点、膳食结构的类型、膳食指南、中国居民膳食宝塔和老年膳食宝塔等。其中，中国居民膳食营养素参考摄入量是本项目的重点，学生应掌握其在个体与群体中的膳食摄入量的评价和计划个体与群体膳食中的应用方法。老年人的生理代谢特点是基础，是学生必须掌握的基础知识，为确定老年人的营养需要量提供依据。膳食结构的类型、膳食指南、中国居民膳食宝塔和老年膳食宝塔也是本项目的重点，学生应掌握不同类型的膳食结构的特点，中国的膳食结构的变化情况及这样的变化对国民的营养状况造成的影响。掌握膳食指南和膳食宝塔的内容，尤其是老年膳食宝塔的内容，为老年人合理营养和平衡膳食的指导提供理论支持。

➡️ 习题

一、名词解释题

平均需要量　　推荐摄入量　　适宜摄入量　　可耐受最高摄入量
膳食结构　　膳食指南　　膳食宝塔

二、思考讨论题

1. 我国 DRIs 是如何定义的？在制定老年人的 DRIs 时应注意哪些方面的问题？
2. 能量推荐摄入量与其他营养素推荐摄入量有什么不同？为什么？
3. 中国居民的膳食结构发生了怎样的变化？导致这些变化的原因有哪些？对中国居民的健康

造成了哪些影响?

三、选择题

1. 关于平均需要量,下列说法中正确的是( )

    A. 是制定推荐摄入量的基础   B. 是指安全摄入量

    C. 是指需要吸收的量   D. 是指膳食的需要量

2. 关于可耐受最高摄入量,下列说法不正确的是( )

    A. 达到此水平时对人体可能有益

    B. 是一个摄入水平的建议量

    C. 是指平均每天可以摄入的最高量

    D. 摄入量一旦达到 UL 值,就会产生毒副作用

3. 关于膳食营养素参考摄入量(DRIs),下列的叙述错误的是( )

    A. EAR 是个体需要量的最佳估计值

    B. 营养素摄入量低于 EAR 时需提高摄入水平

    C. 摄入量在 EAR 和 RNI 之间者,也可能需要改善

    D. 摄入量在 EAR 和 RNI 之间者,不会出现问题

4. RNI 是指( )

    A. 营养素平均需要量   B. 营养素推荐摄入量

    C. 营养素可耐受最高摄入量   D. 营养素适宜摄入量

5. EAR(平均摄入量)能满足( )营养需要

    A. 50% 成员   B. 60% 成员

    C. 80% 成员   D. 95% 成员

6. 我国传统膳食结构属于以下哪种类型( )

    A. 动植物食物平衡的膳食结构   B. 以动物性食物为主的膳食结构

    C. 地中海膳食结构   D. 以植物性食物为主的膳食结构

7. 我国第一个居民膳食指南是中国营养学会哪一年制定的( )

    A. 1980 年   B. 1989 年   C. 1990 年   D. 1992 年

8. 中国居民平衡膳食宝塔的最底层是( )

    A. 蔬菜、水果类   B. 谷类

    C. 奶类和豆类   D. 禽肉、蛋、鱼虾

9. 膳食结构的特点中以动植物性食物为主的代表国家是( )

    A. 日本   B. 美国   C. 中国   D. 英国

10. 日本膳食结构模式的最大特点是( )

    A. 动植物性食物搭配合理   B. 膳食以植物性食物为主

    C. 不会发生营养过剩   D. 不会发生营养缺乏病

四、简答题

1. 请简述老年人的生理代谢特点。

2. 请简述当今世界上的几种膳食结构类型。

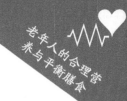

3. 请简述《中国居民膳食指南》的内容。

4. 请分别简述中国居民膳食宝塔和老年膳食宝塔的构成。

五、案例分析题

有位老奶奶长年累月养成了一个习惯，就是早上起床的时候会先活动活动，先吃几片苹果和生吃一条黄瓜，然后再进行早餐，早餐喜欢用咸菜拌稀饭。

请问：

1. 老奶奶的早餐是否合理？

2. 老奶奶的早餐还应添加哪些食物？

项目四　调查与评价老年人膳食营养状况

学习目标

知识目标

1. 能够说出常用的膳食调查方法及优缺点。
2. 能够说出膳食调查结果评价的过程。
3. 能够说出营养状况体格测量的主要指标和方法。
4. 能够说出营养状况实验室检查常见的营养指标。

能力目标

1. 能够调查个体或群体老年人的膳食情况。
2. 能够对老年人的膳食调查结果进行分析评价。
3. 能够评价老年人的营养状况。

素质目标

1. 培养学生与老年人交流沟通的能力。
2. 培养学生团队合作意识。

任务一　调查与评价老年人膳食

任务情境

董奶奶，67岁，身高158cm，体重58kg，劳动强度为轻体力劳动。表4-1是采用24h膳食回顾法对董奶奶一天的膳食情况进行的调查。

表4-1　董奶奶一天进餐情况

董奶奶	女	67岁	身高：158cm	体重：58kg	劳动强度：轻体力劳动

饮食时间	食物名称	原料名称	原料质量
早餐	鸡蛋灌饼1个	小麦粉	75g
		鸡蛋	60g
		大豆油	5g
	牛奶1袋	牛奶	250mL
	桃1个	桃	175g
中餐	米饭1碗	稻米	100g
	油菜炒瘦肉1份	油菜	100g
		猪瘦肉	15g
	西瓜两大片	西瓜	625g
		大豆油	15g

（续）

饮食时间	食物名称	原料名称	原料质量
晚餐	米饭 1 碗 油菜炒瘦肉 1 份 芹菜瘦肉 1 份 哈密瓜两片	稻米 油菜 猪瘦肉 芹菜 大豆油 哈密瓜	100g 200g 90g 160g 20g 250g

➡️ 任务描述

根据上述情境，请对董奶奶一天的膳食状况进行分析评价。

➡️ 知识储备

膳食调查是营养调查中一个基本组成部分，又是一个相对独立的部分，是指通过不同的调查方法，了解被调查者一定时间内通过膳食所摄取的各种营养素的数量和质量，计算出热能与各种营养素的摄取量，与参考摄入量比较，评价该调查对象的营养需要得到满足的程度。膳食调查结果不仅可为所调查人群进行正确的膳食指导提供依据，还可以为国家食物的计划生产和改进人民营养状况提供基础数据。

膳食调查的内容主要包括调查期间每人每天所吃的食物品种和数量、烹调加工方法及对维生素保存的影响、饮食制度与餐次分配是否合理、过去的膳食情况与饮食习惯、调查对象的生理状况及是否有慢性疾病影响等内容。

一、膳食调查方法

进行膳食调查时，估计每天膳食摄入情况可根据调查研究的目的、研究人群、对方法精确性要求、所用经费及研究时间的长短来确定适当的调查方法。膳食调查方法有多种，最常采用的方法有：24 小时膳食回顾法、记账法、称重法、化学分析法和食物频率法。

（一）24 小时膳食回顾法

24 小时膳食回顾法是通过询问调查对象过去 24h（最后一餐吃东西开始向前推 24h）实际的膳食（所有食物的种类和数量）摄入情况，对其食物摄入量进行计算和评价的一种方法。此方法可通过面对面、电话或自动询问的方式进行，通常常用的方法是开放式调查表进行面对面的询问，调查时间控制在 15～40min。经过培训的调查员用引导性提问的方式帮助被调查者回顾一天内所消耗的所有食物。

不管是大型的全国膳食调查还是小型的家庭中个体的食物消耗状况的研究课题，都可采用这一方法来估计个体的膳食摄入量。近年来，我国全国性的住户调查中个体食物摄入状况的调查均采用此方法。在实际工作中，一般选用三天（通常选用两个工作日和一个休息日）连续调查，采用 24 小时膳食回顾法对所有家庭成员进行连续三天个人食物摄入量调查，记录消耗的所有食物量（包括在外用餐），食物量通常用家用量具、食物模型或食物图谱进行估计。然后，计算每人每天营养素的摄入量。24 小时膳食回顾法调查表举例见表 4-2。

表 4-2　24 小时膳食回顾调查表

食物名称	原料名称	原料编码 D1	原料重量 D2/ 两[⊖]	进餐时间 D3	进餐地点 D4

注：1. 本表摘自《中国营养科学全书》，葛可佑，人民卫生出版社，2004 年 10 月第 1 版。

　　2. D3：1 早餐　　2 上午小吃　　3 午餐　　　4 下午小吃　　5 晚餐　　6 晚上小吃

　　3. D4：1 在家　　2 单位 / 学校　3 饭馆 / 摊点　4 亲戚 / 朋友　5 幼儿园　6 节日 / 庆典

此调查方法对调查员的要求也较高，需要掌握一定的调查技巧，如要了解市场上主食与副食供应的品种和价格，食物生熟比值和体积之间的关系，即按食物的体积能准确估计其生重值；在家庭就餐时，一般是一家人共用几盘菜肴，因而在询问时要耐心询问每人摄入的比例，这样在掌握每盘菜所用原料的基础上，即能算出每人的实际摄入量。在询问过程中，要求调查人员不但要有熟练的专业技巧，还要有诚恳的态度，这样才能获得较准确的食物消耗资料。

24 小时膳食回顾法是目前最常用的一种膳食调查方法，其优点主要是所用时间短、食物的摄入能够量化，不会改变应答者的饮食习惯、不依赖应答者的长期记忆，应答率较高，可用来评估大样本人群组的膳食摄入量，并能得到个体的膳食营养素摄入状况，对于人群营养状况的原因分析也是非常有价值的。但 24 小时膳食回顾法有一定的局限性，当样本较大，膳食相对单调时，可能对结果有很大的影响，对食物份额的大小很难准确评估；对调查员的培训要求较严格，否则调查员间很难标准化。由于调查主要依赖应答者的记忆来回忆、描述他们的膳食，因此，24 小时膳食回顾法不适合于 7 岁以下的儿童和 75 岁以上的老年人及近期记忆较差的老年人。

（二）记账法

记账法又称查账法，通过记录查阅购买食物的账目来了解调查期间调查对象消耗的各种食物量。通常是记录一定时期内的食物消耗总量，并根据同期的进餐人数，计算每人每天各种食物的平均摄入量。在养老机构等集体单位如果不需要个人的数据，只要平均值，可以不称量每人摄入的熟食重，只称量总的熟食量，然后减去剩余量，再被进餐人数平均，即可得出平均每人的摄入量。该方法适合于家庭调查，也适用于养老机构的调查。调查时间根据研究项目的需求而定，可一个月或更长。例如，为了研究慢性病与饮食的关系，可采用长达一年的膳食记录方法。记账法可以节省人力，方便快捷，但无法统计调查期间膳食的浪费情况，所以结果会有误差。

具体方法如下：

1. 食物消耗量的记录

开始调查前称量家庭结存或集体食堂库存的食物（包括库存、厨房、冰箱内的食物），然后详

⊖ 1 两 =50g。

细记录每天各种食物的购入量和废弃量。在调查周期结束后，称量剩余食物（包括库存、厨房、冰箱内的食物）。将每种食物的最初结存或库存量，加上每天购入量，减去每种食物的废弃量和最后剩余量，即为调查阶段所摄入的该种食物总量。

为了记录准确，调查中应对食物的名称及主要配料详细记录。在调查过程中，如果调查的某种食物为市重（毛重或粗重），计算食物营养成分应按市重计算。根据需要也可以按食物成分表中各种食物的可食百分比将市重转换成可食部分的重量（净重）。同时，调查期间不要遗漏各种杂粮和零食，如绿豆、蛋类、糖果等摄入量的记录。

2. 进餐人数登记

对调查期间每天每餐的进餐人数、年龄、性别、劳动强度进行统计，计算总人日数。人日数是代表调查对象用餐天数的情况。如果调查期间早、中、晚三餐人数一致，则将调查期间内早、中、晚三餐任何一餐的就餐人数相加之和即得人日数。如果调查期间一日三餐用餐人数不等，则需按性别、年龄填用餐人数，然后将调查期间内早、中、晚用餐人数分别相加，再分别乘以"进餐系数"，再将以上的乘积相加，既得折合人日数。"进餐系数"为早、中、晚三餐所摄入的食物量和能量占全天摄入量的百分比，一般可按 20%、40%、40% 来计算。家庭成员每天用餐登记表见表 4-3。

表 4-3 家庭成员每天用餐登记表

家庭编号省 / 区（T1）　市 / 县（T2）　区 / 乡（T3）　居委会 / 村（T4）　调查户（T5）

姓名（A1）	刘甲			郑乙			刘丙			刘丁		
序号（A2）	01			02			03			04		
年龄（V26）/ 岁	68			54			28			18		
工种	离休			家务			工人			中专生		
劳动强度（V27）	1			2			3			3		
生理状况（V28）	0			0			0			0		
日期及餐次（早 V33、中 V34、晚 V35）	早	中	晚	早	中	晚	早	中	晚	早	中	晚
9 月 14 日	1	1	1	1	1	1	0	1	0	0	0	1
9 月 15 日	1	1	1	1	1	1	0	1	1	1	1	1
9 月 16 日	1	1	1	1	1	1	0	1	1	1	1	1
9 月 17 日	1	1	1	1	1	1	0	0	1	0	0	0
用餐人数总数（V29）/ 人	4	4	4	4	4	4	0	3	3	2	2	3
餐次比（%）（V30）	20	40	40	20	40	40	20	40	40	20	40	40
折合人日数（V31）/ 人	4			4			2.4			2.4		
总人日数（V32）/ 人	13											

注：1. 本表摘自《中国营养科学全书》，葛可佑，人民卫生出版社，2004 年 10 月第 1 版。

2. 序号为 1～9。

3. 劳动强度（V27）：1—极轻体力劳动（一般指坐位工种，如办事员、修表工）；2—轻体力劳动（一般指站位工种，如售货员、实验员、教师等）；3—中等体力劳动（学生、驾驶员、电工、金属制造工等）；4— 重体力劳动（农民、舞蹈演员、钢铁工人、运动员等）；5—极重体力劳动（装卸工、伐木工、矿工、采石工等）；6—其他（无体力劳动能力及 12 岁以下儿童）。

4. 生理状况（V28）：0—正常；1—孕妇；2—乳母。

5. 用餐记录（V33～V35）：1—在家用餐；0—未在家用餐。

对于有伙食账目的集体食堂等单位，可查阅过去一定期间食堂的食物消耗量，并根据同一时期的进餐人数，计算每人每天各种食物的摄入量，再按照食物成分表计算这些食物所折合热能和各种营养素的数量。根据调查目的将计算结果与参考值进行比较，评价膳食状况。评价时要注意被调查对象的年龄、性别和劳动强度，不同人群的热能和营养素需要量是不同的，根据不同人群进行评价，才能得出客观结论。

记账法是最早、最常用的方法，该方法的优点在于操作较简单、费用低、人力少，可用于大样本，如家庭调查或养老机构调查。如果食物消耗量随季节变化较大，则采用不同季节内多次短期调查的结果比较可靠。若记录精确和用餐人数统计确实，结果是比较准确的。相比其他方法，记账法可以调查较长时期的膳食。伙食单位的工作人员经过短期培训可以掌握这种方法，定期自行调查。此方法较少依赖于记账人员的记忆，食物遗漏少。不足之处是调查结果只能得到家庭或集体中人均的摄入量，难以分析个人的膳食摄入状况。

（三）称重法

称重法是通过对食物进行称重或估计，了解调查对象当前食物消耗量的方法。

称重法一般可调查 3～7 天的食物消耗情况。在进行称重记录时，对每餐食用前的各种食物及时进行称量、记录，对剩余或废弃部分进行称重并加以扣除，从而得出个人每种食物的准确摄入量。调查时还要注意三餐之外所摄入的水果、糖果和点心、花生、瓜子等零食的称重记录。在大多数膳食调查时并非所有东西都要称量。当称量可能会影响被调查对象正常的饮食习惯时，对其所食用消耗的食物量进行描述也是可以接受的。例如，对食用快餐或在饭店内吃饭的人进行膳食调查时，由于食物品种多，只能靠被调查者描述来估计食物量。称重法精确可靠，但费时费力，还要有被调查对象的配合，所以一般只用于有特殊营养需要的人群，如老年人、特殊疾病患者等。具体调查步骤如下：

1. 称重

称出每餐所用食物的生重，烹调后该食物的熟重，用餐结束时再称出剩余量的重量（熟重），最后计算出各种食物的实际消耗量（熟重）。

实际消耗量（熟重）= 烹调后熟食重量 - 熟食剩余量

2. 生熟折合率

根据烹调前后食物的重量计算生熟折合率（生熟比）。

生熟比 = 食物熟重 / 食物生重

例如，5kg 粳米烧熟后重量为 9kg，那么其生熟比是 9/5=1.8，最后根据生熟比计算出每种食物熟重量相当于生食的重量。以饺子的生熟比换算为例（见表 4-4）进行说明。

实际消耗食物生重 = 实际消耗食物熟重 / 生熟比 =（烹调后熟重 - 熟食剩余量）/ 生熟比

表 4-4　称重食物生熟比换算法

原料	饺子 5 000g（熟）所用原料 /g	生熟比	吃 500g（熟）饺子相当原料量
白菜	2 500	0.5	250
肉	500	0.1	50
面粉	1 000	0.2	100
油	100	0.02	10
盐	25	0.005	2.5

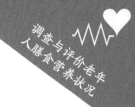

3. 统计每餐就餐人数

统计每餐就餐人数,并计算出总人日数,如果年龄、劳动强度相差很大,应如上述,将各类别的总人日数进行分别登记。

4. 计算出每人每天平均摄入的生食物重量

平均摄入量 = 各种食物实际消耗量(生重)/ 总人日数

再通过食物成分表计算所摄入的各种营养素。目前,由于我国的食物成分表是以食物原料为基础的,因而在称重调查中多数食物要利用生熟比换算成原料量,以便计算各种营养素摄入量。我国部分食物成分表(2002年版)中也分析了一些熟食成品的食物成分含量,如馒头、面条、米饭、糕点及包装食品等,这类食物可直接利用熟食的重量进行调查和分析。

称重法的主要优点是能测定食物份额的大小或重量,比其他方法准确细致,能获得可靠的食物摄入量。摄入的食物可量化,能准确地计算和分析每人每天营养素摄入量,是个体膳食摄入调查的较理想方法。因此,常把称重法的结果作为标准来评价其他方法的准确性。该方法细致准确,但费人力、物力,可用于个人(孕妇、乳母、病人)、家庭或集体单位,不适合大规模调查。

(四)化学分析法

化学分析法是测定调查对象一天内全部食物的营养成分,准确地获得各种营养素的摄入量的方法。

样品的收集方法有两种:一种是双份饭菜法,即制作两份完全相同的饭菜,一份供食用,另一份作为分析样品,烹调人员必须在每餐烹调时,额外加大一倍的饭菜数量;第二种是收集相同成分的方法,即收集整个研究期间消耗的各种未加工的食物或从当地市场上购买相同食物作为样品。但在质量或数量上,收集的样品与食用的不完全一致。

化学分析法由于代价高,仅适合于较小规模的调查。例如,营养代谢试验可了解某种或几种营养素的体内吸收和代谢状况等;研究食物中的一些具有生物活性的成分与疾病的关系,如类胡萝卜素、类黄酮、植物雌激素等,需要得到食物中这些活性成分含量的数据,而在通常的食物成分表中无法找到,就要进行化学分析法测定。

化学分析法的优点在于容易收集样品,能够最可靠地得出食物中各种营养素的实际摄入量。缺点是操作复杂,除非特殊需要精确测定,否则一般不做,目前已很少单独使用,常与其他收集食物消耗量的方法(如称重法)结合使用。

(五)食物频率法

食物频率法是估计被调查者在指定的时期内摄入某些食物频率的方法。这些食物类型是指在各种食物都比较充裕的条件下,以问卷形式进行膳食调查,以调查个体经常性的食物摄入种类,根据每天、每周、每月甚至每年所摄入各种食物的次数或食物的种类来评价膳食营养状况。近年来,此方法被应用于了解一定时间内的日常摄入量,以研究既往膳食习惯和某些慢性疾病的关系。

食物频率法的主要优点是能够迅速得到平时食物摄入种类和摄入量,反映长期营养素摄取模式;可以作为研究慢性病和膳食模式关系的依据;其结果也可作为在群众中进行膳食指导,宣传教育的参考;对调查员要求不高,方法简单,费用少,不影响应答者的饮食习惯,应答率较高。食物频率法的缺点是需要对过去的食物进行回忆,应答者的负担取决于所列食物的数量、复杂性及量化过程等;与其他方法相比,对食物份额大小的量化不准确。另外,编制、验证食物表需要一定时间和精力;该方法不能提供每天之间的变异信息;较长的食物表、较长的回顾时间经常会导致摄入量偏高;

回答有关食物频率问题的认知过程可能十分复杂，比那些关于每天食物模式的问题要复杂得多。当前的食物模式可能影响对过去膳食的回顾，准确性差。

二、膳食调查结果评价

以养老机构或家庭中团体膳食调查结果计算与分析为例：

（一）评价过程流程图（图4-1）

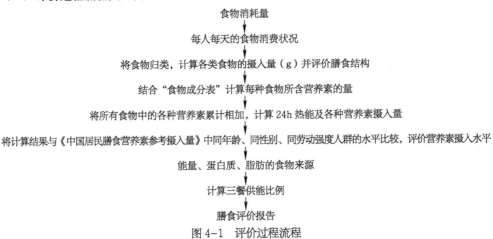

食物消耗量

每人每天的食物消费状况

将食物归类，计算各类食物的摄入量（g）并评价膳食结构

结合"食物成分表"计算每种食物所含营养素的量

将所有食物中的各种营养素累计相加，计算24h热能及各种营养素摄入量

将计算结果与《中国居民膳食营养素参考摄入量》中同年龄、同性别、同劳动强度人群的水平比较，评价营养素摄入水平

能量、蛋白质、脂肪的食物来源

计算三餐供能比例

膳食评价报告

图4-1　评价过程流程

（二）平均每人每天食物摄入量

1. 就餐人日数

人日数是代表被调查者的全部进餐次数。一个人吃早、中、晚三餐为1个人日。在现场调查中，不一定能收集到整个调查期间被调查者的全部进餐次数，应根据餐次比（早、中、晚三餐所摄入的食物量和能量占全天摄入量的百分比）来折算。

个人人日数 = 早餐餐次总数 × 早餐餐次比 + 中餐餐次总数 × 中餐餐次比

+ 晚餐餐次总数 × 晚餐餐次比

例如，规定餐次比是早餐占25%、午餐占40%、晚餐占35%，若家庭中某一成员仅询问到了早、午两餐，则当日人数为1×25%+1×35%=0.25+0.35=0.6（人）。如果进行集体膳食调查，如某养老机构调查，如果三餐能量比各占1/3，早餐有20名、午餐有30名、晚餐有25名，则总人日数等于（20+30+25）×1/3=25（人）；若该养老机构三餐能量分配比为早餐25%、午餐40%、晚餐35%，则人日数计算为20×0.25+30×0.4+25×0.35 ≈ 26（人）。

2. 平均每人每日食物摄入量的计算

平均每人每日食物摄入量是指将调查对象在调查期间所消耗的各种食物量除以人日数所得的平均食物摄入量，单位为"克"，以便用食物成分表计算平均能量及营养素的摄入量。

首先计算食物实际消耗量：食物实际消耗量 = 食物结存量 + 每天购进食物量 - 每天废弃食物总量 - 剩余总量。

平均每人每天各种食物摄入量 = 食物实际消耗量 / 团体就餐人日数

（三）计算各类食物的消耗量

各种营养素的摄取是通过摄入各种食物而获得的，在进行食物归类时应注意有些食物要进行折

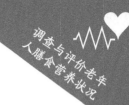

算才能相加，如计算乳类摄入量时，不能将鲜奶与奶粉的消费量直接相加，应按蛋白质含量将奶粉量折算成鲜奶量后再相加。各种豆制品也同样需要折算成黄豆的量，然后才能相加。

奶类和豆类的品种多，在食物成分表中可能不会全部包括。在从黄豆到豆浆，从奶粉到鲜奶进行折算时，可以用该产品质量的100g乘以其蛋白质含量，再除以大豆（鲜奶）蛋白质的含量即可。例如：

1）豆类及其制品，以每百克黄豆中蛋白质的含量（35.1g）比作为系数，折算成黄豆的量。干豆和豆制品按照蛋白质含量折算成大豆的量。计算公式为

$$大豆的量 = 豆制品摄入量 × 蛋白质含量 ÷ 35.1$$

2）乳类食物摄入量按照每1百克各类乳制品中蛋白质的含量与每1百克鲜奶中蛋白质的含量（3g）的比作为系数，折算成鲜奶的量。计算公式为

$$鲜奶量 = 奶制品摄入量 × 蛋白质含量 ÷ 3$$

（四）膳食结构分析评价

膳食结构评价方法是根据被调查老年人的24h膳食调查结果把食物分为十一类，即谷类、薯类、杂豆类、蔬菜、水果、蛋类、畜肉类、鱼虾禽类、乳类、大豆及坚果类、烹调油，统计各类食物的摄入总量。与中国老年人平衡膳食宝塔建议的各类食物参考摄入量进行比较，分析判断各类食物摄入量是否满足人体需要。一方面评价食物的种类是否齐全，是否做到了食物种类多样化；另一方面需要评价各类食物的消费量是否充足。从摄取食物的种类和数量上来看膳食结构是否合理。

中国老年人平衡膳食宝塔是根据《中国居民膳食指南》的核心内容和老年人的生理特点，把平衡膳食的原则转化成各类食物的重量，便于老年人在日常生活中使用。它提出了一个营养上比较理想的膳食结构，可以根据该数据对人群的膳食结构进行评价。中国老年人平衡膳食宝塔详见图3-3。

进行膳食结构分析与评价时注意以下事项：

1）进行食物归类时应注意有些食物，如奶制品和豆制品需要进行折算才能相加。

2）中国老年人平衡膳食宝塔建议的各类食物摄入量是一个平均值和比例，日常生活无须每天都样样依据其推荐的摄入量进食，但是应遵循各层各类食物的大体比例进食。

3）膳食宝塔给出了一天中各类食物摄入量的建议，还要注意合理分配三餐食量。

（五）平均每人每天营养素的摄入量

平均每人每天营养素摄入量是根据"食物成分表"中各种食物的能量及营养素的含量来计算的。计算时要注意调查食物是生重还是熟重，还要注意调查的食物是净重还是市品（毛重）。"食物成分表"中查不到的食物可用近似食物的营养成分代替，但要注明。计算出每天各种营养素的摄入量后，可与中国营养学会制定的《中国居民膳食营养素参考摄入量》进行比较。

（1）计算

食物中某营养素含量 =[食物量（g）/100]× 可食部分比例 × 每百克食物中营养素含量

将每个人所摄入的所有食物营养素的量累加得到每人每天的营养素摄入量。

（2）评价依据　参照DRIs评价个体或群体膳食摄入状况。

（3）个体评价　根据《中国居民膳食营养素参考摄入量》中的（RNI）或（EAR）进行个体营养素摄入量是否充足的评价，相差在10%上下，可以认为合乎要求。

1）如果某个体某种营养素摄入量低于EAR时，我们认为个体该种营养素处于缺乏状态，应该补充。

2）如果某个体某种营养素摄入量达到或超过 RNI 时，我们认为个体该种营养素摄入量是充足的。

3）如果个体某种营养素摄入量在 EAR 和 RNI 之间时，为安全起见，建议进行补充。

（4）群体评价　主要是评估人群中摄入不足或摄入过多的流行情况及亚人群间摄入量差别。

方法：比较日常营养素摄入量与需要量来评估。对有 EAR 的营养素，摄入量低于 EAR 者在人群中占的百分比即为摄入不足的比例数。对有 AI 的营养素，只能比较群体平均摄入量或中位摄入量和 AI 的关系。当平均摄入量低于 AI 时，不能判断摄入不足的比例。

（六）能量来源与蛋白质、脂肪的食物评价

1. 能量的食物来源

计算：①将食物分为谷类、豆类、薯类、其他植物性食物、动物性食物、纯能量食物六大类；②按照六类食物分别计算各类食物提供的能量摄入量及能量总和；③计算各类食物提供的能量占总能量的百分比。

当谷类食物所供给的热能比例高时，维生素 A、核黄素、维生素 C 的供给量将必然减少，目前认为合理的热能食物来源分配比应是：谷类占 60%～65%；豆类及动物性食物不低于 20%。

2. 能量的营养素来源

（1）计算　根据蛋白质、脂肪、碳水化合物的能量折算系数，分别计算出蛋白质、脂肪、碳水化合物三种营养素提供的能量及占总能量的比例。

蛋白质供能比（%）= 蛋白质摄入量（g）×4（kcal/g）/ 热能摄入量（kcal）×100%

脂肪供能比（%）= 脂肪摄入量（g）×9（kcal/g）/ 热能摄入量（kcal）×100%

碳水化合物供能比（%）= 碳水化合物摄入量（g）×4（kcal/g）/ 热能摄入量（kcal）×100%

（2）评价依据　人体的能量来源于蛋白质、脂肪和碳水化合物，三大热能营养素占总能量的比例应当适当。一般来讲，营养素来源的合理分配为：碳水化合物供给的热能应占总热能的 55%～65%；脂肪应占 20%～30%；蛋白质应占 10%～15%。

3. 蛋白质的食物来源

膳食蛋白质因食物来源不同，其营养价值差别很大，对机体健康影响也很大，在进行营养调查时，膳食蛋白质来源为重要的评定内容。蛋白质的食物来源分为谷类、豆类、动物性食物和其他四大类。分别计算各类食物提供的蛋白质的量及蛋白质总量。计算各类食物提供的蛋白质占总蛋白质的百分比，尤其是动物性食物及豆类的比例。

（1）计算　①将食物分为谷类、豆类、动物性食物和其他四大类；②按照四类食物分别计算各类食物提供的蛋白质摄入量及蛋白质总和；③计算各类食物提供的蛋白质占总蛋白质的百分比，尤其是动物性食物及豆类蛋白质占总蛋白质的比例。

（2）评价依据　优质蛋白质包括动物性蛋白质和豆类蛋白质，其中所含的必需氨基酸种类齐全、比例适当，人体利用率高。因此，应在膳食中保证一定量的动物性蛋白质和豆类蛋白质。目前认为比较合理的蛋白质来源分布是：动物蛋白和豆类蛋白应占蛋白质总摄入量的 35%～40%，其他类食物蛋白占 60%～65%。

4. 脂肪的食物来源

（1）计算　①将食物分为动物性食物和植物性食物；②分别计算动物性食物和植物性食物提供的脂肪摄入量和脂肪总量；③计算各类食物提供的脂肪占总脂肪的百分比；④从热能、蛋白质的食物来源分布可以看出调查对象的基本食物结构。

（2）评价依据　一般认为，脂肪提供的能量占总能量30%的范围内，饱和脂肪酸提供的能量占总能量的7%，单不饱和脂肪酸所提供的能量占总能量的10%以内，剩余的能量由多不饱和脂肪酸提供为宜。

（七）食用油和调味品的分配

（1）计算　食用油和调味品的摄入量在个人24小时膳食回顾法调查中没有记录，需要通过在家庭食物称重调查中食用油和调味品的消费量，按照每个家庭成员日均来自除食用油和调味品以外所有食物能量摄入量的比例分配到每个人。

（2）评价依据　中国居民膳食宝塔建议每人每天食用油用量为25～30g，老年人为20～25g。

（八）三餐供能计算和评价

（1）计算　分别把早、中、晚三餐摄入的食物所提供的能量除以一天摄入的总能量乘以100%，就得到三餐提供能量的比例。

（2）评价依据　一般认为，三餐热能合理的分配应为早餐占全天总能量的25%～30%，午餐占全天总能量的30%～40%，晚餐占全天总能量的30%～40%。

（九）膳食调查报告的内容

1）每人每天各种食物的平均摄入状况，见表4-5。

2）平均每人每天营养素摄入量与评价，见表4-6、表4-7。

3）能量的食物来源与能量的营养素来源，见表4-8。

4）能量、蛋白质和脂肪的食物来源，见表4-8。

5）三餐提供能量的比例，见表4-9。

6）膳食营养调查结果、评价与建议，见表4-10。

报告应包括以下表格的内容，表4-10反馈给被调查的老年人。

表4-5　每人每天食物的平均摄入状况

类别	食物原料名称	摄入量	宝塔建议量
谷类			
薯类			
杂豆类			
合计			
蔬菜			
合计			

（续）

类别		食物原料名称	摄入量	宝塔建议量
水果				
	合计			
蛋类				
	合计			
水产品				
	合计			
肉类				
	合计			
乳类				
	合计			
大豆类				
	合计			
烹调油				
食盐				

表 4-6　平均每人每天营养素摄入量计算

类别	原料名称	重量/g	能量/kJ	蛋白质/g	脂肪/g	碳水化合物/g	维生素A/μg视黄醇当量	胡萝卜素/μg	硫胺素/mg	核黄素/mg	烟酸/mg	维生素C/mg	钙/mg	铁/mg	碘/mg	锌/mg	硒/μg
谷类																	
薯类																	
杂豆类																	
合计																	
蔬菜																	
合计																	

（续）

类别	原料名称	重量/g	能量/kJ	蛋白质/g	脂肪/g	碳水化合物/g	维生素A/μg 视黄醇当量	胡萝卜素/μg	硫胺素/mg	核黄素/mg	烟酸/mg	维生素C/mg	钙/mg	铁/mg	碘/mg	锌/mg	硒/μg
水果																	
合计																	
蛋类																	
合计																	
水产品																	
合计																	
肉类																	
合计																	
乳类																	
合计																	
大豆类																	
合计																	
烹调油																	
食盐																	
合计																	

表 4-7 平均每人每天营养素摄入量评价

营养素	摄入量	推荐摄入量	可耐受最高摄入量
能量/kJ			
蛋白质/g			
脂肪/g			
碳水化合物/g			
维生素A/μg 视黄醇当量			
胡萝卜素/μg			
硫胺素/mg			
核黄素/mg			
烟酸/mg			
维生素C/mg			
钙/mg			
铁/mg			
碘/mg			
锌/mg			
硒/μg			

表 4-8　能量、蛋白质和脂肪的食物来源

项目	食物种类	摄入量 /kcal 或 g	占总摄入能量的百分比（%）
能量的食物来源	谷类		
	豆类		
	其他植物性食物		
	动物性食物		
	纯能量食物		
能量的营养素来源	蛋白质		
	脂肪		
	碳水化合物		
蛋白质的食物来源	谷类		
	豆类		
	动物性食物		
	其他食物		
脂肪的食物来源	动物性食物		
	植物性食物		

表 4-9　三餐提供能量的比例

餐次	摄入量 /kcal	占总摄入能量的百分比（%）
早餐		
中餐		
晚餐		

表 4-10　膳食营养调查结果、评价与建议

被调查者姓名：　　　　　　　　　性别：　　　　　　　　　年龄：

膳食调查结果：

24h 摄入的营养素含量如下：

能量（kJ）：　　　　　　　蛋白质（g）：　　　脂肪（g）：　　　碳水化合物（g）：

维生素 A（μg 视黄醇当量）：　　胡萝卜素（μg）：　　硫胺素（mg）：

核黄素（mg）：　　　　　烟酸（mg）：　　　维生素 C（mg）：

钙（mg）：　　　铁（mg）：　　　锌（mg）：　　　碘（mg）：　　　硒（μg）：

评价：

建议：

由于计算的是 24h 的膳食结果，不具有代表性，以上建议仅供参考

日期：　　　调查人员：

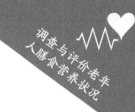

任务实施

对本任务中任务情境中的案例进行膳食调查结果分析评价。

解析：

1. 每人每天各种食物的平均摄入状况记录

首先将被调查者一天的所有食物进行分类：谷类及其制品、豆类、薯类、动物性食物（蛋类、水产品、肉类、乳类）、纯能量食物（植物油、动物油、食用糖、淀粉、酒精）、其他（除上述五类食物之外的所有食物）。然后，将相同类相加归纳在一起。根据董奶奶的基本信息，通过查中国居民膳食营养素参考摄入量得出董奶奶一天的能量摄入为 1 700kcal，再根据表 3-8 和中国老年人膳食指南查出每类食物的宝塔建议量，然后填入表 4-11 中。

表 4-11 董奶奶每天各种食物的平均摄入状况记录

类别		食物原料名称	摄入量	宝塔建议量
谷类 薯类 杂豆类		小麦粉	75g	
		稻米	200g	
	合计		275g	225g
蔬菜		油菜	300g	
		芹菜	160g	
	合计		460g	300g
水果		桃	175g	
		西瓜	625g	
		哈密瓜	250g	
	合计		1 050g	200g
蛋类		鸡蛋	60g	
	合计		60g	25g
水产品			0	
	合计		0	50g
肉类		猪瘦肉	105g	
	合计		105g	50g
乳类		牛奶	250mL	
	合计		250mL	300mL
大豆类			0	
	合计		0	30g
烹调油		大豆油	40g	20g

2. 计算各种营养素摄入量

按照食物原料名称查找"食物成分表"对应数值，计算能量和各营养素的摄入量。注意食物的可食部分。

可食部分营养素计算可以通过下面的公式进行：

$$X = A \times EP / 100$$

式中　X——100g 食品中某营养素的含量；

　　　A——每 100g 可食部分食物中该营养的含量；

　　　EP——可食用部分比例。

例：按照"食物成分表"查出稻米和油菜的营养成分见表4-12，计算稻米和油菜的营养素摄入量。

表4-12 稻米和油菜的营养成分表

食品名	可食部（%）	能量/kcal	蛋白质/g	脂肪/g	碳水化合物/g	维生素A/μg视黄醇当量	硫胺素/mg	核黄素/mg	烟酸/mg	维生素C/mg	钙/mg	铁/mg	锌/mg	硒/μg
稻米	100	346	7.4	0.8	77.9		0.11	0.05	1.9		13	2.3	1.7	2.23
油菜	87	23	1.8	0.5	38	103	0.04	0.11	0.7	36	108	1.2	0.33	0.79

由稻米摄入量为200g，油菜摄入量为300g，由于稻米的可食部为100%，食物的表4-12中表示的是每100g食物所含有的营养素的含量，因此，200g稻米中所含有的各种营养素的量计算如下：

蛋白质：200×7.4/100=14.8（g）。

脂肪：200×0.8/100=1.6（g）。

硫胺素：200×0.11/100=0.22（mg）。

依次计算出摄入的200g稻米中其他营养素的含量。

油菜的可食部为87%，则先依据可食部营养素计算公式 $A \times EP/100$ 计算出100g市售食物营养成分的含量，再根据食物的摄入量来计算所摄入的营养素的含量。计算如下：

100g市售油菜中蛋白质含量：1.8×87/100=1.57（g）。

100g市售油菜中脂肪含量：0.5×87/100=0.44（g）。

100g市售油菜中硫胺素含量：0.04×87/100=0.03（mg）。

依次计算出100g市售油菜中其他营养素的含量。

摄入的油菜量为300g，则摄入的油菜提供的营养素的含量计算如下：

蛋白质：300×1.57/100=4.71（g）。

脂肪：300×0.44/100=1.32（g）。

硫胺素：300×0.03/100=0.09（mg）。

依次计算出由300g油菜提供的其他营养素的含量。

将董奶奶一天所摄入的所有食物提供的营养素含量相加，得出表4-13。

表4-13 营养素摄入量计算

营养素	能量/kcal	蛋白质/g	脂肪/g	碳水化合物/g	维生素A/μg视黄醇当量	硫胺素/mg	核黄素/mg	烟酸/mg	维生素C/mg	钙/mg	铁/mg	锌/mg	硒/μg
摄入量	1 966	69	63.9	282	1 052	1.33	1.32	15	162	722	18	12	36.4

3. 根据《中国居民膳食营养素参考摄入量》对董奶奶一天摄入的营养素进行评价（见表4-14）

表4-14 营养素摄入量评价

营养素	摄入量	推荐摄入量	占推荐摄入量（%，RNI或AI）	UL值
能量/kcal	1 966	1 600	123	
蛋白质/g	69	55	125	
脂肪/g	63.9	20%～30%	范围内	
碳水化合物/g	282	50%～65%	范围内	

（续）

营养素	摄入量	推荐摄入量	占推荐摄入量（%，RNI 或 AI）	UL 值
维生素 A/μg 视黄醇当量	1 052	700	150	3 000
硫胺素 /mg	1.33	1.3	102	
核黄素 /mg	1.32	1.4	94	
烟酸 /mg	15	13	115	35
维生素 C/mg	162	100	162	1 000
钙 /mg	722	1 000	72	2 000
铁 /mg	18	15	120	50
锌 /mg	12	11.5	104	37
硒 /μg	36.4	50	73	400

4. 计算能量摄入量及营养素来源

根据"食物成分表"，分别计算各类食物三大产能营养素的摄入量，再计算出三大产能营养素提供的能量。

例如：根据"食物成分表"计算出董奶奶一天摄入的蛋白质为 69g，脂肪为 63.9g，碳水化合物为 282g，则她的膳食中三大产能营养素提供的能量为：

蛋白质：69×4=276（kcal）。

脂肪：63.9×9=575（kcal）。

碳水化合物：282×4=1 128（kcal）。

利用公式计算动物性食物和植物性食物提供的能量占总能量的百分比。

公式：供能百分比 = 同类食物供给的所有能量 ÷ 全天摄入的总能量 ×100%。

例如，任务情境中的案例，若全天来源于动物性食物的种类和数量已知，通过查阅"食物成分表"，可知能提供 361kcal 能量，则动物性食物供能比为：361÷1 966=18.4%，动物性食物提供的能量占全天总能量的 18.4%；来源于植物性食物的能量是 1 966 − 361=1 605（kcal），则植物性食物供能比为：1 605÷1 966=81.6%，植物性食物提供的能量占全天总能量的 81.6%。植物性食物又可细分为谷类、豆类、薯类、其他植物性食物。烹调油属于纯能量食物。再分别对同类食物供给的能量进行相加。

5. 计算三大产能营养素提供的能量占总能量的比例

提供能量百分比 = 各类营养素提供的能量 ÷ 全天摄入的总能量 ×100%

如上例：来源于蛋白质的能量比例 =276÷1 966×100% ≈ 14%。

来源于脂肪的能量比例 =575÷1 966×100% ≈ 29%。

来源于碳水化合物的能量比例 =1 128÷1 966×100% ≈ 57%。

6. 计算蛋白质、脂肪的食物来源

公式：各类食物提供的蛋白质的量 ÷ 全天摄入的蛋白质的总量 ×100%。

各类食物提供的脂肪的量 ÷ 全天摄入的脂肪的总量 ×100%。

按照 4、5、6 中涉及的计算公式，得出董奶奶的能量、蛋白质、脂肪的食物来源，见表 4-15。

表 4-15　能量、蛋白质和脂肪的食物来源

项目	食物种类	摄入量	占总摄入能量的百分比
能量的食物来源	谷类	950kcal	48.3%
	豆类	0	0
	薯类	0	0
	其他植物性食物	295kcal	15.0%
	动物性食物	361kcal	18.4%
	纯能量食物	360kcal	18.3%
能量的营养素来源	蛋白质	276kcal	14%
	脂肪	575.1kcal	29%
	碳水化合物	1 128kcal	57%
蛋白质的食物来源	谷类	23.2g	33.6%
	豆类	0	0
	动物性食物	35.8g	51.9%
	其他食物	10g	14.5%
脂肪的食物来源	动物性食物	19.1g	29.9%
	植物性食物	44.8g	70.1%

7. 计算三餐的供能比

公式：早餐提供的能量 ÷ 全天摄入的总能量 ×100%。

中餐提供的能量 ÷ 全天摄入的总能量 ×100%。

晚餐提供的能量 ÷ 全天摄入的总能量 ×100%。

根据计算公式，得出董奶奶的三餐供能比，见表 4-16。

表 4-16　三餐提供能量的比例

餐次	摄入量 /kcal	占总摄入能量的百分比（%）
早餐	586	30
中餐	610	31
晚餐	770	39

8. 膳食调查结果初步分析

1）三餐供能比为早餐：中餐：晚餐 =30%:31%:39%。

2）优质蛋白质摄入比例为 51.9%，无豆类蛋白质摄入。

3）动物性脂肪摄入量占 29.9%；植物性脂肪摄入量占 70.1%；油脂摄入量为 40g，大于推荐摄入量 20g。

4）三大产能营养素供能比例为蛋白质：脂肪：碳水化合物 =14%:29%:57%。

5）豆类和薯类食物缺乏，鱼虾类食物缺乏，谷类食物适中，蔬菜和乳类摄入量与推荐量接近，畜禽肉类、蛋类、水果摄入量大大超出了推荐摄入量，尤其是水果的摄入量。

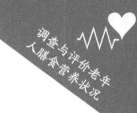

9. 形成膳食调查结果、评价与建议（表4-17）

表4-17 膳食营养调查结果、评价与建议

被调查者姓名：董奶奶	性别：女	年龄：67岁

膳食调查结果：

24h摄入的营养素含量如下：

能量 <u>1 966</u>kcal，　　　　蛋白质 <u>69</u>g，　　脂肪 <u>63.9</u>g　　碳水化合物 <u>282</u>g

维生素A<u>1 052</u>μg视黄醇当量，　硫胺素 <u>1.33</u>mg，　核黄素 <u>1.32</u>mg，　烟酸 <u>15</u>mg，　　　维生素C<u>162</u>mg

钙 <u>722</u>mg，　　铁 <u>18</u>mg，　　锌 <u>12</u>mg，　　硒 <u>36.4</u>μg

评价：

　　董奶奶一天的膳食营养摄入中，维生素A、维生素C和铁过量，钙和硒缺乏，其他的都比较适宜。三大功能营养素供能比基本适宜；缺乏豆类蛋白质的摄入；油脂摄入量过多，超过推荐摄入量的20g；与中国居民膳食平衡宝塔比较，豆类和薯类食物缺乏，鱼虾类食物缺乏，谷类食物适中，蔬菜和乳类摄入量与推荐量接近，畜禽肉类、蛋类、水果摄入量大大超出了推荐摄入量，尤其是水果的摄入量。饮食结构欠平衡。三餐供能比例不恰当，尤其是晚餐摄入能量比较高，不利于董奶奶的身体健康

建议：

　　控制油脂的摄入。增加豆类食物的摄入量，尽量保证每天都有豆类或豆制品食物的摄入。增加水产品的摄入量，有条件尽量选择深海鱼。水果中糖分的含量有点高，应控制摄入量。控制畜肉的摄入量，尽管是瘦肉，但其脂肪的含量也不低，为了保证食物的多样性，尽量选择多种多样的动物性食物

由于计算的是一天的膳食结果，不具有代表性，以上建议仅供参考

　　　　　　　　　　　　　　　　　　　　　日期：　　　调查人员：

➡️ 同步训练

　　张某，男性，73岁，身高167cm，体重63kg，退休在家，无糖尿病史，其一天的膳食摄入情况见表4-18，请对张某这一天的膳食情况进行分析与评价。

表4-18 张某一天的膳食情况摄入记录

张某男	73岁	身高：167cm	体重：63kg	劳动强度：轻体力劳动

饮食时间	食物名称	原料名称	原料质量
早餐	馒头1个	小麦粉	50g
	鸡蛋1个	鸡蛋	65g
	稀饭1碗	稻米	60g
	凉拌豆干	豆腐干	80g
		大豆油	5g
	苹果1个	苹果	150g
中餐	米饭1碗	稻米	100g
	炒莜麦菜1份	莜麦菜	150g
		大豆油	10g
	清蒸鲫鱼	鲫鱼	100g
	香蕉1根	香蕉	100g
晚餐	米饭1碗	稻米	100g
	肉末烩豆腐1份	豆腐	125g
		猪瘦肉	25g
		大豆油	15g
	凉拌黄瓜1份	黄瓜	160g
	鸭梨两片	鸭梨	125g

任务二 评价老年人营养状况

任务情境

营养的好坏直接关系到老年人的身体健康、抗病能力和寿命的长短。改善老年人营养状况对提高老年人生活质量，降低社会负担有重要意义。随着社会的发展，家庭规模的缩小，以及城市生活、工作的压力等，使得传统的家庭养老功能弱化，社会养老迅速发展。养老机构作为社会养老的一部分，其作用非常重要。据报道，我国许多养老机构的老年人营养不良，影响了老年人的健康状况与生活质量。面对我国如此庞大的老年人群，评价老年人营养状况，对采取有效措施预防并及时纠正营养不良具有重要意义。

任务描述

请分析应该从哪些方面对老年人的营养状况进行评价，以及如何评价。

知识储备

在对老年人营养状况进行评价时，常用的方法有体格测量及生化检查。

一、体格测量

人体体格测量的根本目的是评价机体膳食营养状况。可以反映人体营养状况的指标很多，不同年龄、不同生理状况的人选用的体格测量指标有所不同，而且指标的测定方法也存在着较大差异。例如，成年人最常用的体格测量指标是身高、体重、上臂围、腰围、臀围和皮褶厚度等，其中以身高和体重最重要，因为它综合反映了蛋白质、能量及其他一些营养素的摄入、利用和储备情况，反映了机体、肌肉、内脏的发育和潜在能力。对成人而言，由于身高已基本无变化，当蛋白质和能量供应不足时，体重的变化更灵敏，因此常作为了解蛋白质和能量摄入状况的重要观察指标。

（一）体格测量指标及方法

常用的人体体格测量指标有身高、体重等。

1. 身高

测量方法：被测者上肢自然下垂，足跟并拢，足尖分开呈60°，足跟、骶骨部及两肩间区与立柱相接触，躯干自然挺直，头部正直，耳屏上缘与眼眶下缘呈水平位。将水平压板轻轻沿立柱下滑，轻压于被测者头顶，读数，精确至0.1cm。

2. 体重

体重值一天中会随着进食、运动、排泄而有波动，一般在早晨测量较为适宜（清晨空腹）。

测量方法：体重秤应放在平稳的地面上，在测量前必须调整零点，有条件的应对体重秤进行调试，达不到要求的秤不能使用。称重之前应排尽大小便，测量时应脱去鞋帽和外衣，仅穿背心

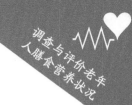

和短裤，测量时待被测量者在体重秤上站稳后读数，读数以"千克"为单位，精确到 0.1kg。

调试方法：用量筒取 10L 水于容器中，以 10L 水为参照物，每次增加 10L 水与体重秤显示的数值进行比较，来判断体重秤是否符合标准，误差不能超过 0.1kg。

3. 胸围

测量方法：被测者自然站立，两脚分开与肩同宽，双肩放松，两上肢自然下垂，平静呼吸。将卷尺上缘经背部肩胛下角下缘向胸前绕一周。男生及未发育女生，卷尺下缘在胸前沿乳头上缘；已发育女生，卷尺在乳头上方与第四肋骨平齐。卷尺围绕胸部的松紧度应适宜，以对皮肤不产生明显压迫感为度。应在被测者吸气尚未开始时读数，精确至 0.1cm。

4. 腰围

测量方法：被测者自然站立，平视前方。测量者甲选肋下缘最底部和髂前上棘连线的中点，以此中点将卷尺水平围绕一周，在被测者吸气末、呼气未开始时读数。测量者乙要充分协助，观察卷尺围绕腰的水平面是否与身体垂直，并记录读数，精确至 0.1cm。

5. 臀围

臀围是臀部向后最突出部位的水平围度。

测量方法：被测者自然站立，臀部放松，平视前方。将卷尺置于臀部向后最突出部位，以水平围绕臀一周测量，读数，精确至 0.1cm。

6. 上臂围

上臂围与体重密切相关。上臂紧张围与上臂松弛围二者之差，反映了肌肉的发育状况。一般差值越大越说明肌肉发育状况越好，反之则说明脂肪发育状况良好。

（1）上臂紧张围　上臂紧张围是指上臂肱二头肌最大限度收缩时的围度。

测量方法：被测者上臂斜平举约 45°，手掌向上握拳并用力屈肘；将卷尺在上臂肱二头肌最粗处绕一周进行测量。

（2）上臂松弛围　上臂松弛围是指上臂肱二头肌最大限度松弛时的围度。

测量方法：在测量上臂紧张围后，将卷尺保持原来的位置不动，令被测者将上臂缓慢伸直，将卷尺在上臂肱二头肌最粗处绕一周进行测量。

7. 皮褶厚度

皮褶厚度是衡量个人营养状况和肥胖程度较好的指标。测定部位有上臂肱三头肌部、肱二头肌部、肩胛下角腹、髂峰上部，其中前三个部位最重要，可分别代表个体肢体、躯干、腰腹等部分的皮下脂肪堆积情况，对判断肥胖和营养不良有重要价值。

（1）肱三头肌部皮褶厚度

测量方法：被测者自然站立，被测部位充分裸露。用油笔标记出右臂后面从肩峰到尺骨鹰嘴连线中点处。用左手拇指和食指、中指将被测部位皮肤和皮下组织夹提起来。在该皮褶提起点的下方用皮褶计测量其厚度，用右拇指松开皮褶计钳柄，使钳尖部充分夹住皮褶；在皮褶计指针快速回落后立即读数。连续测量三次，读数以"毫米"为单位，精确到 0.1mm。

（2）肱二头肌部皮褶厚度

测量方法：被测者自然站立，被测部位充分裸露。被测者上臂放松自然下垂，测量者取肱二头肌肌腹中点处（基本与乳头平），为肩峰与肘鹰嘴连线中点上 1cm，并用油笔标记出该点。顺自然皮褶方向，用左手拇指和食指、中指将被测部位皮肤和皮下组织夹提起来。在该皮褶提起点的下方用皮褶计测量其厚度，用右拇指松开皮褶计钳柄，使钳尖部充分夹住皮褶；在皮褶计指针快速回落后立即读数。连续测量三次，读数以"毫米"为单位，精确到 0.1mm。

（3）肩胛下角皮褶厚度

测量方法：被测者自然站立，被测部位充分裸露。测量者用油笔标出右肩胛下角位置。在右肩胛骨下角下方 1cm 处，顺自然皮褶方向（即皮褶走向与脊柱成 45°），用左手拇指和食指、中指将被测部位皮肤和皮下组织夹提起来。在该皮褶提起点的下方用皮褶计测量其厚度，用右拇指松开皮褶计钳柄，使钳尖部充分夹住皮褶；在皮褶计指针快速回落后立即读数。连续测量三次，读数以"毫米"为单位，精确到 0.1mm。

（4）髂嵴上部皮褶厚度

测量方法：被测者自然站立，被测部位充分裸露。在腋前线向下延伸与髂嵴上相交点垂直捏起皮褶。在该皮褶提起点的下方用皮褶计测量其厚度，用右拇指松开皮褶计卡钳钳柄，使钳尖部充分夹住皮褶；在皮褶计指针快速回落后立即读数。连续测量三次，读数以"毫米"为单位，精确到 0.1mm。

（二）体格测量指标的评价

体重、身高是人体测量资料中最基础的数据，可以从生长发育的角度反映整体的营养状况。体重可以反映或长或短时间内营养状况的变化。短期的体重变化主要反映体液平衡的改变，较长期的体重变化则代表组织重量的变化。

1. 常用的体重评价指标

（1）实际体重占理想体重百分比　计算公式如下：

实际体重占理想体重百分比（%）= 实际体重（kg）/ 理想体重（kg）×100%

理想体重最常用的计算公式如下：

男性成人理想体重（kg）= 身高（cm）−105

女性成人理想体重（kg）= [身高（cm）−100]× 0.9

实际体重占理想体重百分比的评价标准为：实际体重占理想体重百分比为 90% ~ 110% 时可判定为体重正常，小于 80% 为消瘦，80% ~ 90% 为偏轻，110% ~ 120% 为超重，120% ~ 130% 为轻度肥胖，130% ~ 150% 为中度肥胖，大于 150% 为重度肥胖。

（2）身体质量指数（Body Mass Index，BMI）　身体质量指数是评价 18 岁以上成人群体营养状况的常用指标。它不仅较敏感地反映体形胖瘦程度，而且与皮褶厚度、上臂围等营养状况指标的相关性也较高。BMI 是目前最常用的反映体重与身高状况的指数，是评价肥胖和消瘦的良好指标。计算公式如下：

$$体质指数 = 体重（kg）/[身高（m）]^2$$

BMI 的评价标准有多种，除世界各国广泛采用的 WHO（世界卫生组织）成人标准外，还有针对亚太地区人群的亚洲成人标准，以及我国国内发布的标准。其中，第二种标准很少有人采用。

1）WHO 成人标准，见表 4–19。

表 4–19　WHO 发布的成人 BMI 评定标准

等级	BMI 值 /（kg/m²）	等级	BMI 值 /（kg/m²）
营养不良	<18.5	一级肥胖	30.0 ~ 34.9
正常	18.5 ~ 24.9	二级肥胖	35.0 ~ 39.9
肥胖前状态	25.0 ~ 29.9	三级肥胖	≥ 40.0

2）亚太地区标准。世界卫生组织肥胖专家顾问组在 2002 年提出亚洲成人 BMI 评定标准为：小于 18.5kg/m² 为体重过低，18.5 ～ 22.9kg/m² 为正常，大于或等于 23.0kg/m² 为超重，23.0 ～ 24.9kg/m² 为肥胖前期，25.0 ～ 29.9kg/m² 为一级肥胖，大于或等于 30.0kg/m² 为二级肥胖。

3）国内标准。国际生命科学学会中国办事处中国肥胖问题工作组提出中国成年人 BMI 评定标准为：小于 18.5kg/m² 为体重过低，18.5 ～ 23.9kg/m² 为正常，24.0 ～ 27.9kg/m² 为超重，大于 28.0kg/m² 为肥胖。具体标准见表 4-20。

表 4-20　我国成人 BMI 判定标准

等级	BMI 值 /（kg/m²）	等级	BMI 值 /（kg/m²）
重度蛋白质—能量营养不良	<16.0	正常	18.5 ～ 23.9
中度蛋白质—能量营养不良	16.0 ～ 17.4	超重	24.0 ～ 27.9
轻度蛋白质—能量营养不良	17.5 ～ 18.4	肥胖	≥ 28.0

2. 腰臀比（Waist-hip Ratio，WHR）

腰臀比是指分别测量腰围与臀围，再计算出其比值。正常成人 WHR 为：男性 <0.9，女性 <0.85，超过此值为中央型（又称腹内型、内脏型）肥胖。中国人虽然高 BMI 者的数量不多，但实际上可能有脂肪堆积和（或）分布异常，值得进一步调查研究。

3. 皮褶厚度

皮褶厚度测量可以测定皮下脂肪的含量，间接推算体脂总量，判定营养状况，还可以根据皮褶厚度的变化反映机体能量代谢的变化。

皮褶厚度主要测定部位有上臂肱三头肌部、肱二头肌部、肩胛下角腹部、髂嵴上部。根据测量的数值，可以按下式推算全身体脂含量（Total Body Fat，TBF），计算结果大于 20% 为体脂过多。

总体脂 =[0.91 137× 肱三头肌皮褶厚度 +0.17871× 肩胛下角皮褶厚度
+0.15 381× 髂嵴上部皮褶厚度 -3.60 146]×100%

肩胛下皮褶厚度，以肩胛下皮褶厚度与肱三头肌皮褶厚度之和来判断。评价标准见表 4-21、表 4-22。

肱三头肌皮褶厚度正常参考值：男性为 8.3mm，女性为 15.3 mm。实际值达到正常值的 90% 以上为正常；80% ～ 90% 为轻度营养不良；60% ～ 80% 为中度营养不良；小于 60% 为重度营养不良。评价标准见表 4-22。

表 4-21　肩胛下皮褶厚度的评价标准

性别	消瘦	正常	肥胖
男	<10mm	10 ～ 40mm	>40mm
女	<20mm	20 ～ 50mm	>50mm

表 4-22　肱三头肌皮褶厚度评价标准（实测值 / 参考值）

分类	无皮下脂肪	体脂重度减少	体脂中度减少	体脂轻度减少	正常	肥胖
结果	<5mm	<60%	60% ～ 80%	80% ～ 90%	90% ～ 110%	>120%
参考值：男性 8.3mm，女性 15.3mm						

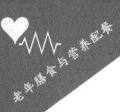

4. 上臂围

上臂围是测量骨骼肌含量的指标，与皮褶厚度测量结果合用可以综合反映机体的构成情况。我国成人男性上臂围平均为 27.5cm，女性为 25.8cm。测量值大于参考值的 90% 为营养正常，80%～90% 为轻度营养不良，60%～80% 为中度营养不良，小于 60% 为重度营养不良。

二、生化检查

生化检查是借助生理、生化实验手段评价营养状况的临床常用方法，还可用于营养治疗效果的评价。生化检查一般包括营养指标和免疫指标检查。常见的检查内容包括：①血液中营养素或其标志物含量的测定；②血液、尿液中营养素代谢产物含量的测定；③与营养素有关的血液成分或酶活性的测定；④测定血、尿中因营养素不足而出现的异常代谢产物；⑤进行负荷、饱和及同位素实验。营养状况的实验室检查目前常常测定的样品为血液、尿样等，主要内容包括：

1. 血红蛋白（Hemoglobin，Hb）

采用氰化高铁血红蛋白测定法测定血红蛋白。血红蛋白正常值：成年男性 Hb>120g/L，成年女性 Hb>110g/L。成年男性 Hb<120g/L，成年女性 Hb<110g/L，孕妇 Hb<100g/L，即认为贫血。根据血红蛋白降低程度的不同，对成年人贫血划分为以下四级，见表 4-23。

表 4-23　贫血的分级

级别	血红蛋白 /（g/L）	临床表现
轻度	91～120（男）　　91～110（女）	症状轻微
中度	61～90	体力劳动后感到心慌、气短
重度	31～60	卧床休息时也感心慌、气短
极重度	<30	常合并贫血心脏病

2. 白蛋白（Albumin，ALB）

人血白蛋白是判断蛋白质营养不良的可靠指标，正常值为 35～55g/L，白蛋白 / 球蛋白比值的正常范围是 1.5～2.5。

由于白蛋白在体内的半衰期较长（20天），急性蛋白质丢失或短期内蛋白质摄入不足时，白蛋白仍可以维持正常，因此，白蛋白主要用于评价机体较长时期内的蛋白质营养状况，不宜用于评价短期营养治疗效果。如果白蛋白下降，说明摄入量不足以持续较长时间；持久性降低说明蛋白质摄入量不足。

3. 前白蛋白

血清前白蛋白又称甲状腺素结合蛋白或维生素 A 转运蛋白，半衰期较短（1.9天），能比较敏感地反映近期蛋白质营养状况。正常值为 250～500mg/L。但前白蛋白的含量易受多种疾病的影响，如不伴营养不良的感染状态下含量可能下降，肾衰时可能升高等。因此，前白蛋白不宜作为高应激状态下的营养评价指标。

4. 血清铁

血清铁水平不稳定，易受进食状况及其他生理情况影响，所以不能单用血清铁浓度来判断是否缺铁，应结合其他指标综合判断。当生理性缺铁需要量增加、各种慢性失血引起的铁丢失过多及铁摄入不足时，血清铁降低；而急性肝炎、恶性贫血、再生障碍性贫血等，血清铁增高。血清铁测定参考值见表4-24。

表4-24 血清铁测定参考值

类别	法定单位 / (μmol/L)	惯用单位 / (μg/L)
新生儿	18 ～ 45	1 000 ～ 2 500
婴儿	7 ～ 18	400 ～ 1 000
儿童	9 ～ 12	500 ～ 1 200
成年女性	9 ～ 29	400 ～ 1 500
成年男性	13 ～ 31	500 ～ 1 600

注：检验方法为亚铁嗪比色法。

5. 血清铁蛋白

血清铁蛋白是检查体内铁缺乏的最敏感的指标，其量的多少是判断体内缺铁还是铁负荷过量的指标。测定铁蛋白的方法使用放射免疫法或酶联免疫法。在缺铁早期，血清铁蛋白即可减少，血清铁蛋白小于16 ～ 200μg/L（放射免疫法），或者血清铁蛋白小于10μg/L（酶联免疫法）。

血清铁蛋白最主要的功能是储存铁，当发生缺铁性贫血、营养不良时，血清铁蛋白降低。血清铁蛋白参考值见表4-25。

表4-25 血清铁蛋白参考值

类别	法定单位 / (μmol/L)	惯用单位 / (μg/L)
新生儿	25 ～ 200	25 ～ 200
1个月	200 ～ 600	200 ～ 600
2 ～ 5个月	50 ～ 200	50 ～ 200
6 ～ 15岁	7 ～ 140	7 ～ 140
成年女性	12 ～ 150	12 ～ 150
成年男性	150 ～ 200	150 ～ 200

6. 运铁蛋白

运铁蛋白的正常值为2.0 ～ 4.0g/L，在肝脏合成，半衰期为8.8天，能及时反映内脏蛋白质的急剧变化。但其含量易受多种疾病与体内铁含量的影响。

几种血浆蛋白质的评价标准见表4-26。

表4-26 血浆蛋白质评价指标

蛋白质	正常值	轻度缺乏	中度缺乏	重度缺乏
白蛋白 / (g/L)	35 ～ 55	30 ～ 35	25 ～ 30	<25
前白蛋白 / (mg/L)	250 ～ 500	150 ～ 250	100 ～ 150	<100
运铁蛋白 / (g/L)	2.0 ～ 4.0	1.5 ～ 2.0	1.0 ～ 1.5	<1.0

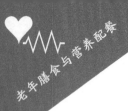

7. 视黄醇结合蛋白

视黄醇结合蛋白的半衰期非常短（10～12h），故又称快速反应蛋白，常用于评价近期营养支持疗效。缺点是易受机体其他非营养因素干扰，缺乏特异性。正常值为 40～70μg/L。

8. 血脂

为了早期发现与诊断高脂蛋白血症，协助诊断动脉粥样硬化症，评价动脉粥样硬化疾患及监测评价饮食与药物治疗的效果，常常进行血液血脂的检测。血脂指标一般包括胆固醇、甘油三酯、血浆脂蛋白的测定。

9. 血清甲状腺素（T3/T4）、促甲状腺激素（TSH）

血清中甲状腺激素的测定包括总 T3(ТТ3)、游离 T3(FT3)、总 T4(ТТ4)、游离 T4(FT4) 的测定。其中，T3 及 T4 或 FT4 的下降及 TSH 升高是碘缺乏的指征。

10. 血清维生素 A

维生素营养状况可分为五类：缺乏、较少（边缘状态）、充足、过多和中毒。充足状态是指无临床体征，生化指标正常，生理功能完好，体内总储存量足以应付各种各样的应激状态和短期的低膳食摄入。关于缺乏和过多，只凭临床症状往往难以确定。维生素 A 营养状况应根据生化指标、临床表现，结合生理情况、膳食摄入情况综合给予判定。

11. 尿负荷试验

水溶性维生素在体内没有特殊的储备组织和器官。当机体处于缺乏状态下一次摄入大剂量时将首先满足机体的需要，从尿中排出量相对减少；反之，如果机体营养状态良好，则从尿中排出较多。因此，可以用尿负荷试验的结果对机体营养状况做出评价。常用负荷试验的维生素有维生素C、硫胺素、核黄素、烟酸。在实际检测中一般让受试者口服一定量维生素，收集 4h 的尿液，测定该维生素的排出量，水溶性维生素营养评价见表 4-27。

表 4-27　水溶性维生素营养评价（尿负荷试验）

类别	正常	不足	缺乏
维生素 C	≥ 10mg	3～10mg	≤ 3mg
硫胺素	≥ 200μg	100～200μg	≤ 100μg
核黄素	≥ 1 300μg	500～1 300μg	≤ 500μg
烟酸	3.0～3.9mg	2.0～2.9mg	2.0mg

常用的人体营养水平诊断参考指标及数值常受民族、体质、环境因素等多方面影响，因而是相对的。

任务实施

学习老年营养状况测定的方法，然后分小组分析讨论并做汇报。（提示：从体格测量和生化检查着手）

同步训练

教师做示范，引导学生对常见的体格测量指标的测量方法进行练习，并熟悉常见指标在营养状况评价中的运用。

项目小结

  本项目包括调查与评价老年人膳食和评价老年人营养状况两个任务。本项目主要内容包括膳食调查方法、膳食调查结果与评价、体格测量和生化检查四个方面。其中，膳食调查结果与评价是本项目的重点，要求掌握适合老年人的膳食调查方法，并对膳食调查结果进行分析和评价，为指导老年人的膳食提供依据。体格测量也是本项目的重点，主要介绍了与人体营养状况评价相关的几个重要的体格指标测量，要求掌握其测量方法并能对老年人的体格测量指标进行评价。

习题

一、名词解释题

膳食调查 体格测量

二、思考讨论题

1. 为什么要进行膳食调查？膳食调查的方法主要有哪些？

2. 如何对膳食调查结果进行分析评价？

三、选择题

1. 采用24h膳食回顾法进行膳食调查时，一般连续调查（ ）天

  A. 2   B. 3   C. 5   D. 7

2. 某养老院食堂，早餐有30人进餐，午餐有50人进餐，晚餐有20人进餐，三餐供能比分别为30%、40%、30%，计算总人日数（ ）

  A. 20   B. 35   C. 50   D. 100

3. 采用称重记账法调查时，不需要称量记录的是（ ）

  A. 各种食物的结存量   B. 购进的食物总量

  C. 食物的熟食重   D. 废弃食物的总量

4. 对膳食调查结果进行膳食结构分析评价的主要依据是（ ）

  A. 中国居民膳食指南   B. 中国居民平衡膳食宝塔

  C. 膳食营养素参考摄入量   D. 以上都是

5. 早餐饮用200mL豆浆，中午再食用50g的豆腐皮，则一天的豆类食物的摄入量为（ ）g

  A. 250   B. 73   C. 500   D. 200

6. 114g大米（粳米）烧熟后重量为309g，如果已称量一个人食用米饭100g，请计算此人食用的米饭相当于生食物大米（ ）g

  A. 37   B. 70   C. 50   D. 40

7. 常用于膳食、营养与疾病关系研究的膳食调查方法是（ ）

  A. 24小时膳食回顾法   B. 记账法

  C. 称重法   D. 食物频率法

8. 上臂围是指（ ）

  A. 上臂紧张围   B. 上臂紧张围与上臂松弛围二者之差

  C. 上臂松弛围   D. 上臂紧张围与上臂松弛围二者之和

9. 李大爷年龄 68 岁，身高 165cm，体重 62kg，请问李大爷属于（　　）体形。

　　A. 消瘦　　　　　　B. 正常　　　　　　C. 超重　　　　　　D. 肥胖

四、简答题

1. 常用的膳食调查方法包括哪些？

2. 老年人常用于营养状况评价的常用体格测量指标包括哪些？

3. 怎样计算体质指数（BMI）？我国成年人 BMI 的正常范围是多少？

五、案例分析题

1. 一位 65 岁的退休老奶奶一天的膳食情况调查见表 4-28。

表 4-28　老奶奶一天的膳食情况调查记录

餐别	食物名称	用量
早餐	馒头（96g）	面粉 60g
	牛奶	250mL
午餐	莴笋炒肉片	莴笋 150g，猪瘦肉 45g，大豆油 15g
	米饭	大米 100g
晚餐	西红柿炒鸡蛋	西红柿 120g，鸡蛋 60g，大豆油 10g
	馒头（96g）	面粉 60g

请问：

（1）该老奶奶这一天内摄入的能量有多少？摄入的三大产能营养素是多少？

（2）评价这位老奶奶摄入的以上食物的构成、摄入的营养素是否合理。

（3）该给予她怎样的膳食营养指导？

2. 吴大爷 64 岁，身高 160cm，体重 72kg，腰围 86cm，臀围 93cm。饮食习惯：喜欢吃油腻食品，尤其喜欢吃红烧肉，每个星期至少吃 3 次；不喜欢饮用白开水，喜爱含糖果汁；不爱吃蔬菜和水果；进食量较多；喜欢吃花生、瓜子、糖果等零食。运动习惯：不爱运动，一整天坐着的时间居多。

请问：

吴大爷的体质指数、腰臀比值是多少？并对其超重和肥胖程度进行判断。

项目五　老年人营养配餐与食谱编制

➤ 学习目标

知识目标

1. 能够了解合理营养与平衡膳食的基本概念，掌握平衡膳食的基本要求。
2. 能够掌握食谱编制的理论依据。
3. 能够掌握食谱编制的原则。

能力目标

1. 能够学会用营养成分计算法编制老年食谱。
2. 能够学会用食物交换份法编制老年食谱。

素质目标

1. 培养学生与老年人交流沟通的能力。
2. 培养学生团队合作意识。
3. 培养学生个人营养配餐和食谱编制能力。

任务一　老年人营养配餐

➤ 任务情境

　　2015 年 5 月 19 日，北京市民政局举行了老年营养膳食交流研讨会，研讨会上，一份来自中国营养学会老年分会的调查数据让人触目惊心。调查数据来自对北京、上海、成都、广州和重庆的营养风险筛查。老人样本全部来自社区医院、养老院和综合医院的 65 岁以上老年人。调查结果显示，16.1% 的老人营养不良，37.6% 存在营养风险，46.3% 营养状况正常。来自北京的调查样本中，15.8% 的老人存在营养不良情况，31.4% 的老人存在营养风险。

➤ 任务描述

　　请根据资料分析讨论目前老年人的膳食存在的问题有哪些，要解决这些问题我们应该怎么做，以及怎样才能做到老年人的合理营养和均衡膳食。

➤ 知识储备

　　合理营养、平衡膳食是健康饮食的核心。人体每天都要从膳食中获得各种各样所需的营养素。不同的个体对各种营养素的需求是不一样的。因此，应根据不同年龄、性别、劳动强度、生理状态的人群的膳食营养素参考摄入量科学、合理地安排膳食。

一、合理营养与平衡膳食

（一）合理营养与平衡膳食的基本概念

合理营养就是全面地提供符合卫生要求的平衡膳食，即合理地掌握膳食中各种食物的数量、质量、比例搭配及卫生要求，并通过合理的烹饪加工，有效地保存食物中营养素和改进食物的感官性状，使之适应人体的消化机能和感官需要，从而使人体的营养生理需要与人体通过膳食摄入的各种营养素之间建立起平衡关系。这种平衡关系是通过平衡膳食来实现的。

平衡膳食是指膳食中热能和各种营养素种类齐全，含量充足，比例适当，膳食中供给的营养素与机体的需要保持平衡，膳食结构合理，既要满足机体的生理需要，又要避免膳食构成比例的失调和某些营养素过量而引起机体不必要的负担与代谢紊乱，从而达到合理营养的目的。

（二）平衡膳食的基本要求

依靠平衡膳食为老年人提供足量的营养素，达到合理营养的目的。平衡膳食应符合以下基本要求：

1. 供给足量的营养素

每日膳食应供给人体充足的热量，以满足人体从事各种劳动和活动对热量的需要。膳食中各种营养素的种类、数量及相互比例都要适合机体生理状况的需要，产能营养素之间的比例要适当。

2. 食物要多样

平衡膳食的食物构成在每天的膳食中应含有五类基本食物：

（1）谷、薯类　谷类包括米、面、杂粮等，薯类包括马铃薯、甘薯、山药等，主要为人体提供碳水化合物、蛋白质、无机盐、B族维生素。

（2）动物性食物　包括肉、鱼、蛋、奶等，主要为人体提供优质蛋白质、脂肪、无机盐、维生素A、维生素D及B族维生素。

（3）豆类、豆制品　包括大豆、其他豆类和各种豆制品，主要为人体提供蛋白质、脂肪、碳水化合物、B族维生素和无机盐等。

（4）蔬菜、水果类　包括根菜、叶菜、果菜等各种蔬菜和各种新鲜水果，主要为人体提供无机盐、维生素C、胡萝卜素及膳食纤维等。

（5）纯能量食物　包括动物性油与植物性油、食用糖等，主要为人体提供能量。

3. 合理的膳食制度

合理安排一日餐次、两餐之间的间隔、每一餐的数量和质量，使进餐与日常生活、工作、生理状况相适应，并使进餐与消化吸收过程相协调一致。按照我国人民膳食生活习惯，一般每天三餐比较合理，两餐间隔以 4～6h 为宜，各餐适宜的分配为早餐应占全天总能量的 25%～30%，午餐应占全天总能量 30%～40%，晚餐应占全天总能量的 30%～40%。

4. 合理烹饪加工

合理的烹饪加工是平衡膳食的重要环节，可以改变食品的感官性状，使之易于消化吸收，可以除去有害物质，保证饮食卫生，可以最大限度地保存食物中的营养素，提高食物中营养素的消化吸收率。

5. 编制合理的营养食谱

要根据个人的年龄、性别、劳动强度、生理状况及营养素供给量标准，根据食品供应情况和经

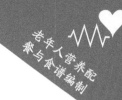
济条件，确定老年人所需能量和各种营养素，适当地选择食品的种类和数量进行调配，编制出切实可行而又完善的食谱，从而合理利用食物，通过平衡膳食达到合理营养的目的。

（三）膳食中的营养素平衡

人体需要的营养素主要来自于食物，膳食中的营养素平衡对于维持人体的生长发育和健康具有特别重要的意义。

1. 膳食中产能营养素的平衡

碳水化合物和脂肪是经济优良的热能来源，产能营养素之间的相互关系表现为碳水化合物和脂肪对蛋白质的节约作用。

碳水化合物是最经济的热源，当膳食中供给充足的碳水化合物，可以减少蛋白质作为功能物质的消耗，使身体内储留氮比单独摄入蛋白质时要多。当人体摄入的碳水化合物不足时，人体就要动用蛋白质产生热能，使体内储留氮减少，营养学上把碳水化合物对蛋白质的这种作用称为"庇护"作用。

脂肪是产热效率最高的营养素，从维持体内的能量代谢看，产能营养素之间是可以相互转化的。当碳水化合物不足时，脂肪就大量氧化产生人体所需的热量。当碳水化合物摄入过多时，淀粉所分解的葡萄糖将通过肝脏转化成为甘油和脂肪酸，合成中性脂肪，储存于皮下、体腔内，使人发胖。当碳水化合物和硫胺素供给不足时，脂肪酸在体内氧化分解不完全可产生对人体有害的酮体，严重时可发生酮症酸中毒，只有存在一定比例的碳水化合物时，脂肪代谢产物乙酰基才能与葡萄糖氧化产物草酰乙基结合，进入三羧酸循环被彻底氧化。

蛋白质作为热能来源，其功能价值比要低于碳水化合物和脂肪。老年人较为理想的碳水化合物、脂肪、蛋白质的供能百分比分别为 60%、25%、15%。

2. 食物蛋白质中氨基酸的平衡

蛋白质是由 20 余种氨基酸组成，分为必需氨基酸和非必需氨基酸两大类，必需氨基酸必须由食物供给。某种必需氨基酸过多或过少，都会影响另一种氨基酸的利用，甚至发生蛋白质合成障碍。因此，必需氨基酸之间的合理搭配十分重要。理想的食物蛋白质，其必需氨基酸和非必需氨基酸的比例应为 4:6，而必需氨基酸之间的比例可以全鸡蛋、牛奶或人体必需氨基酸需要量作为模式进行调配。

3. 食物脂肪中脂肪酸的平衡

脂肪可来自动物性食品、粮食、坚果及食用油等多种食物。膳食中饱和脂肪酸在动物性油脂中含量较高，如猪油、牛油、奶油等，过多摄入可导致高血脂、动脉粥样硬化，故应控制其摄入量；多不饱和脂肪酸一般在植物性油脂中含量较高，如大豆油、葵花子油、芝麻油、花生油等，其中有的多不饱和脂肪酸，如亚油酸是人体不能合成，必须由食物提供的必须脂肪酸，故通常认为植物油的营养价值较高。因此，我国居民应尽量控制动物油的摄入量，适当增加植物油的摄入量，老年人更应如此。当然，也不是植物油摄入多多益善，因为不饱和脂肪酸在体内氧化易产生过氧化物，具有促进衰老的作用。所以，食用油脂的摄入还应适量，一般以食用油脂加工其他食物的脂肪不超过总热能的 25% 为宜，在这个前提下尽量采用植物油作为烹调用油，其用量一般应占全日用油的一半以上。

4. 维生素平衡

脂溶性维生素摄入过多，在体内易造成蓄积，引起中毒，这在食用强化食品或口服鱼肝油丸等制剂时应注意。在我国膳食结构中，维生素 A、维生素 D 的膳食来源不充分，应注意动物性肝脏等食品的摄入。水溶性维生素，如维生素 B_1、维生素 B_2、烟酸、维生素 C 等，体内储备少，并且烹调加工及储存过程中易损失破坏，因而易发生供给不足的问题，应注意膳食补充。维生素 B_1、维生素 B_2、烟酸等还参与体内生物氧化过程，与能量代谢有关，因此，在热量摄入增加时也应相应增加这几种维生素的供给量。各种维生素之间也互相影响，如维生素 B_1、维生素 B_2 可促进维生素 C 合成，维生素 B_1 与维生素 B_2 之间也存在相互影响的问题。

5. 无机盐平衡

膳食中磷酸盐过多可与食物中的钙相结合，使其溶解度降低，影响钙的吸收率。膳食中膳食纤维过多或脂肪过高或蛋白质缺乏也会影响钙的吸收。食物中含草酸、植酸较高时能与某些元素结合生成难溶性物质，可影响钙、铁、锌等的吸收。

6. 酸碱平衡

（1）酸性食物与碱性食物的概念　平衡膳食中所要求的营养素平衡，除了依靠主副食平衡、荤素平衡、杂精平衡、干稀平衡来实现外，还需要酸碱性食物的平衡。

所谓酸性食物是指含有较多氯、硫、磷等成酸性元素，经体内消化吸收后形成酸性物质的食物。碱性食物是指含有较多的钠、钾、钙、镁等成碱性元素，经体内消化吸收后形成碱性物质的食物。酸性与碱性食物根据其成酸性或成碱性元素的相对比例而定。

鉴别食物的酸碱属性，不是直接测定食物的 pH，而是要看食物在体内代谢后是以产生酸性物质为主，还是以产生碱性物质为主。水果、蔬菜一般含有的碱性元素较高，属于碱性食物，如吃西红柿吃起来很酸，但它是一种碱性食物。尽管大部分水果为碱性食物，但李子、杨梅等水果则为酸性食物，因为它们含有人体不能代谢的有机酸。而西红柿、柑橘、葡萄等有突出酸味的水果，它们含有的有机酸在体内完全代谢产生二氧化碳、水和能量，并且产生碱性物质，所以，尽管酸味较重，仍属于碱性食物。

所谓中性食物是指不含酸性元素或碱性元素的食物，如淀粉、食用油脂、奶油等。常见的酸性食物、碱性食物及中性食物见表 5-1。

表 5-1　常见的酸性食物、碱性食物及中性食物

酸性食物	碱性食物	中性食物
谷类、畜类、禽类、蛋类、水产品、花生、核桃、李子、杨梅	蔬菜、大部分水果、豆制品、乳类、茶、杏仁、葡萄酒、食用菌类、食用藻类	黄油、奶油、食用油

（2）维持酸碱平衡的意义　平衡膳食不仅要求营养素的平衡，而且要求酸碱也要平衡。在正常情况下，人的血液 pH 为 7.35～7.45，即为中性或弱碱性。人们食用了适量的酸性或碱性食物后，其中的成酸元素在体内氧化生成酸根，在肾脏与氨结合生成铵盐，被排出体外。食物中的成碱性元素在体内氧化后，生成碱性氧化物，与二氧化物结合生成碳酸盐，从尿中排出，使体内的酸碱度始终处于相对稳定的平衡状态，在生理上达到酸碱平衡。机体的这种自我调节的能力是有限的，当摄入的酸性食物或碱性食物过多时就会破坏体内的酸碱平衡，影响营养素的吸收，引起身体的不适。一般情况下，酸性食物容易在膳食中超过所需数量，导致体液偏酸性，这不仅增加钙、镁等碱性元素的消耗，引起缺钙等疾病，而且还会使血液的黏度增加，对老年人的心血管系统不利，还会引起口渴、上火、抵抗力下降，甚至引发癌症。

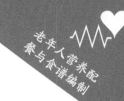

为防止机体酸碱失调,老年人在膳食中选用谷物、肉、鱼、蛋类等酸性食物时,必须配给一些蔬菜、水果等碱性食物,力求做到膳食的酸碱平衡,以利于营养素的吸收和身体健康。当然,在膳食中完全按照平衡膳食的要求去做,积极广泛、全面地摄取食物,不挑食、不偏食,那么就没有必要去注意食物是酸性食物还是碱性食物。

二、营养配餐的理论依据

营养配餐就是按照人们身体的需要,根据食物中各种营养物质的含量,设计一天、一周或一个月食谱,使人体摄入的蛋白质、脂肪、碳水化合物、维生素和矿物质等营养素比例合理,即达到平衡膳食。营养配餐是实现平衡膳食的一种措施。平衡膳食的原则通过食谱才得以表达出来,充分体现其实际意义。

营养配餐是一项实践性很强的工作,与人们的日常饮食有关,要求科学合理,并需要一系列营养理论为指导。

(一)中国居民膳食营养素参考摄入量

中国居民膳食营养素参考摄入量(DRIs)是每天平均膳食营养素摄入量的一组参考值,包括平均需要量(EAR)、推荐摄入量(RNI)、适宜摄入量(AI)和可耐受最高摄入量(UL)。制定DRIs的目的在于更好地指导人们膳食实践,评价人群的营养状况并为国家食物发展供应计划提供依据。DRIs是营养配餐中能量和主要营养素需要量的确定依据。DRIs中的RNI是个体适宜营养素摄入水平的参考值,是健康个体膳食摄入营养素的目标。编制营养食谱时,首先需要以各种营养素的RNI为依据确定需要量,一般以能量需要量为基础。编制出食谱后,还需要以各营养素的RNI为参考评价食谱编制得是否合理,如果与RNI相差不超过±10%,说明编制的食谱合理可用,否则需要加以调整。

(二)中国居民膳食指南和平衡膳食宝塔

膳食指南的原则就是食谱编制的原则,营养食谱的编制需要根据膳食指南考虑食物种类、数量和合理搭配。平衡膳食宝塔则是膳食指南量化和形象化的表达,是人们在日常生活中贯彻膳食指南的工具。宝塔建议的各类食物的数量既以人群的膳食实践为基础,又兼顾食物生产和供给的发展,具有实际指导意义。同时,平衡膳食宝塔还提出了实际应用时的具体建议,如同类食物互换的方法对编制营养食谱具有实际的指导作用。根据平衡膳食宝塔,我们可以很方便地编制出营养合理、搭配适宜的食谱。

(三)食物成分表

食物成分表,顾名思义,就是记录食物成分数据的表格,是营养配餐工作必不可少的工具。要想开展好营养配餐工作,就必须了解和掌握食物的营养成分。目前,广大营养工作者常用的工具书是《中国食物成分表》,包含的食物以原料为主,共收集了各种食物的31项营养成分数据1 506条。食物成分表中的"可食部"是指按照当地的烹调和饮食习惯,把从市场上购买的样品去掉不可食用的部分之后,所剩余的可食部分所占的比例。列出可食部的比例是为了便于计算食物的营养素含量。通过食物成分表,我们在编制营养食谱的时候才能将营养素的需要量转换成食物的需要量,从而确定食物的品种和数量。在评价食谱所含有的营养素摄入量是否满足需要时,同样需要参考食物成分表中各种食物的营养成分数据。

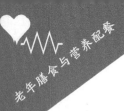

（四）营养平衡理论

营养食谱最重要的一个理论依据就是营养平衡理论，编制出的食谱要保证膳食中三大产能营养素之间的供能比要保持一定的比例平衡；膳食中优质蛋白质和一般蛋白质保持一定的比例平衡，一般要求是优质蛋白质占总蛋白质供给量的 1/3 以上；饱和脂肪酸、单不饱和脂肪酸和多不饱和脂肪酸之间保持一定的比例平衡。一般认为，脂肪提供的能量占总能量的 30% 范围内，饱和脂肪酸提供的能量占总能量的 7% 左右，单不饱和脂肪酸提供的能量占总能量的比例在 10% 以内，剩余的能量均由多不饱和脂肪酸提供为宜。

三、营养食谱的编制原则

编制营养食谱总的原则是满足平衡膳食和合理营养的要求。编制时遵循以下原则：

（一）满足每日膳食营养素及能量的供给量

要根据用膳者的年龄、生理特点、劳动强度选用食物并计算其用量，使一周内平均每天能量及营养素摄入量能达到膳食供给量标准，以满足人体的需要。

（二）各营养素之间比例适当

除了全面达到能量和各种营养素的需要量外，还要考虑到各营养素之间的合适比例，充分利用不同食物中营养素之间的互补作用，使其发挥最佳协同作用。

（三）食物多样

中国居民平衡膳食宝塔将食物分为谷薯及杂豆类、蔬菜类、水果类、豆类（含坚果）、奶及其制品类、肉类（含鱼虾）、蛋类、油脂和盐等大类，每天应从这几大类食物的每一类中适量选用 1~3 种组成平衡膳食，对同一类食物可更换品种和烹调方法，尽量做到主食有米有面有杂粮，副食有荤有素有菜汤，注意菜肴的色、香、味、形。

（四）食品安全无害

食物要新鲜卫生，符合国家卫生标准；注意防止食物再污染。

（五）减少营养素的损失

选择食物烹调方法时，要尽量减少营养素的损失。

（六）其他因素

考虑用膳者饮食习惯、进餐环境、用膳目的和经济能力，结合当地气候情况、食物供应情况、食堂的设备条件和厨师的烹饪技术等因素，以编制切实可行的食谱。

（七）及时更换调整食谱

食谱执行一段时间后应对其效果进行评价，不断调整食谱。

➡️ 任务实施

分组讨论目前老年人的膳食存在的问题，尤其是养老机构中的老年膳食管理存在的问题。

➡️ 同步训练

请根据所学的知识，结合自己家中老年人的日常膳食安排，来谈谈他们的膳食是否做到了合理

营养和平衡膳食的基本要求。在教师的安排下分小组进行讨论和汇报，并针对各自出现的问题提出相应的解决办法。

任务二　老年人食谱编制方法

➡ 任务情境

任务情境1：李爷爷，62岁，精神状态良好，无"三高"症状。退休后被市里的一所高校聘任做教学督导。

任务情境2：张爷爷，男性，65岁，身高176cm，体重82kg，退休后返聘从事办公室工作，无糖尿病史，血脂水平正常。

➡ 任务描述

1. 请用营养成分计算法为任务情境1中的李爷爷编制一天的营养食谱。
2. 请用食物交换份法为任务情境2中的张爷爷进行一天食谱的设计。

➡ 知识储备

完整的食谱包括主食、副食的名称，所用原料的品种、数量、烹调方法，以及营养素标准、膳食制度等，通过表格形式编制。营养食谱的编制是将《中国居民膳食指南》和《中国居民膳食营养素参考摄入量》中的内容具体落实到用膳者每餐的膳食中，使其按照人体生理需要摄入足够的能量和各种营养素，以达到合理营养、促进健康的目的。

通常有两种食谱编制方法，即营养成分计算法和食物交换份法。目前，已经有一些食谱编制的软件可以使用。

一、营养成分计算法

按照营养成分计算法编制食谱包括以下步骤：

（一）确定全日能量供给量

能量是维持生命活动正常进行的基本保证，能量不足，人体中血糖下降，就会感觉疲乏无力，进而影响工作、学习的效率；但是能量若摄入过多，则会在体内储存，使人发胖，也会引起多种疾病。因此，编制食谱时首先应该考虑的是保证能从食物中摄入适量的能量。

能量供给量的确定有两种方法：第一种方法是参照《中国居民膳食营养素参考摄入量》中能量的推荐摄入量，根据用餐者的劳动强度、年龄、性别等确定。例如，63岁的退休老年男性按轻体力劳动计，其能量供给量为7.94MJ（1 900kcal）。养老机构中集体就餐的老年人的能量供给量标准可以以就餐人群的基本情况或平均数值为依据，包括人员的平均年龄、平均体重等。能量供给量标准只是提供了一个参考的目标，实际应用中还需要参照用餐人员的具体情况加以调整。

第二种方法就是根据用餐对象的胖瘦情况确定不同的能量供给量，即标准体重计算法。因此，在编制食谱前应对用餐对象的基本情况有一个全面的了解，应当清楚就餐者的人数、性别、年龄、身体条件、劳动强度、工作性质及饮食习惯等，具体可参考表 5-2 确定全日能量供给量。

表 5-2　成人每日能量供给量估算表　　　　　　（单位：kcal/kg 标准体重）

体形	休息状态	轻体力劳动	中等体力劳动	重体力劳动
消瘦	20～25	35	40	45～50
正常	15～20	25～30	35	40
超重	15	20～25	30	35
肥胖	15	20～25	30	35

例如，已知就餐者为男性，年龄 63 岁，身高 172cm，体重 65kg，在一所研究所里从事化学研究。计算其一天的能量供给量。

第一步：根据该男性的身高，计算其标准体重：

标准体重 = 身高（cm）-105=172-105=67（kg）。

第二步：根据该男性的身高、体重，计算其体质指数：

体质指数 = 实际体重（kg）/[身高（m）$]^2$=65÷1.72^2=22（kg/m^2）

第三步：根据体质指数判断其体形：

根据我国标准，国人体质指数小于 18.5kg/m^2 为体重过低，18.5～23.9kg/m^2 为正常，24.0～27.9kg/m^2 为超重，大于或等于 28kg/m^2 为肥胖，由此可判断该男性体形正常。

第四步：根据表 5-2 确定其一日能量供给量：

该男性是一名化学研究员，体力活动水平为轻体力活动水平，体质指数 22kg/m^2 为正常。查表 5-2 得知其标准体重能量需要量为 25～30kcal/kg。该男性全天的能量供给量应为：

全天能量供给量（kcal）下限 = 标准体重（kg）× 标准体重能量需要量（kcal/kg）= 67×25= 1 675（kcal）

全天能量供给量（kcal）上限 = 标准体重（kg）× 标准体重能量需要量（kcal/kg）= 67×30= 2 010（kcal）

即该男性的全天能量供给量为 1 675～2 010kcal。

（二）计算产能营养素全日应提供能量

能量的主要来源为蛋白质、脂肪和碳水化合物，为了维持人体健康，这三种产能营养素占总能量比例应当适宜，一般蛋白质占 10%～15%，脂肪占 20%～30%，碳水化合物占 55%～65%，具体可根据当地生活水平，调整上述三类产能营养素占总能量的比例，由此可求得三中产能营养素的一天能量供给量。

（三）计算产能营养素每日需要量

知道了三种产能营养素的能量供给量，还需将其折算成为需要量，即具体的数量，这是确定食物品种和数量的重要依据。由于食物中的产能营养素不可能全部被消化吸收，并且消化率也各不相同，消化吸收后，在体内也不一定完全彻底地被氧化分解产生能量。因此，食物中产能营养素产生能量的多少按以下关系换算，即 1g 碳水化合物产生能量为 4kcal，1g 脂肪产生能量为 9kcal，1g 蛋白质产生能量为 4kcal。根据三大产能营养素的能量供给量及其能量折算系数，可求出全天蛋白质、脂肪、碳水化合物的需要量。

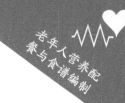

（四）计算产能营养素每餐需要量

知道了三种产能营养素全天需要量后，就可以根据三餐的能量分配比例计算出三大产能营养素的每餐需要量。一般三餐能量的适宜比例为：早餐为 25% ～ 30%，午餐为 30% ～ 40%，晚餐为 30% ～ 40%。

（五）主食、副食品种和数量的确定

已知三种产能营养素的需要量，根据食物成分表，就可以确定主食和副食的品种和数量了。

1. 主食品种、数量的确定

由于粮谷类是碳水化合物的主要来源，因此，主食的品种、数量主要根据各类主食原料中碳水化合物的含量确定。主食的品种主要根据用餐者的饮食习惯来确定，北方习惯以面食为主，南方则以大米为主。

主食品种、数量确定的注意事项：在实际工作中，在计算每天碳水化合物的进食量时，还应考虑到蔬菜、水果、动物性食品等食物中也含有一定量的碳水化合物。因此，对于碳水化合物含量高的蔬菜、水果等应减去其摄入的碳水化合物含量后，再设计主食碳水化合物的量。

2. 副食品种、数量的确定

根据三种产能营养素的需要量，首先确定了主食的品种和数量，接下来就需要考虑蛋白质的食物来源了。蛋白质广泛存在于动物性食物和豆类食物中，除了谷类食物能提供的蛋白质，各类动物性食物和豆制品是优质蛋白质的主要来源。因此，副食品种和数量应在已确定主食用量的基础上，依据副食应提供的蛋白质数量来确定。

计算步骤如下：

第一步：计算主食中的蛋白质含量。

第二步：用应摄入的蛋白质量减去主食中的蛋白质量，即为副食应提供的蛋白质量。

第三步：设定副食中蛋白质的 2/3 由动物性食物供给，1/3 由豆制品供给，据此可求出各自的蛋白质供给量。

第四步：查表并计算各类动物性食物及豆制品的供给量。

第五步：设计蔬菜的品种和数量。

蔬菜的品种和数量可根据不同季节市场的蔬菜供应情况，以及考虑与动物性食物和豆制品配菜的需要来确定。

（六）确定纯能量食物的量

油脂的摄入应以植物油为主，辅以一定数量的动物脂肪，因此，应以植物油作为纯能量食物的来源。由食物成分表可知每天摄入各类食物提供的脂肪含量，将需要的脂肪总含量减去食物提供的脂肪量即为每天植物油供应量。

（七）食谱的评价与调整

最后对编制出的营养食谱进行评价，确定编制的食谱是否科学合理。

有了营养食谱还必须根据食谱中的原料，运用合理的烹饪方法进行营养餐的制作。在烹饪过程中，食物中的蛋白质、脂肪、碳水化合物、维生素、矿物质、水等营养素发生着多种变化，了解这些变化，对于合理选用科学的烹调方法，严格监控烹饪过程中食物的质量，提高营养素在食物中的保存率和在人体中的利用率都有着重要作用。此外，营养餐的制作还应保证食物的色、香、味俱全，这样才能保证食物的正常摄入，达到营养配餐预期的营养素摄入量。

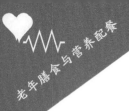

二、食物交换份法

食物交换份法比营养成分计算法简单、方便、快捷，并且容易被非专业人员掌握并使用。该方法是将常用食物按其所含营养素量的近似值归类，计算出每类食物每份所含的营养素值和食物质量，然后将每类食物的内容列出表格供交换使用。最后，根据不同能量需要，按蛋白质、脂肪和碳水化合物的合理分配比例，计算出各类食物的交换份数和实际重量，并按每份食物等值交换表选择食物。

（一）食物划分大类

根据膳食指南，按食物所含营养素的特点将常用食物划分五大类。

第一类：谷类及薯类。谷类包括米、面、杂粮，薯类包括马铃薯、甘薯、木薯等。此类食物主要提供碳水化合物、蛋白质、膳食纤维、B 族维生素。

第二类：动物性食物。此类食物包括肉、禽、鱼、奶、蛋及畜禽内脏等，主要提供蛋白质、脂肪、矿物质、维生素 A 和 B 族维生素。

第三类：豆类及豆制品。此类食物包括大豆及其他干豆类和豆制品，主要提供蛋白质、脂肪、膳食纤维、矿物质和 B 族维生素。

第四类：蔬菜和水果类。此类食物包括鲜豆、根茎、叶菜、茄果等，主要提供膳食纤维、矿物质、维生素 C 和胡萝卜素。

第五类：纯能量食物。此类食物包括动植物油、淀粉、食用糖和酒类，主要提供能量。植物油还可提供维生素 E 和必需脂肪酸。

（二）各类食物的每单位食物交换代量表

（1）谷类和薯类　见表 5-3，每份食物提供能量 90kcal、蛋白质 2g、脂肪 0.5g、碳水化合物 19g。例如，25g 面粉为一份。每份量为净食重。

表 5-3　谷类、薯类食物交换代量表

食物名称	重量 /g	食物名称	重量 /g
大米或面粉	25	烙饼	35
面条（挂面）	25	烧饼	35
面条（切面）	30	油条	22
米饭	籼米 75，粳米 55	面包	30
米粥	190	饼干	25
馒头	35	鲜玉米（市品）	200
花卷	40	红薯、白薯（生）	95
高粱米	25	土豆	125
凉粉	400	干粉丝	20

（2）蔬菜、水果类　见表 5-4、表 5-5，每份蔬菜提供能量 90kcal、蛋白质 5g、碳水化合物 15g。例如，500g 茄子为一份，200g 胡萝卜为一份。每份水果提供能量 90kcal、蛋白质 1g、碳水化合物 21g。例如，150g 香蕉为一份，200g 猕猴桃为一份。每份量为净食重。

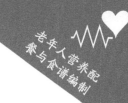
表 5-4　蔬菜类食物交换代量表

食物名称	重量 /g	食物名称	重量 /g
白菜、油菜、圆白菜	500	白萝卜、茭白、冬笋	400
菠菜、韭菜、空心菜	500	南瓜、菜瓜	350
芹菜、莴笋、茼蒿	500	鲜豇豆、扁豆、洋葱	250
西葫芦、番茄、茄子	500	柿子椒	350
黄瓜、丝瓜、苦瓜、冬瓜	500	胡萝卜	200
菜花、绿豆芽、鲜蘑菇	500	蒜苗	200
山药、马蹄、莲藕、凉薯	250	百合	100

表 5-5　水果类食物交换代量表

食物名称	重量 /g	食物名称	重量 /g
香蕉、柿子、鲜荔枝	150	葡萄	200
橙子、橘子、柚子	200	草莓、阳桃	300
苹果、梨、桃	200	西瓜	500
李子、杏	200	猕猴桃	200

（3）动物类食物　见表 5-6，每份食物提供能量 90kcal、蛋白质 10g、脂肪 5g、碳水化合物 2g。例如，50g 瘦猪肉为一份，60g 鸡蛋（带壳）为一份，160g 牛奶为一份。

表 5-6　动物类食物交换代量表

食物名称	重量 /g	食物名称	重量 /g
瘦猪肉、瘦牛肉、瘦羊肉	50	热火腿、香肠	20
带骨排骨	50	肥瘦猪肉、肥瘦牛肉、肥瘦羊肉	25
鸡肉、鸭肉、鹅肉	50	午餐肉、熟叉烧肉	35
带鱼	80	草鱼、鲤鱼、甲鱼	80
对虾、青虾、鲜贝	80	蟹肉、水发鱿鱼	100
鸡蛋 1 个（带壳）	60	水发海参	350
鸭蛋、松花蛋 1 个（带壳）	60	牛奶	160
鹌鹑蛋 6 个（带壳）	60	无糖酸奶	130
乳酪	25	奶粉	20

（4）豆类及其制品　见表 5-7，每份食物提供能量 90kcal、蛋白质 9g、脂肪 5g、碳水化合物 6g。例如，400g 豆浆为一份。

表 5-7　豆类及豆制品食物交换代量表

食物名称	重量 /g	食物名称	重量 /g
豆浆	400	豆腐干	50
豆腐（南）	150	熏干	50
豆腐（北）	80	腐竹	20
油豆腐	40	千张	28
豆腐皮	20	豆腐丝	50

（5）油脂类　见表 5-8，包括烹调用油和坚果类，如花生、核桃等。每份食物提供能量 90kcal、脂肪 9g。

表 5-8　油脂类食物交换代量表

食物名称	重量 /g	食物名称	重量 /g
菜籽油、玉米油	9	南瓜子、葵花籽	30
豆油、花生油、棉籽油、芝麻油	9	芝麻酱	15
牛油、羊油、猪油（未炼）	9	核桃仁	12.5
花生米、杏仁	15		

（三）确定食物交换份数

根据不同能量膳食食物份数分配表（表 5-9），确定所需的食物交换份。

表 5-9　不同能量膳食食物份数分配表（交换单位）

能量 /kcal	总交换单位 / 份	谷薯类 / 份	蔬菜、水果类 / 份	肉、蛋、乳、豆类 / 份	油脂 / 份
1 200	13.5	6	2	4	1.5
1 300	14.5	7	2	4	1.5
1 400	16	8	2	4	2
1 500	17	9	2	4	2
1 600	18	10	2	4	2
1 700	19	11	2	4	2
1 800	20	12	2	4	2
1 900	21	12.5	2	4	2.5
2 000	22	13.5	2	4	2.5
2 100	23.5	14.5	2	4.5	2.5
2 200	24.5	15.5	2	4.5	2.5
2 300	25.5	16	2.5	4.5	2.5
2 400	27	17	2.5	4.5	3
2 500	28	18	2.5	4.5	3
2 600	29	19	2.5	4.5	3
2 700	30	19.5	2.5	4.5	3
2 800	31	20	3	4.5	3.5

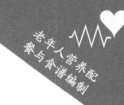

（四）根据食物交换份数分配表确定食谱

（五）食谱的评价与调整

食物交换份法是一个比较粗略的方法，实际应用中，可将计算法与食物交换份法结合使用，首先用计算法确定食物的需要量，然后用食物交换份法确定食物种类及数量。通过食物的同类互换，可以以一天食谱为模本，设计出一周、一个月的食谱。

随着计算机技术的广泛应用，已经出现了用于编制食谱的专用软件，应用软件编制食谱可提高效率，简化步骤，是一种有发展前途的方法。

➡️ 任务实施

一、用营养成分计算法对任务情境 1 的案例进行营养食谱编制的讲解

解析：

（一）确定全日能量供给量

根据用餐对象的年龄、性别、劳动强度查《中国居民膳食营养素参考摄入量》确定其全日能量供给量。

62 岁的从事教学督导工作的老年男性按轻体力劳动计，查《中国居民膳食营养素参考摄入量》得出全天的能量供给量为 1 900kcal（7.94MJ）。

（二）计算产能营养素全天应提供能量

能量的主要来源是蛋白质、脂肪和碳水化合物，若三种产能营养素占总能量的比例分别为蛋白质占 15%、脂肪占 25%、碳水化合物占 60%，则三种能量营养素各应提供的能量如下：

蛋白质：1 900×15%=285（kcal）。

脂肪：1 900×25%=475（kcal）。

碳水化合物：1 900×60%=1 140（kcal）。

（三）计算产能营养素全日需要量

食物中产能营养素氧化分解产生的能量为：1g 碳水化合物产生能量为 4kcal，1g 脂肪产生能量为 9kcal，1g 蛋白质产生能量为 4kcal。则三种产能营养素需要量如下：

蛋白质：285÷4 ≈ 71（g）。

脂肪：475÷9 ≈ 53（g）。

碳水化合物：1 140÷4=285（g）。

（四）计算产能营养素每餐需要量

若三餐能量供应比例为：早餐占 30%、午餐占 40%、晚餐占 30%。则早、中、晚三餐各需要摄入的三种营养素数量如下：

早餐：蛋白质：71×30% ≈ 21（g）。

脂肪：53×30% ≈ 16（g）。

碳水化合物：285×30% ≈ 86（g）。

中餐：蛋白质：71×40% ≈ 28（g）。

脂肪：53×40% ≈ 21（g）。

碳水化合物：285×40%≈114（g）。

晚餐：蛋白质：71×30%≈21（g）。

脂肪：53×30%≈16（g）。

碳水化合物：285×30%≈86（g）。

（五）主食、副食品种和数量的确定

1. 主食品种和数量的确定

根据上一步的计算，早餐中应有碳水化合物86g，若以小米粥和馒头为主食，并分别提供20%和80%的碳水化合物。查食物成分表得知，每100g小米粥含碳水化合物8.4g，每100g馒头（富强粉）含碳水化合物44.2g，则：

所需小米粥重量＝86×20%÷（8.4÷100）≈205（g）。

所需馒头重量＝86×80%÷（44.2÷100）≈156（g）。

即早餐中的主食为小米粥205g、馒头（富强粉）156g。

2. 副食品种和数量的确定

根据上一步的计算，已知该用餐者早餐的主食为小米粥205g、馒头（富强粉）156g。查食物成分表得知，每100g小米粥含蛋白质1.4g，每100g馒头（富强粉）含蛋白质6.2g，则：

小米粥中的蛋白质为：205×（1.4÷100）≈3（g）

馒头（富强粉）中的蛋白质为：156×（6.2÷100）≈10（g）

主食中含有的蛋白质为：3+10=13（g）。

应由副食提供的蛋白质为：21−13=9（g）。

假设蛋白质的2/3由动物性食物供给，动物性食物选择鸡蛋，1/3由豆制品供给，豆制品选择豆腐干。查食物成分表得知，每100g鸡蛋（带壳）含蛋白质13.3g，鸡蛋可食部88%，每100g豆腐干含蛋白质16.2g，则：

所需鸡蛋的量＝9×$\frac{2}{3}$÷（13.3÷100）÷88%≈51（g）。

所需豆腐干的量＝9×$\frac{1}{3}$÷（16.2÷100）≈19（g）。

即早餐中的副食为鸡蛋51g、豆腐干19g。

（六）确定纯能量食物的量

上一步中确定了早餐中主食、副食的品种和数量，分别是小米粥205g、馒头（富强粉）156g、鸡蛋51g、豆腐干19g。查食物成分表得知，每100g小米粥含脂肪0.7g，每100g馒头（富强粉）含脂肪1.2g，每100g鸡蛋（带壳）含脂肪8.8g，鸡蛋可食部88%，每100g豆腐干含脂肪3.6g，则：

早餐中主食、副食中脂肪的含量为：205×（0.7÷100）+156×（1.2÷100）+51×88%×（8.8÷100）+19×（3.6÷100）≈8（g）。

则早餐烹调油用量为：16−8=8（g）。

早餐摄入的食物为：小米粥205g、馒头（富强粉）156g、鸡蛋51g、凉拌豆腐干（豆腐干19g、大豆油8g）。

用同样的方法编制中餐和晚餐。

已知该用餐者中餐应含有蛋白质28g、脂肪21g、碳水化合物114g。假设以米饭（大米）和红薯为主食，并分别提供60%和40%的碳水化合物，由食物成分表得知，每100g米饭（大米）含碳化合物25.9g，每100g红薯含碳水化合物24.7g，红薯可食部90%，按主食量的计算方法，可算得米饭（大米）和红薯所需要的量分别为263g和207g。

由食物成分表得知，每100g米饭（大米）含蛋白质2.6g，每100g红薯含蛋白质1.1g，红薯可食部90%，则：

主食中蛋白质含量 $=263×（2.6÷100）+207×90%×（1.1÷100）≈9（g）$。

副食中蛋白质含量 $=28-9=19（g）$。

设定副食中蛋白质的2/3由动物性食物供给，动物性食物选择猪肉（里脊），1/3由豆制品供给，豆制品选择豆腐。查食物成分表得知，每100g猪肉（里脊）含蛋白质20.2g，每100g豆腐含蛋白质8.1g，则：

所需猪肉（里脊）的量 $=19×\dfrac{2}{3}÷（20.2÷100）≈63（g）$。

所需豆腐的量 $=19×\dfrac{1}{3}÷（8.1÷100）≈78（g）$。

现在选择蔬菜的品种和数量。蔬菜的品种和数量可根据不同季节的蔬菜供应情况，考虑与动物性食物和豆制品配菜，以及膳食宝塔建议的量综合确定。按照纯能量食物摄入量的计算方法最后确定中餐烹调油的用量为13g。

最后得知中餐摄入的食物为：红薯蒸米饭（米饭263g、红薯207g）、青菜豆腐汤（豆腐78g、青菜100g、大豆油4g）、青椒肉丝（青椒100g、猪里脊肉63g、大豆油9g）。

已知该用餐者晚餐应含有蛋白质21g、脂肪16g、碳水化合物86g。假设以面条为主食，提供全部的碳水化合物，由食物成分表得知，每100g面条含碳水化合物75.6g、蛋白质10.3g、脂肪0.6g，可算得面条的需要量为114g，面条中的蛋白质为12g，则由副食提供的蛋白质为21-12=9（g）。

设定副食中的蛋白质全由动物性食物提供，并且全由牛奶供给，查食物成分表得知，每100g牛奶含蛋白质3g、脂肪3.2g，可算得牛奶需要量为300g。按照纯能量食物摄入量的计算方法最后确定烹调油的用量为6g。

最后得知晚餐摄入的食物为：煮面条（面条114g、小白菜50g）、凉拌黄瓜（黄瓜100g、大豆油6g）、牛奶300g。

最后初步确定的食谱见表5-10。

表5-10　李爷爷一天的食谱

餐次	食物名称	用量
早餐	小米粥	205g
	馒头	156g
	鸡蛋	51g
	凉拌豆腐干	豆腐干19g
		大豆油8g
加餐	苹果	100g

（续）

餐次	食物名称	用量
中餐	红薯蒸米饭	红薯 207g
		米饭 263g
	青椒肉丝	青椒 100g
		猪肉（里脊）63g
		大豆油 9g
	青菜豆腐汤	青菜 100g
		豆腐 78g
		大豆油 4g
加餐	香蕉	100g
晚餐	面条	面条 114g
		小白菜 50g
	凉拌黄瓜	黄瓜 100g
		大豆油 6g
餐后	牛奶	300g

（七）食谱的评价与调整

参照项目四中的评价方法进行评价与调整。

二、用食物交换份法对任务情境 2 的案例进行营养食谱编制的讲解

解析：

（一）确定全天能量供给量

根据用餐对象的身高、体重、劳动强度、年龄、性别用标准体重计算法确定其全天能量供给量。

1. 求标准体重

标准体重（kg）= 实际身高（cm）-105=176-105=71（kg）。

因为超过了标准体重的 ±10% 范围，因此该用餐者体重属于超重。

2. 求体质指数

体质指数 = 实际体重（kg）/[身高（m）]^2=82/1.76^2=26.5（kg/m^2）。

体质指数在 18.5 ～ 23.9kg/m^2 为正常，因此该用餐者体形偏胖。

3. 确定体力劳动强度

该用餐者从事办公室工作，属于轻体力劳动者。

4. 确定全天所需的总能量

全天能量供给量（kcal）= 标准体重（kg）× 标准体重能量需要量（kcal/kg）

由于该用餐者体重超重，考虑到他的工作活动情况，我们取 20 ～ 25kcal/kg 的中间值，即 22kcal/kg 作为该用餐者全天能量供给量参考值。

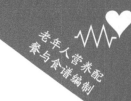

该用餐者全天所需的总能量 =71×22=1 562kcal ≈ 1 600kcal。

（二）确定每天所需要的食物交换份数

查表5-9，该用餐者每天所需要的食物交换份数为18份。其中，谷类10份、蔬菜1份、肉（鱼、蛋、乳）类4份、水果1份、油脂2份。

（三）确定三餐份数的餐次分配比

按照三餐能量分配比例，该用餐者三餐的能量分配按照早餐30%、中餐40%、晚餐30%分配，即早餐5份、午餐8份、晚餐5份，或者早餐5份、午餐7.5份、晚餐5份、下午加餐0.5份。

（四）将食物份数换算成具体食物重量

按照早餐5份、午餐7.5份、晚餐5份、下午加餐0.5份分配方案，初步设计营养食谱，见表5-11、表5-12。

表5-11　张爷爷一天食谱初步设计方案

餐次	份数/份	食物种类	食物份数/份	具体食物	每份重量/g	食物量/g
早餐	5	主食类	1	馒头	35	35
		主食类	1	烧饼	35	35
		乳类	1.5	牛奶	160	240
		肉（鱼、蛋）类	1	鸡蛋（带壳）	60	60
		水果	0.5	苹果	200	100
午餐	7.5	谷类	5	大米	25	125
		素菜类	0.5	芹菜	500	250
		肉（鱼、蛋）类	1	瘦牛肉	50	50
		油脂	1	大豆油	10	10
下午加餐	0.5	水果	0.5	香蕉	100	50
晚餐	5	主食类	3	烧饼	35	105
		素菜类	0.5	黄瓜/柿子椒	500/350	125/88
		肉（鱼）类	0.5	鸡肉	50	25
		油脂类	1	大豆油	10	10

表5-12　张爷爷一天的食谱

餐次	食谱与食物用量
早餐	馒头（馒头35g）、烧饼（烧饼35g）、牛奶（牛奶240g）、鸡蛋（带壳60g）、苹果（苹果100g）
午餐	米饭（大米125g）、芹菜炒牛肉（芹菜250g、瘦牛肉50g）、大豆油（大豆油10g）
下午加餐	香蕉（香蕉50g）
晚餐	烧饼（烧饼105g）、凉拌黄瓜（黄瓜125g）、柿子椒炒鸡肉丝（柿子椒88g、鸡肉25g）、大豆油（大豆油10g）

总能量 6.17MJ（1 474.7kcal）、蛋白质 56.8g、脂肪 40.5g、碳水化合物 240.6g。

（五）食谱评价与调整

全天能量和三大营养素摄入量评价见表 5-13、表 5-14。

表 5-13　全天能量和三大营养素摄入量

食物名称	可食重量 /g	能量 /kJ	蛋白质 /g	脂肪 /g	碳水化合物 /g
馒头	35	305.6	2.17	0.42	15.47
牛奶	240	542.4	7.2	7.68	8.16
鸡蛋（带壳）	60	301.4	6.63	4.7	0.78
大米	125	1 800.75	9.625	0.75	96.75
芹菜	250	210	3	0.5	11.25
瘦牛肉	50	222.6	10.1	1.15	0.6
烧饼	140	1 323	10.5	3.22	74.06
黄瓜	125	78.8	1	0.25	3.63
柿子椒	88	81.3	0.888	0.18	4.75
鸡肉	25	139.65	4.85	1.25	0.625
大豆油	20	755.2	—	20	—
苹果	100	218.4	0.2	0.3	13.5
香蕉	50	191.1	0.7	0.1	11
合计	1 308	6 170.2	56.8	40.5	240.6

表 5-14　各餐能量和三大产能营养素摄入量

餐次	能量 /kJ	蛋白质 /g	脂肪 /g	碳水化合物 /g
早餐	1 698.55	18.8	13.9	56.4
午餐	2 610.95	22.7	12.4	108.6
下午加餐	191.1	0.7	0.1	11
晚餐	1669.6	14.6	14.1	64.6
合计	6 170.2	56.8	40.5	240.6

一般认为，能量可有 ±5% 的出入，即能量摄入量占标准总供给量的百分比在 95%～105% 为正常；其他营养素允许有 ±10% 的出入，即营养素摄入量占标准供给量的百分比在 90%～110% 均为正常。本次设计的食谱，能量摄入量为标准供给量的 92%（低于标准），蛋白质摄入量占标准供给量的 95%（符合标准），脂肪摄入量占标准供给量的 92%（符合标准），碳水化合物摄入量占标准供给量的 100%（符合标准）。

三餐的能量比例为：早餐 27.5%、午餐 42.3%、下午加餐 3.1%、晚餐 27.1%。按照早餐 30%、

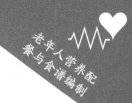

午餐 40%、晚餐 30% 的能量分配比例，早餐能量比例略低，午餐能量比例略高。

三大营养素占总能量的比例为：蛋白质 15.4%、脂肪 24.7%、碳水化合物 65.3%，三大营养素占总能量的比例合适。

优质蛋白质（牛奶 + 牛肉 + 鸡蛋 + 豆浆）占总蛋白质的比例为：28.78g/56.8g= 50.6%，符合要求。

综合分析，该食谱豆类食物欠缺，脂肪偏低，能量偏低，早餐提供能量比例略低。可将早餐增加坚果类，如杏仁 15g，增加午餐凉拌豆腐 75g，减少午餐油脂类至 5g。再重新计算一天膳食中热能和营养素的摄入量，直至符合营养膳食的要求。对张爷爷食谱进行调整后，详见表 5-15、表 5-16、表 5-17、表 5-18 所示。

表 5-15　张爷爷一天食谱修改后方案

餐次	份数 / 份	食物种类	食物份数 / 份	具体食物	每份重量 /g	食物量 /g
早餐	6.0	主食类	1	馒头	35	35
		主食类	1	烧饼	35	35
		乳类	1.5	牛奶	160	240
		肉（鱼、蛋）类	1	鸡蛋	60	60
		油脂类▲	1	杏仁	15	15
		水果	0.5	苹果	200	100
午餐	7.5	谷类	5	大米	25	125
		素菜类	0.5	芹菜	500	250
		肉（鱼、蛋）类	1	瘦牛肉	50	50
		豆类▲	0.5	豆腐	150	75
		油脂▲	0.5	大豆油	10	5
下午加餐	0.5	水果	0.5	香蕉	100	50
晚餐	5	谷类	3	烧饼	35	105
		素菜类	0.5	黄瓜 / 柿椒	500/350	125/88
		肉（鱼、蛋）类	0.5	鸡肉	50	25
		油脂类	1	大豆油	10	10

注：▲为调整食物。

表 5-16　修改后张某一天的食谱

餐次	食谱与食物用量
早餐	馒头（馒头 35g）、烧饼（烧饼 35g）、牛奶（牛奶 240g）、鸡蛋（带壳 60g）、苹果（苹果 100g）、杏仁（杏仁 15g）
午餐	米饭（大米 125g）、芹菜炒牛肉（芹菜 250g、瘦牛肉 50g）、凉拌豆腐（豆腐 75g）、大豆油（大豆油 5g）
下午加餐	香蕉（香蕉 50g）
晚餐	烧饼（烧饼 105g）、凉拌黄瓜（黄瓜 125g）、柿子椒炒鸡肉丝（柿子椒 88g、鸡肉 25g）、大豆油（大豆油 5g）

总能量 6.60MJ（1 577.4kcal）、蛋白质 62.47g、脂肪 43.65g、碳水化合物 243.06g。

表 5-17　修改后全天能量和三大营养素摄入量

餐次	名称	可食量 /g	能量 /kJ	蛋白质 /g	脂肪 /g	碳水化合物 /g
早餐	馒头	35	305.6	2.17	0.42	15.47
	烧饼	35	330.75	2.625	0.805	18.515
	牛奶	240	542.4	7.2	7.68	8.16
	鸡蛋（带壳）	60	301.4	6.63	4.7	0.78
	苹果	100	218.4	0.2	0.3	13.5
	杏仁	15	322.6	3.02	6.72	—
午餐	大米	125	1 800.75	9.625	0.75	96.75
	芹菜	250	210	3	0.5	11.25
	瘦牛肉	50	222.7	10.1	1.15	0.6
	豆腐	75	292.88	2.58	1.425	2.475
	大豆油	5	188.8	—	5	—
下午加餐	香蕉	50	191.1	0.7	0.1	11
晚餐	烧饼	105	992.2	7.88	2.42	55.55
	黄瓜	125	78.8	1	0.25	3.63
	柿子椒	88	81.3	0.888	0.18	4.75
	鸡肉	25	139.65	4.85	1.25	0.625
	大豆油	10	377.6	—	10	—
合计		1 393	6 596.93	62.47	43.65	243.06

表 5-18　修改后各餐能量和三大产能营养素摄入量

餐次	能量 /kJ	蛋白质 /g	脂肪 /g	碳水化合物 /g
早餐	2 021.15	21.85	20.62	56.42
午餐	2 715.13	25.30	8.83	111.08
下午加餐	191.1	0.7	0.1	11
晚餐	1 669.55	14.62	14.1	64.56
合计	6 596.93	62.47	43.65	243.06

　　修改后的食谱每天的交换份数为 19 份，增加豆类食物 0.5 个交换份数，油脂 0.5 个交换份。

　　总能量摄入量占标准供给量的 98%，蛋白质摄入量占标准供给量的 104%，脂肪摄入量占标准供给量的 99%，碳水化合物摄入量占标准供给量的 101%，符合要求。

　　三餐能量分配比例为：早餐 30%、午餐 41%、下午加餐 3%、晚餐 26%，基本符合要求。

　　三大产能营养素提供的能量占总能量的比例分别为：蛋白质 15.8%、脂肪 25.0%、碳水化合物

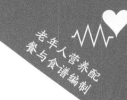

61.6%，符合要求。

优质蛋白（牛奶＋牛肉＋鸡蛋＋鸡肉＋豆浆）占总蛋白的比例为：31.36g/62.47g=50.2%，符合要求。

通过食谱编制的方法的学习，我们可以看到，食谱的编制绝不是一次就能成功的，往往需要反复修改，综合考虑。食谱编制的方法，首先要确定用餐者每天所需要的能量。对于不同年龄、性别、体质、体力劳动和身体素质的人，能量的实际需求会有差别。所以，不需要固守一个标准一成不变，即便对于同一个人，不同的季节、不同的生活和工作状况，其膳食需要也是变化的。由于影响能量和营养素吸收、利用的因素很多，所以，食谱编制得是否符合用餐者需要，关键要看实际应用。其次，如果用餐者按照制定的食谱用过一段时间后，出现能量供应不足、营养素缺乏等情况，则必须调整食谱。因此，当食谱开始使用后，还需要对用餐者进行跟踪调查，并不断修改食谱。没有一成不变的食谱，没有十全十美的食谱，只有符合自身需要的食谱。

➡ 同步训练

请根据所学的知识分别为自己的爷爷或外公、奶奶或外婆进行一周的食谱设计。

➡ 项目小结

本项目包括老年人营养配餐和老年人食谱编制方法两个任务。本项目主要内容包括合理营养、平衡膳食、食谱编制的理论依据和食谱编制的方法四个方面。其中，老年人营养食谱编制是本项目的重点，要求掌握老年人营养食谱编制的方法，并能进行运用，为指导老年人的膳食提供帮助。

➡ 习题

一、名词解释题

合理营养　　平衡膳食　　酸性食物　　碱性食物

二、思考讨论题

1. 请根据酸性食物和碱性食物的定义，讨论我们常见的食物哪些是酸性食物，哪些是碱性食物，哪些是中性食物。

2. 请讨论在食谱编制的过程中我们应注意哪些方面。

三、选择题

1. 下列编制食谱的原则中，不正确的有（　　　）

　　A. 膳食营养，结构合理　　　　　　　　B. 三餐分配合理

　　C. 考虑进餐者的社会经济条件　　　　　D. 考虑饮食文化传统因素

　　E. 食品卫生安全、美味可口

2. 编制食谱是以（　　　）作为依据

　　A. 食物的平均消费水平　　　　　　　　B. 人们的饮食习惯

　　C. 膳食指南、膳食宝塔　　　　　　　　D. 营养素密度法

3. 下列的食物中属于酸性食物的是（　　　）
    A. 白糖　　　　　　B. 猪肉　　　　　　C. 菠菜　　　　　　D. 馒头
    E. 豆腐
4. 下列的食物中属于碱性食物的是（　　　）
    A. 茶叶　　　　　　B. 啤酒　　　　　　C. 苹果　　　　　　D. 马铃薯
    E. 米饭
5. 平衡膳食应注意（　　　）
    A. 酸碱平衡　　　　B. 营养素平衡　　　C. 脂肪酸平衡　　　D. 维生素平衡
    E. 矿物质平衡

四、简答题

1. 请简述膳食中的营养素平衡。
2. 请简述膳食中酸碱平衡的意义。
3. 请简述营养食谱的编制原则。
4. 请简述按照营养成分计算法编制食谱的步骤。

五、案例分析题

黄大妈，女性，61岁，身高163cm，54kg，退休在家，无糖尿病史，血脂、血压水平都正常。一天可供选的食物有大米、面粉、牛奶、猪肉、鸡蛋、虾皮、小黄鱼、韭菜、芹菜、大白菜、白糖、大豆油、麻油、食盐、味精、柑橘。

请问：

1. 计算主食数量。
2. 按提供的食物安排副食种类并列出数量。
3. 按三餐列出食谱。
4. 按可供选的食物安排的一天食谱，能否满足就餐者的一天需要？如果不能满足，尚需增减哪种食物最为适宜？

项目六　老年人常见病的饮食调养

学习目标

知识目标

1. 能够说出膳食因素对各类心脑血管疾病的影响。
2. 能够说出各类心血管疾病的膳食治疗原则。
3. 能够说出糖尿病的代谢变化，能灵活运用营养治疗原则。
4. 能够说出肥胖症与骨质疏松症的病因、代谢变化、临床表现及营养治疗方法。
5. 能够说出呼吸系统疾病的饮食调养原则。
6. 能够说出感官、口腔与神经精神系统疾病的饮食调养原则。
7. 能够说出营养素与肿瘤的关系。
8. 能够说出饮食致癌因素，以及肿瘤的营养防治。

能力目标

1. 能够为高血压患者制订饮食治疗方案。
2. 能够运用食物交换份法为糖尿病患者制订饮食治疗方案。
3. 能够提出预防肿瘤疾病的饮食建议。

素质目标

1. 培养学生的沟通应变能力。
2. 培养学生团队合作意识。

任务一　心脑血管疾病的饮食调养

任务情境

老陈，男，65岁，身高172cm，体重80kg，办公室人员。近一周时有头晕、头痛，全身乏力。由医院就诊，测量血压值为164/98mmHg[⊖]（21.9/13.1kPa），确诊为原发性高血压。在饮食评估中发现，老陈平时饮食较为规律，不吃肥肉，不吸烟，但是有嗜酒的喜好，平时饮食口味较重。

任务描述

请根据老陈的饮食习惯、体格检查和疾病状况，为老陈开具膳食处方。

知识储备

一、原发性高血压

高血压（Hypertention）是一种以动脉血压升高为主要表现的常见临床疾病，患病率较高，易

[⊖] 1mmHg=133.322Pa。

引起心、脑、肾脏并发症，是当前世界上威胁人类健康的疾病之一。在高血压病人中，10%～15% 是由于某些疾病所形成的，是疾病的一部分表现，如慢性肾小球肾炎、肾动脉狭窄、肾上腺和垂体病变等引起的高血压，称继发性高血压；85%～90% 的高血压患者，是以血压升高为特征，原因不明的独立疾病，称原发性高血压。

按 WHO 标准，成年人血压超过 18.7/12.0kPa（140/90mmHg）就是高血压，1999 年 WHO 和国际高血压学会给出了高血压的诊断标准和分类（表 6-1）。

表 6-1　血压水平定义和分类

分类	收缩压 /mmHg	舒张压 /mmHg
理想血压	<120	<80
正常血压	<130	<85
正常偏高	130～139	85～89
高血压 I 级（轻度）	140～159	90～99
亚组：临界高血压	140～149	90～94
高血压 II 级（中度）	160～179	100～109
高血压 III 级（重度）	≥180	≥110
单纯收缩期高血压	≥140	<90
亚组：单纯收缩期高血压	140～149	<90

注：中国高血压防治指南，高血压杂志，2000（8）:94-112。

（一）高血压的临床表现

早期轻度高血压常无明显症状，因此易被忽略，很多人是在身体检查时偶然发现患有高血压的。部分患者可出现头痛、头胀、发晕、耳鸣、失眠，注意力不集中、颜面潮红、脾气急躁等症状，这些症状并没有特异性。有些高血压患者由于适应了高血压的身体反应，没有任何不适感，容易耽误对高血压的治疗。

流行病学资料及临床经验表明，高血压病人冠心病、脑卒中、肾功能衰竭、眼底出血的发生率明显高于血压正常的人。这是因为全身中小血管长期处于高压状态，引起血管痉挛，动脉管壁增厚、管腔变窄，导致动脉硬化，器官组织缺血，最终引起心、脑、肾等重要器官的损害。

（二）膳食营养因素对高血压的影响

引起原发性高血压的原因包括遗传因素（40%）和环境因素（60%）。现将环境因素中膳食营养因素对该病的影响做以下介绍。

1. 食盐

大量研究显示，食盐摄入量与高血压的发生密切相关。食盐的主要成分为氯化钠，高钠的摄入可使血压升高，其原因是，当食盐摄入过多，会导致体内发生钠潴留，而钠主要存在于细胞外，因此会使细胞外液渗透压上升，细胞内水分往细胞外移动，造成细胞外液包括血压总量增加。血容量的增加会造成心输出量增大，血压升高。有数据显示，摄入高盐（14.6～26g/ 天）的国家，如韩国、中国等，高血压的发病率很高，有的高达 35%。摄入中等食盐（12～14g/ 天）的国家，如德国、奥地利等国家，高血压的发病率次之。食盐摄入量较低的国家，如美国、英国，高血压的发病率很低。因纽特人每天食盐摄入量仅为 3～3.5g，高血压基本不发生。由此可见，限制食盐的摄入可降低高

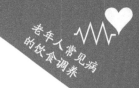

血压的发病率。

2. 能量

肥胖和超重是血压升高的主要危险因素，肥胖者高血压的发病率比正常体重者显著增加，临床上多数高血压病人合并有超重或肥胖，特别是向心性肥胖患者。肥胖儿童高血压患病率是正常体重儿童的 2～3 倍，成年人超过理想体重 20% 者高血压患病率是低于理想体重 20% 者的 8 倍。有研究认为，平均体重减轻 9.2kg，则收缩压可降低 6.3mmHg（0.84kPa），舒张压降低 3.1mmHg（0.41kPa）。因此，限制能量摄取，防止肥胖可以降低高血压的发病率。

3. 脂肪

脂肪含有较高热量，脂肪摄入过量会造成体内热量过剩，增加高血压的发病率。相对膳食脂肪的"数量"而言，不同"质量"的脂肪对血压变化的影响更大。研究发现，饱和脂肪酸的摄入量与高血压的发病率呈正相关，而多不饱和脂肪酸可通过前列腺素促进盐和水从肾脏排出，对抗肾上腺素物质，促使血压下降。动物脂肪（除鱼油外）主要含饱和脂肪酸，植物脂肪（除椰子油外）主要含多不饱和脂肪酸。

由此可见，减少脂肪的摄入总量及富含饱和脂肪酸的动物脂肪食品的摄入量，适当增加富含不饱和脂肪酸的植物脂肪膳食的摄入量，有助于控制血压的上升。

4. 钾、钙

膳食中的钾离子具有降低血压的作用，这可能与钾离子促进尿钠排泄，抑制肾素释放，舒张血管，减少血栓素等作用有关。

膳食中的钙摄入不足可导致血压升高，这与钙离子促进钠从尿液中排泄的原因有关。研究发现，膳食中钙的摄入量低于了 600mg/ 天，就有导致血压上升的可能性。

5. 烟和酒

卷烟中的尼古丁会刺激心脏，使心跳加速、血管收缩、血压升高；尼古丁还会促使钙盐、胆固醇等在血管壁上沉积，加速动脉粥样硬化的形成。

饮酒与血压呈"J"形关系，少量饮酒者（每天饮酒 1～2 次，每次饮酒不超过 14g）的血压比绝对禁酒者低，但每天饮酒 3 次以上者血压显著升高，这是因为少量饮酒具有舒张血管的作用，而大量饮酒则具有收缩血管的作用。

因此，防治高血压病应做到忌酒戒烟。

（三）高血压的营养治疗

1. 控制能量摄入

限制能量摄入，控制体重，可使高血压的发生率降低 28%～40%。对于肥胖和超重的高血压患者，应控制总能量的摄入，使体重达到并维持在理想体重范围内。其中，对于轻度肥胖者应当限制能量摄入，增加体力活动，使体重每月下降 0.5～1kg。中度以上的肥胖者应适当节食，每天以每公斤理想体重供给 25～30kcal（1kcal=4.186 8kJ）能量或更低为宜，并加强体育锻炼，使体重每周减轻 1～1.5kg。

2. 限制脂类

高脂肪高胆固醇膳食容易导致动脉粥样硬化，过多脂肪和胆固醇的摄入不利于高血压的防治。脂肪供给应控制在 40～50g/ 天，限制动物脂肪的摄入，膳食中可多采用植物油（椰子油除外）和鱼油，其所含的不饱和脂肪酸有益于心血管健康，可增加血管弹性，防止血管破裂。

长期食用高胆固醇食物，可形成高脂蛋白血症，加重高血压。因此，还要限制膳食胆固醇的摄入，控制在 300mg/ 天以内。

3. 适量蛋白质

蛋白质的代谢产物有升压的作用。因此，高血压患者蛋白质的摄入量不能过多，以每天 1g/kg 蛋白质的量供给，注意增加优质蛋白的摄入量。其中，植物性蛋白质占 50%，建议每周吃 2 ～ 3 次鱼类蛋白质。

4. 限制钠盐

据调查显示，我国居民膳食每天食盐摄入量为 8 ～ 15g，远远超过身体的需要。根据我国居民膳食指南推荐，正常人群食盐摄入量每人每天应当小于 6g。对于高血压患者，限制膳食中的食盐摄入量（4 ～ 5g/ 天），可使约 1/3 的轻度和中度高血压病人恢复正常，还能增强降压药的作用。除了食盐外，还要考虑钠的其他来源，如腌渍食品等也要限制摄入。

5. 补充钾、钙

钾盐具有利尿降压的作用，促进钠的排出，缓冲钠的有害影响。膳食中钾钠比至少应当为 1:1.5，含钾较多的食物有香蕉、海带、茄子等。

钙对心血管具有保护和降压的作用，含钙丰富的食品有乳类及制品，以及海产品等。

6. 选择多糖

摄入多糖及含膳食纤维丰富的食物，可促进肠道蠕动，促进胆固醇的排泄，有利于防治原发性高血压。少食用葡萄糖、蔗糖、果糖等单糖、双糖，可防止血脂上升。

7. 补充维生素 C

大剂量维生素 C 可使胆固醇氧化为胆酸排出体外，从而改善心脏功能和血液循环。猕猴桃、橘子、大枣、番茄、芹菜叶、油菜、小白菜等食物中均含有丰富的维生素 C，多食用此类新鲜蔬菜和水果，有助于高血压病的防治。

8. 限制饮酒

酒精是高血压和脑卒中的主要危险因素，建议高血压患者限制饮酒，饮酒量应当控制在 25g/ 天，必要时完全戒酒。

（四）食物选择

1. 适宜食物

1）多选用降压降脂的食物。具有降压作用的食物有芹菜、萝卜、番茄、黄瓜、木耳、海带、香蕉等；具有降脂作用的食物有香菇、大蒜、洋葱、海鱼、绿豆等。另外，黑木耳、银耳、草菇、蘑菇、平菇等不仅营养丰富，味道鲜美，对防治高血压病也有较好的效果。

2）摄入新鲜蔬菜和水果，如小白菜、青菜、柑橘、大枣、猕猴桃、苹果等。

3）多食用富含钙、镁、钾等元素的食物。富含钙的食物，如乳类及其制品、豆类及其制品、鱼、虾等；富含镁的食物，如各种干豆、鲜豆、香菇、菠菜、桂圆等；富含钾的食物，如新鲜绿色叶菜、豆类和根茎类、香蕉、杏、梅等。

2. 禁忌食物

1）限制所有过咸食物及腌制品、含钠高的食品。

2）限制烟、酒及辛辣刺激性食品。

（五）食谱举例

早餐：牛奶 200mL，面包 75g。

午餐：番茄炒鸡蛋（番茄 150g、鸡蛋 40g），青菜油豆腐（青菜 200g、油豆腐 10g），米饭 150g。

晚餐：芹菜炒肉丝（芹菜 200g、瘦肉 35g），冬瓜汤（冬瓜 200g），米饭 150g。

二、高脂血症

高脂血症是由于脂肪代谢或运转异常而使血清中一种或多种脂质含量高于正常值的脂肪代谢紊乱性疾病，临床上分为了原发性高脂血症和继发性高脂血症。原发性高脂血症属遗传性脂肪代谢紊乱病；继发性高脂血症主要与饮食因素有关，肥胖、年龄、性别等也是重要因素。

高脂血症的诊断主要是根据血清总胆固醇（TC）、甘油三酯（TG）水平和高密度脂蛋白胆固醇（HDL-C）浓度进行诊断，见表6-2。

表6-2　高脂血症的诊断标准

判断	血清 TC		血清 TG		血清 HDL-C	
	mmol/L	mg/L	mmol/L	mg/L	mmol/L	mg/L
合适水平	< 5.2	< 2 000	< 1.7	< 1 500	> 1.04	> 400
临界高值	5.23～5.69	2 010～2 190	—	—	—	—
高脂血症	> 5.72	> 2 200	> 1.7	> 1 500	—	—
低 HDL-C 血脂	—	—	—	—	< 0.91	< 350

（一）高脂血症的临床表现

高脂血症患者，由于血清中脂蛋白水平升高，血液黏稠度增加，血流速度缓慢，血氧饱和度降低，表现为倦怠、易困，肢体末端麻木、有感觉障碍，记忆力减退，以及反应迟钝等。当出现动脉硬化或原有动脉硬化加重、细小动脉阻塞时，相应靶器官功能出现障碍。

（二）膳食营养因素对血脂代谢的影响

1. 脂类

高脂肪膳食可导致血脂的升高，但不同脂肪酸对血脂的影响不同。饱和脂肪酸可显著升高血清胆固醇和低密度脂蛋白胆固醇的水平。单不饱和脂肪酸能降低血清胆固醇和低密度脂蛋白胆固醇水平，同时可升高血清高密度脂蛋白胆固醇。多不饱和脂肪酸可使血清中胆固醇和低密度脂蛋白胆固醇水平显著降低，并且不会升高 TG。反式脂肪酸能升高低密度脂蛋白胆固醇，降低 HDL-C。

2. 碳水化合物

大量的碳水化合物，特别是单糖、双糖会使血清极低密度脂蛋白胆固醇、甘油三酯、胆固醇、低密度脂蛋白胆固醇水平升高。高碳水化合物还会使血清高密度脂蛋白胆固醇下降。

3. 膳食纤维

膳食纤维能降低血清胆固醇、低密度脂蛋白胆固醇水平，其中存在于大麦、燕麦、水果中的可溶性膳食纤维比不溶性膳食纤维的作用更强。

4. 矿物质

镁有降低胆固醇、降低冠状动脉张力，增加冠状动脉血流量的作用；缺钙可引起血胆固醇和甘油三酯升高；缺锌可引起血脂代谢异常造成胆固醇、低密度脂蛋白胆固醇水平升高；缺铬会使高密度脂蛋白胆固醇下降、血清胆固醇水平升高。

5. 维生素

维生素 C 能促进胆固醇降解，降低血清 TC 水平，增加脂蛋白脂酶活性，加速血清极低密度脂蛋白胆固醇、甘油三酯的降解，缺乏维生素 E 可升高低密度脂蛋白胆固醇水平。

（三）高脂血症的营养治疗

1. 控制脂类摄入

防治高脂血症，应当减少脂肪的摄入量，控制热量。血脂正常者，一天脂肪摄入量应当控制在总能量的25%。有肥胖、血脂异常及高血脂家族史者，一天脂肪摄入量应控制在总能量的20%以内。每天胆固醇摄入量不超过300mg，动物内脏、鱼子、蛋黄等不能食用过量。烹饪油的摄入每天不应超过25g，限制食用油煎炸食物。

控制动物油脂的摄入，减少饱和脂肪酸摄入过多对心血管的伤害。提倡多吃海鱼，其含有的不饱和脂肪酸能降低血脂和血胆固醇，建议膳食中，饱和脂肪酸∶单不饱和脂肪酸∶多不饱和脂肪酸的比值为1∶1∶1。

2. 供给充足的蛋白质

保证蛋白质的足量供给，蛋白质应当选择来自于牛奶、鸡蛋、瘦肉类、去皮禽类、鱼虾类及大豆、豆制品等食品。植物蛋白质的摄入量要在50%以上。

3. 适当减少碳水化合物的摄入，适当增加膳食纤维的摄入

由于碳水化合物可转变为甘油三酯，其摄入量应当适当减少，占总能量的55% ～ 60%，以多糖为主，限制甜食、糕点、含糖饮料的摄入。每餐应吃七八分饱。

膳食纤维能降低血清胆固醇、低密度脂蛋白胆固醇，全天膳食纤维摄入量不应少于30g，因此应当多吃粗粮，如小米、燕麦等。

4. 补充维生素、无机盐

多吃鲜果和蔬菜，它们含丰富的维生素 C、无机盐，能够降低甘油三酯，促进胆固醇的排泄。

5. 限制饮酒

酒精能抑制蛋白酶的活性，会促进内源性胆固醇和甘油三酯的合成，导致血脂升高。

6. 选择适宜的烹调方法

用蒸、煮、炖、汆等烹调方法，坚持少盐饮食，食盐控制在6g/天以下。

（四）食物选择

可选用降脂食物，如酸牛奶、大蒜、绿茶、山楂、绿豆、黄豆、洋葱、香菇、蘑菇、木耳、银耳等食物。有学者认为，3 ～ 4 朵香菇含香菇素1mg，具有调脂和保健作用。

（五）食谱举例

早餐：豆浆麦片粥（豆浆 100mL、燕麦片 20g、白糖 10g）、花卷 50g。

午餐：米饭 100g、清蒸鱼（草鱼 100g）、炒油菜（油菜 150g）。

晚餐：馒头 100g、土豆烧鸡（鸡肉 50g、土豆 150g）、番茄豆腐汤（番茄 100g、豆腐 50g）、苹果 125g。

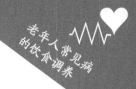

三、冠心病

冠状动脉粥样硬化性心脏病，是指供养心肌的冠状动脉粥样硬化导致血管腔阻塞、心肌缺血和缺氧引起的心脏病，常简称冠心病，是动脉粥样硬化导致器官受累中最常见、最严重的一类疾病。冠心病在中年以上人群中的发病率较高，并且发病率和死亡率呈逐年上升的趋势，应重视冠心病的防治。

（一）冠心病的临床表现

心绞痛是冠心病的主要症状。以发作性胸痛为主，主要是胸骨上、中段之后，常呈放射性疼痛，如到左肩、左臂内侧等。可数日或数周发作一次，也可一天多次发作。另外，在心绞痛发作之前，常有血压增高、心率增快、胸闷气短等症状。

（二）膳食营养因素对冠心病的影响

大量流行病学调查和临床实践及动物实验证实，合理调配膳食对于防治冠心病具有十分重要的意义。

1. 能量

能量摄入过多会形成体脂，导致肥胖，肥胖者又多伴有高血压、高血脂及高密度脂蛋白胆固醇水平低，这些都是动脉硬化、冠心病的危险因素。

2. 脂类

膳食脂肪摄入总量与动脉粥样硬化症的发病率和死亡率呈明显正相关。膳食脂肪总量是影响血中胆固醇浓度的主要因素，摄入脂肪占总能量的 40% 以上的地区，居民动脉硬化发病率明显升高。日本人均脂肪摄入量为总能量的 10%，动脉硬化症者较为少见。WHO 提出，减少膳食脂肪是防止冠心病的有效措施。《中国居民膳食营养素参考摄入量》（DRIs）提出，年龄在 45 岁以上者膳食脂肪的供给量以占总能量的 20% ～ 30% 为宜。

亚油酸可降低血清胆固醇浓度和抑制血凝，防止动脉粥样硬化的形成。亚油酸的最小有效剂量是占总能量的 3%，含亚油酸丰富的食物是植物油（椰子油除外）。鱼类含较多不饱和脂肪酸，吃鱼较多的日本人和吃橄榄油较多的地中海沿岸居民冠心病发病率较低。丹麦人摄入脂肪 140g/ 天，但动物性脂肪所占比例较小，英国和美国人摄入脂肪 120g/ 天，但其中动物性脂肪可达 100g/ 天，故丹麦人冠心病发病率和死亡率均低于英国人和美国人。由此可见，脂类摄入的"质"比"量"对动脉粥样硬化和冠心病的发生影响更大。

冠心病患者血清胆固醇浓度明显高于正常人，膳食胆固醇摄入量与动脉粥样硬化发病率呈正相关。另外，有的营养学者指出，血中胆固醇升高主要是由于膳食中的脂肪，尤其是饱和脂肪酸摄取过高的缘故，与膳食中的胆固醇摄取关系不大。在血液中约有 2/3 的胆固醇是由低密度脂蛋白（LDL）运载，故认为 LDL 是主要致动脉硬化的一种脂蛋白，血清 LDL 升高与发生冠心病的危险性呈正相关，这与高 LDL 水平促进动脉粥样硬化有关，其主要机制是血液中的 LDL 滤过动脉内膜进入内膜下间隙，在此发生了变化并促进斑块形成。LDL 升高也使心肌梗死的危险性增加 3 倍。高密度脂蛋白（HDL）则运载约 25% 的胆固醇，目前认为 HDL 具有抗动脉粥样硬化的潜能，血清中 HDL 越高，动脉粥样硬化发病的危险性则越小。胆固醇在血中达到 5.98mmol/L（230mg/dL）是发生动脉硬化的一种危险因子，一般成人的血清胆固醇浓度为 3.2 ～ 7.1mmol/L（125 ～ 275mg/dL），并取决于年龄与性别稍高或稍低。植物固醇，特别是谷固醇结构与胆固醇相似，具有竞争性抑制胆固醇吸收的作用。

3. 碳水化合物

摄入过多的碳水化合物，尤其是蔗糖、果糖，可使血清甘油三酯水平升高，诱发或加重冠心病。

4. 蛋白质

蛋白质是维持心脏功能必需的营养素，但摄入过多反而对冠心病不利。供给动物蛋白质越多，动物性油脂和胆固醇越多，血清胆固醇水平越高，动脉粥样硬化形成的时间就越短，并且病变越严重。植物蛋白质，尤其是大豆蛋白质有降低血清胆固醇和预防动脉粥样硬化的作用。

5. 维生素

维生素 C 参与胆固醇代谢，能降低血清胆固醇水平并可增加血管韧性和预防出血；维生素 E 可防止多不饱和脂肪酸和磷脂的氧化，有助于维持细胞的完整性，降低心肌耗氧量，改善冠状动脉供血，还能抗凝血、增强免疫力，改善末梢循环，防止动脉粥样硬化；维生素 B_1 可改善心肌代谢，防止心衰；维生素 B_6 使亚油酸转变为多不饱和脂肪酸，合成前列腺素，在酶作用下生成前列环素，从而使血小板解聚、血管扩张；维生素 B_{12}、泛酸、烟酸等 B 族维生素均能降低血脂水平，防治动脉硬化及冠心病。

6. 矿物质

矿物质对冠心病的发生有一定影响，钙、镁、铜、铁、铬、钾、碘、氟对心血管疾病有抑制作用，缺乏时可使心脏机能和心肌代谢异常。镁可影响血脂代谢和血栓形成，促进纤维蛋白溶解，抑制凝血，对血小板起稳定作用，防止血小板凝聚。铬可提高 HDL 浓度，增加胆固醇的分解和排泄，降低血清胆固醇浓度。锌铜比值高，血清胆固醇含量也高。膳食钙可预防高血压和高脂膳食引起的高胆固醇血症。硒可抵抗动脉粥样硬化，降低全血黏度和血清黏度，增加冠状动脉血流量，减少心肌的损失程度。

7. 其他

膳食纤维可缩短食物通过小肠的时间，减少胆固醇的吸收；葱、蒜挥发油能防止血清胆固醇升高或降低血液凝固性；柑橘汁中的黄酮类化合物有防止血栓形成的作用。酒精促进肝内脂肪生成，刺激极低密度脂蛋白合成，会引起脂肪肝和高甘油三酯血症。

（三）冠心病的营养治疗

1. 限制能量摄入

以维持理想体重为宜，注意能量的适宜比例。高甘油三酯血症患者，碳水化合物应控制在 55% 左右。

2. 控制脂类摄入

冠心病的治疗膳食应是低脂膳食，脂肪摄入量限制在总能量的 20% 以下，以植物油为主，限制饱和脂肪酸，适当增加不饱和脂肪酸的摄入，P（多不饱和脂肪酸）/S（饱和脂肪酸）比值范围为（1～2）:1。胆固醇限制在 300mg/ 天以下。若患有高脂血症，胆固醇严格限制在 200mg/ 天以下。

3. 适量蛋白质

蛋白质的摄入量可占全天总能量的 15%～20%，适当减少动物蛋白质摄入，增加植物蛋白质摄入，两者比例为 1:1。可尽量选用鱼类、乳类、大豆类等优质蛋白质膳食。其中，大豆蛋白质既含有丰富的氨基酸，又含有较高的植物固醇，有利于胆酸排出，减少胆固醇的合成。大豆蛋白质含有的磷脂对胆固醇的转运有帮助作用。

4. 选用多糖类碳水化合物

碳水化合物的摄入量占总能量的 60% ～ 65%，减少蔗糖和果糖等单糖、双糖的摄入，适当增加膳食纤维的摄入量。

5. 供给充足的维生素和矿物质

作为平衡膳食必须满足维生素和矿物质的供给，应按正常需要量摄入。多选用粗粮、蔬菜和水果。

6. 限制钠的摄入量

高血压是冠心病的另一危险因素，而钠的摄入量与高血压密切相关，故对于防治冠心病的膳食也应限制钠的摄入，提倡每天食盐摄入量低于 6g，并长期坚持。冠心病患者尤其是伴有高血压者，每天食盐的摄入量应控制在 3 ～ 5g。

（四）食物选择

1. 宜选食物

1）富含优质植物蛋白的豆类及其制品。

2）富含膳食纤维的粗粮，如玉米、小米、高粱等。

3）富含维生素、矿物质及膳食纤维的新鲜蔬菜、水果。

4）富含优质蛋白质及不饱和脂肪酸的深海鱼类。

5）富含特殊成分，如有降脂、降压作用的海带、香菇、木耳、洋葱、大蒜等。

2. 忌用食物

1）富含高脂的动物食物，如肥猪肉、肥羊肉、剁碎的肉馅。

2）富含高胆固醇的食物，如动物内脏（肝、肾）、动物脑、鱼子、蟹黄等。

3）高热量高糖食物，如冰激凌、巧克力、甜点等。

4）过咸的食物，如咸菜、榨菜、盐渍食物。

5）刺激性食物，如辣椒、胡椒、芥末、浓茶、咖啡等。

（五）食谱举例

早餐：脱脂牛奶（牛奶 200mL、白砂糖 5g）、蒸发糕（面粉 50g、玉米面 50g）。

午餐：小米粥（小米 25g）、馒头 100g、海米香菇炖豆腐（海米 5g、香菇 5g、豆腐 150g）、拌茄泥加黄瓜丝（茄子 200g、黄瓜 50g）。

晚餐：米饭 150g、清炖鸡块（鸡肉 100g）、炒白菜（白菜 100g）、小番茄（50g）。

四、脑卒中

脑卒中是指存在脑血管疾病的患者，因各种诱发因素引起脑内动脉狭窄、闭塞或破裂，从而造成急性脑血液循环障碍，临床上表现为一过性或永久性脑功能障碍的症状和体征。发病的主要危险因素包括高血压、糖尿病、心脏疾患、血脂异常、肥胖、不良饮食习惯、缺乏体力活动、吸烟与过量饮酒。所以，膳食营养对脑卒中的影响很大。

随着生活水平的提高和生活方式的改变，脑卒中在我国的发病率呈逐年上升趋势，并且脑血管疾病是致残率较高的疾病，在存活的脑血管疾病患者中 70% 以上的病人不同程度地丧失劳动能力，并伴有轻重不等的偏瘫、失语和痴呆。

脑卒中分为缺血性脑卒中和出血性脑卒中。

缺血性脑卒中（Ischemic Stroke）占脑卒中病例总数的 60% ～ 70%，包括脑血栓、脑栓塞和短暂性脑缺血发作（Transient Ischemic Attack，TIA）。脑血栓是由于脑动脉系统中的粥样硬化和血栓形成，使动脉管腔狭窄或闭塞，导致脑组织局部动脉血流灌注减少或中止，引起局部脑组织坏死。脑栓塞者脑部血管本身无病变，但由来源于心、肺的栓子造成脑血管的堵塞，以风湿性心脏病、二尖瓣狭窄、冠状动脉粥样硬化性心脏病伴有房颤时左房内附壁血栓脱落形成栓子最多见。TIA 是由于脑血管短暂性缺血造成的一过性脑损害。

出血性脑卒中（Hemorrhagic Stroke）占脑卒中病例总数的 30% ～ 40%，根据出血部位的不同分为：①脑出血（Cerebral Hemorrhages），为脑内动脉破裂，血液溢出到脑组织内；②蛛网膜下腔出血，是脑表面或脑底部的血管破裂，血液直接进入蛛网膜下腔和脑池中。

（一）脑卒中的临床表现

脑卒中具有发病急、变化快、病情重、危害大的特点。临床症状取决于病变性质（出血或缺血）、部位、损害程度、代偿情况等。

（1）全脑症状　头痛、头晕、呕吐、嗜睡、意识迟钝，严重时可昏迷。

（2）局部症状　①颈内动脉系统：偏瘫、偏盲、偏身感觉障碍，优势半球损害时可产生运动性或感觉性失语、失用、失读等；②椎底动脉系统：眩晕、复视、眼震、声音嘶哑、吞咽困难、感觉异常、共济失调、猝倒发作等。

（二）膳食营养因素对脑卒中的影响

1. 碳水化合物

对于未患有脑血管疾病的患者而言，高碳水化合物易引起高脂血症，高脂血症又易引起动脉硬化，从而诱发脑血管疾病，因此应当适当控制碳水化合物的摄入。

对于脑血管疾病患者，由于中枢神经必须依靠碳水化合物氧化供能，需要血液循环提供葡萄糖进行糖酵解提供能量，脑耗氧量占全身氧耗量的 20%，故中枢神经系统每天需要 750 ～ 1 000mL 的含氧血液流经脑组织才可提供 120 ～ 130g 葡萄糖作为能源以维持机体正常活动。当脑血液循环发生障碍或血糖降低时，就发生严重脑功能障碍，如乏力、出汗、神志不清、昏迷。所以，脑血管疾病患者，每天应供给充足的单糖及双糖类食物，如水果、蜂蜜、蔗糖、牛奶等。这些食物能迅速转化为葡萄糖，以维持脑循环和保护脑组织。

2. 脂类

血清胆固醇水平与脑卒中总死亡率呈"U"形相关，出血性脑卒中位于 U 形曲线的左支。多数研究观察到血清胆固醇水平与脑出血呈负相关。有资料报道，人群脑卒中死亡率随总胆固醇水平升高而下降，部分降胆固醇的治疗会增加脑出血的危险。但是，要确立血清胆固醇水平与出血性脑卒中的关系，还必须控制一些其他因素，如饮酒、膳食蛋白质和脂肪摄入量，以及是否服用阿司匹林等降低血小板凝集的药物等。

缺血性脑卒中与冠心病在病理基础方面有许多相似之处，均与动脉粥样硬化有关，有共同的危险因素——血清胆固醇水平升高。

总体而言，脂肪和胆固醇的供给应严格控制。

3. 吸烟

吸烟是脑卒中的主要危险因素。长期吸烟，特别是长期大量吸烟可使脑血管舒缩功能降低并加速动脉硬化而增加脑卒中的危险。

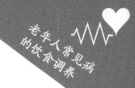

4. 饮酒

少量饮酒并不引起脑卒中，甚至有不少研究认为可预防脑卒中。但过量饮酒或长期饮酒将增加出血性脑卒中的危险。

（三）脑卒中的营养治疗

防治高血压和动脉粥样硬化是预防脑卒中的重要措施。因此，预防脑卒中的膳食措施也与防治高血压、冠心病的膳食措施基本相同。

1. 控制能量

维持正常体重，避免血脂水平升高，防止肥胖和高胆固醇血症。

2. 限制脂类

脂肪摄入量控制在总能量 20% 以下，以植物油为主，植物油脂与动物油脂比例不低于 2:1，胆固醇限制在 300mg/天以下。若患有高脂血症，动物油脂比例还应适当下调，胆固醇严格限制在 200mg/天以下。

3. 控制碳水化合物

含糖丰富的食物，如甜点、饮料摄入过多，会造成热量摄入过多，以及体重、血糖、血脂和血黏度的增加，不利于脑卒中的预防，因此要控制甜食的摄入。

4. 适量蛋白质

蛋白质的摄入量可占全天总能量的 15% ～ 20%，尽量摄入优质蛋白。大豆蛋白质有改善血管壁理化性能的作用，鱼类蛋白质有降低高血压和脑卒中发病率的作用。

5. 摄入丰富的维生素和矿物质

选用富含维生素 C、维生素 E，烟酸丰富的新鲜果蔬、瘦肉、鱼类、乳类等食物。摄入一定量的钙、镁、硒等矿物质，促进机体代谢，减少胆固醇在血管壁的沉积，防治动脉硬化。

6. 适量饮水

脑卒中患者应适量饮水，特别是早上和晚上。早上饮水可补充夜间水分的消耗，睡前饮水可稀释血液，防止血栓栓塞。

7. 限制食盐

食盐摄入量以不超过 6g/天为宜。

（四）食物选择

1. 宜选食物

1）含丰富优质蛋白的食物，如乳类及其制品、豆类及其制品。

2）新鲜蔬菜、水果，尤其是各种绿叶类蔬菜，如菠菜、青菜、空心菜、芹菜等。

3）昏迷、有进食障碍的病人，需应用管饲供给能量及主要营养素。管饲用肠道营养制剂的浓度不宜过高，能量密度以 1kcal/mL 为宜，最好用等渗溶液。忌用高能、高蛋白制剂，以避免发生应激性消化道溃疡或出血。

2. 忌用食物

肥肉、动物油、动物内脏、鱼子、食用糖、糖果、咸菜、腌渍食物、熏酱食物、油炸食物、烟、酒、茶叶、咖啡、辛辣调味品等。

（五）食谱举例

早餐：牛奶 200mL、蔬菜包 50g、水煮鸡蛋（鸡蛋 50g）。

加餐：苹果 100g。

午餐：米饭 125g、焖大黄鱼（大黄鱼 100g）、炒时蔬（菠菜 100g）、番茄冬瓜汤（番茄 50g、冬瓜 100g）。

加餐：香蕉 100g。

晚餐：米饭 125g、红烧牛肉（土豆 100g，牛肉 100g）、炒苦瓜（苦瓜 100g）。

加餐：酸奶 125mL。

➤➤ 任务实施

1. 体格检查

根据任务情境中老陈的身体状况，计算 BMI = $80/1.72^2$ = 27.04（kg/m^2）。在体格上，老陈属于超重。

2. 膳食处方

（1）膳食原则　根据高血压的膳食原则，结合老陈的体格检查情况和饮食习惯，建议在饮食中适量控制能量及食盐的摄入量，降低脂肪、胆固醇的摄入水平，控制体重，防止或纠正肥胖。同时，还应注意钠的排出，调节血容量，保护心脏、脑和肾脏及血管系统的功能。老陈体形属于肥胖，故宜采用低脂肪、低胆固醇、低盐、适量蛋白质和能量的膳食。饮食按膳食治疗计划进食，并告诉病人应戒酒。

（2）制订膳食计划　根据食物成分表，编制病人食谱如下：

早餐：小米粥（小米 50g）、花卷 100g、炒豆干（豆干 50g）。

午餐：米饭（标准米 125g）、红烧带鱼（带鱼 150g、芹菜 100g）、炒卷心菜（卷心菜 150g）。

加餐：香蕉 125g。

晚餐：米饭（标准米 125g）、豆腐肉片汤（豆腐 125g、猪瘦肉 50g）、炒白菜（白菜 150g）。

全天烹调油：20g。

食用盐：4g。

营养成分统计：蛋白质 51.9g、脂肪 98.4g、P/S 比值为 1.98:1、胆固醇 184.0mg、钾／钠比值为 1:0.66。

➤➤ 同步训练

1. 结合所学知识，归纳适合心脑血管疾病老年患者的食物有哪些。

2. 总结高脂血症患者的饮食治疗原则。

任务二　内分泌和代谢性疾病的饮食调养

➤➤ 任务情境

戴某，男性，65 岁，身高 165cm，体重 71kg，出租汽车驾驶员。近一个月来，烦渴多饮，睡眠差，

常觉疲倦。前往医院就诊，测得血压 133/82mmHg，空腹血糖 7.8mmol/L，餐后血糖 11.6mmol/L，血脂正常，确诊为 2 型糖尿病，暂无糖尿病并发症表现。经膳食调查发现，该患者日常饮食不规律，每日主食偏高达 600g，工作中喜好奶糖等糖果，口味偏重，嗜烟酒。

➡️ 任务描述

请为糖尿病患者戴某制订一份膳食治疗计划。

➡️ 知识储备

一、糖尿病

糖尿病（Diabetes Mellitus, DM）是由于胰岛素分泌和 / 或作用缺陷引起的以慢性高血糖为特征的代谢紊乱性疾病，伴有碳水化合物、脂肪、蛋白质、水、电解质的代谢异常。久病可引起多系统损害，导致眼、神经、心脏、肾脏、血管等组织出现慢性进行性病变，引起功能缺陷及衰竭。病情严重时会发生急性代谢性异常，造成酮症酸中毒、高渗性昏迷等，甚至威胁生命。

糖尿病是常见病、多发病，发病率逐年上升。其发病特点为，中、老年人高于年轻人，脑力劳动者高于体力劳动者，超重者明显高于非超重者。在地区分布中，患病率以城市高于农村，但农村的增长速度比城市快，较富裕的地区高于贫困地区，发达国家高于发展中国家。目前，糖尿病导致的病残、病死率仅次于癌症和心血管疾病，已成为继肿瘤和心血管病之后的第三大非传染病。

（一）糖尿病的类型

糖尿病分为了四种类型，分别是：

1. Ⅰ型糖尿病

Ⅰ型糖尿病即胰岛素依赖型糖尿病（IDDM），此型糖尿病病人的胰岛 β 细胞破坏，导致胰岛素分泌绝对不足或缺乏，呈酮症酸中毒倾向，血清胰岛素水平低于正常值低限。此类型糖尿病患者必须依赖外源性胰岛素治疗，多发生于儿童和青少年，在我国糖尿病患者比例中约占 5%，多有糖尿病家族史，起病急，症状重。

2. Ⅱ型糖尿病

Ⅱ型糖尿病即非胰岛素依赖型糖尿病（NIDDM）。Ⅱ型或成年型糖尿病是最常见的糖尿病类型，约占我国糖尿病患者总数的 80% ～ 90%，多发生于中老年人，起病缓、病情隐匿，包括有胰岛素抵抗（IR）和胰岛素分泌缺陷的病人，但这些病人不发生胰岛 β 细胞的自身免疫损伤。病人血清胰岛素水平可正常或升高，很少自发性发生酮症酸中毒，但在应激（如感染）情况下可诱发酮症酸中毒。此型糖尿病的危险性随年龄、肥胖和缺乏体力活动而增加，遗传易感性较Ⅰ型强，并且更为复杂，这些病人不一定依赖胰岛素治疗。

3. 妊娠期糖尿病

妊娠期糖尿病一般在妊娠后期发生，占妊娠妇女的 2% ～ 3%，发病与妊娠期进食过多，以及胎盘分泌的激素抵抗胰岛素的作用有关，大部分病人分娩后可恢复正常，但将成为此后发生糖尿病的高危人群。

4. 其他特殊类型糖尿病

其他特殊类型糖尿病包括胰岛 β 细胞功能缺陷、胰岛素作用缺陷、胰岛外分泌疾病、内分泌疾病、药物或化学诱导、免疫介导、伴糖尿病的其他遗传综合征等。由于发病机理不同，多数需要使用胰岛素来治疗。

（二）糖尿病的临床表现及诊断标准

糖尿病的典型症状是"三多一少"，即多尿、多饮、多食、体重减轻。糖尿病患者由于胰岛素分泌不足或胰岛素抵抗引起血糖浓度升高，葡萄糖由肾脏排出，出现尿糖阳性，渗透性利尿引起多尿；由于水分丢失过多，导致细胞内脱水，刺激口渴中枢，出现口渴而多饮；大量能源物质（葡萄糖）自体内排出，造成体内可利用能量缺乏，患者常食欲亢进而感到饥饿、思食；因体内葡萄糖不能充分利用，只得动员肌肉和脂肪分解，患者逐渐消瘦，疲乏无力，体重减轻。

糖尿病的全身症状有腰痛、四肢酸痛，手足蚁感、麻木，皮肤瘙痒，尤其外阴瘙痒，性欲减退，女性月经失调、闭经，男性勃起功能障碍等，以及儿童夜间遗尿。轻型糖尿病患者开始大多无明显体征，久病重症者因代谢紊乱可并发心脏、肾脏、皮肤、神经系统及视网膜病变。所有病人在应激状态下都可产生酮症酸中毒。

糖尿病、糖耐量减退和空腹血糖调节受损的诊断标准可见表6-3：典型症状 + 随机血糖 ≥ 11.1mmol/L，或者空腹血糖（FPG）≥ 7.0mmol/L，或者葡萄糖耐量试验（OGTT）中2h血糖（2HPG）≥ 11.1mmol/L。其中，随机血糖是指一天中的任意时间的血糖。OGTT 在清晨进行，成人5min内饮完75g葡萄糖溶于250 ~ 300mL 水的溶液，2h后测定静脉血糖。

表6-3 糖尿病、糖耐量减退和空腹血糖调节受损的诊断标准

项目	静脉血糖	
	空腹 / （mmol/L）	（口服葡萄糖75g）餐后2h/ （mmol/L）
正常人	< 6.1	< 7.8
糖尿病人	≥ 7.0	≥ 11.1 （或随机血糖）
糖耐量减退（IGT）	< 7.0	7.8 ~ 11.1
空腹血糖调节受损（IFG）	6.1 ~ 7.0	< 7.8

（三）膳食营养因素对糖尿病的影响

1. 能量

能量过剩引起肥胖是糖尿病的主要诱因之一。饮食过量，能量过剩，血液中的胰岛素分泌增加，诱导反馈作用的发生，减少位于细胞表面的胰岛素受体，使得过量的胰岛素无法与受体结合发挥作用而滞留于血液中，造成胰岛素抵抗及血中胰岛素过多，但过量的胰岛素无法与受体结合发挥作用而滞留于血液中，造成胰岛素抵抗。当发生胰岛素抵抗，机体需要分泌大量的胰岛素以维持血糖正常水平，则会加重胰腺的负担。当胰腺不堪长期负荷，则会出现胰岛素分泌不足而导致糖尿病的发生。

2. 碳水化合物

当一次大量进食碳水化合物，血清葡萄糖浓度会迅速上升，胰岛素分泌增加，促进葡萄糖的氧化分解，维持血糖的正常水平。当血糖水平长期处于较高状态，则需要更多的胰岛素，因此，加重了胰腺负担，使胰腺受过度刺激而出现病理变化和功能障碍，导致胰岛素分泌不足，出现糖尿病。

3. 脂类

高脂膳食容易诱发糖尿病。在骨骼肌中，脂肪酸和葡萄糖的利用存在一定程度的竞争，会使葡萄糖利用减少导致血糖升高；脂肪的氧化分解也需要大量葡萄糖作为中间产物参与，阻断了葡萄糖的彻底氧化分解，造成血糖升高；高脂膳食导致的饱和脂肪酸和胆固醇摄入过量引起肥胖也是造成

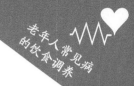

糖尿病发病的原因之一。

4. 蛋白质

目前尚无确切证据表明膳食蛋白质与糖尿病的发病有直接关系。但在植物性食品中，存在一类具有降糖作用的氨基酸，这些氨基酸的特点是在体内不参与蛋白质合成，以游离形式调节糖的代谢，降低血糖水平。

5. 维生素

充足的维生素摄入有利于预防糖尿病并发症的发生。维生素 C 可防止血管性并发症的发生，B 族维生素可防止外周神经炎并发症的发生，维生素 A 和胡萝卜素能延缓糖尿病患者的眼部损伤，维生素 K 和维生素 B_{12} 有一定的降糖功效。

6. 微量元素

研究认为，三价铬是葡萄糖耐量因子的组成成分，也是胰岛素的辅助因子，能增加周围组织对胰岛素的敏感性，使碳水化合物的氧化分解加速，从而降低血糖。此外，有研究表明，镁、锂、锌对胰岛素的合成和分泌，以及周围组织对胰岛素的敏感性等方面存在影响，对糖尿病及其并发症的防治有一定作用。

（四）糖尿病的饮食防治

糖尿病的综合治疗措施包括：营养治疗（饮食治疗、健康教育）、运动治疗、药物治疗（口服降糖药、注射胰岛素）、心理治疗、手术治疗（胰腺移植、基因治疗）和自我监测。其中，营养治疗是最基本的措施，无论采用上述哪一种方法都必须长期坚持营养治疗。部分轻型病人（空腹血糖 ≤ 11.1mmol/L）单纯采用营养治疗即可。

膳食营养治疗的目标是通过饮食调控减轻胰岛 β 细胞的负荷，有利于 β 细胞功能的恢复，从而达到降低空腹及餐后血糖的目的，并纠正已发生的代谢紊乱，使体重及营养达到理想状况，改善机体健康水平，防治并发症。具体饮食防治原则包括以下几点：

1. 合理控制总能量

控制总能量摄入是糖尿病饮食治疗的首要原则。总能量的供给因人而异，要根据患者病情、血糖、尿糖、年龄、性别、身高、体重、活动量大小及有无并发症来确定。对于正常体重者，能量摄入以达到和维持理想体重或略低于理想体重为准。对于肥胖者，应减少能量摄入，使体重逐渐下降至正常标准值的 ±5% 范围内。儿童、孕妇、乳母、营养不良及消瘦者，能量摄入量可适当增加 10% ～ 20%。具体能量供给量可参见表 6-4，再根据病人的体形和理想体重估算。

全天适宜能量计算公式：能量 ＝ 标准能量供给 × 理想体重。

表 6-4　不同体形及不同劳动强度糖尿病患者能量供给量参考

（单位：kcal/kg 标准体重·天）

劳动强度	举例	消瘦	正常	肥胖
卧床		20 ～ 25	15 ～ 20	15
轻体力劳动	职员、教师、售货员	35	30	20 ～ 25
中体力劳动	学生、驾驶员、外科医生、电工	40	35	30
重体力劳动	农民、建筑工人、搬运工人、舞蹈演员	45 ～ 50	40	35

注：标准体重（kg）＝身高（cm）-105，高（低）于标准体重的 20% 为肥胖（消瘦）或根据体质指数（BMI）判断。BMI < $18.5kg/m^2$ 为消瘦，BMI ≥ $25kg/m^2$ 为肥胖。

体重是评价能量摄入量是否合适的基本指标，最好定期（每周一次）称体重，根据体重的变化及时调整能量供给量。肥胖者应逐渐减少能量摄入量，消瘦者应适当增加能量摄入量，以维持实际体重达到或略低于理想体重。

2. 保证碳水化合物的摄入，避免高糖食物

碳水化合物是能量的主要来源，其摄入量占总能量的合适比例为 50% ～ 60%。在合理控制总能量的前提下，提高碳水化合物的摄入量可改善糖耐量，提高胰岛素敏感性。若碳水化合物供给量太少，易引起酮症酸中毒。但碳水化合物供给太多，会使血糖升高，增加胰腺负担。因此，一般糖尿病成年患者每天碳水化合物摄入量为 200 ～ 350g，相当于主食 250 ～ 400g。营养治疗开始时，应严格控制碳水化合物的摄入量，每天 200g（相当于主食 250g），经一段时间治疗后，如血糖下降、尿糖消失，可逐渐增加至 250 ～ 300g（主食 300 ～ 400g），并根据血糖、尿糖和用药情况随时加以调整，单纯膳食治疗病情控制不满意者应适当减量，对使用口服降糖药或用胰岛素者可适当放宽。

糖尿病患者的膳食对碳水化合物种类和质量有较严格的要求。通常把血糖指数（Glycemic Index，GI）作为选用食物的依据。GI 是指分别摄入某种食物与等量葡萄糖 2h 后血清葡萄糖面积之比。

一般而言，血糖指数越低的食物对血糖升高的影响越小，如单糖、双糖的血糖指数高，而淀粉类的多糖和膳食纤维血糖指数则较低。各类食物的血糖指数见表 6-5。一般规律是粗粮的血糖指数低于细粮，复合糖类低于精制糖类，多种食物混合低于单一食物。故糖尿病治疗膳食宜选择消化吸收较慢、GI 较低的食物，如莜麦、燕麦、荞麦、玉米等。此外，应注意食物品种尽量多样化，少用富含精制糖的甜点，如蜂蜜、蔗糖、麦芽糖等纯糖食品。必要时，为了改善食品的风味，可选用甜叶菊、木糖醇等甜味剂代替蔗糖。若食用水果，则应适当减少部分主食。

表 6-5　食物的血糖指数

食物名称	血糖指数	食物名称	血糖指数
葡萄糖	100	油条	74.0
蔗糖	65.0±6.3	饼干	47.1
乳糖	46.0±3.2	荞麦	54.0
蜂蜜	73.5±13.3	面包	87.9
巧克力	49.0±8.0	炸薯条	75.0
馒头	88.1	酸奶	48.0
面条	81.6	花生	14.0
大米	83.2	山药	51.0
玉米粉	68.0	扁豆	38.0
大麦粉	66.0	绿豆	27.2
鲜桃	28.0	大豆	18.0
香蕉	52.0	豌豆	33.0
猕猴桃	52.0	苹果	36.0
柑	43.0	菠萝	66.0

注：营养与食品卫生，人民卫生出版社，2007。

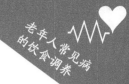

3. 控制脂肪和胆固醇摄入

糖尿病病人胰岛素分泌不足，体内脂肪分解加速，合成减弱，脂质代谢紊乱。若膳食脂肪摄入不当，易引发或加重高脂血症，进一步发展会导致血管病变，这是糖尿病常见的并发症。因此，糖尿病患者必须限制膳食脂肪的摄入量，尤其应限制饱和脂肪酸的摄入量。一般建议脂肪的供给量占总能量的 20%～25%，最高不超过 30%。其中饱和脂肪酸占总能量应少于 10%。因糖尿病机体抗氧化能力减弱，虽然多不饱和脂肪酸有降血脂和预防动脉粥样硬化的作用，但容易被氧化，因此也不宜摄入过多，摄入量不应超过总能量的 10%。单不饱和脂肪酸是糖尿病患者较为理想的脂肪来源，在橄榄油、茶籽油、花生油等坚果油中含量丰富，应当优先选择。

胆固醇摄入量应少于 300mg/ 天，合并高脂血症者，应低于 200mg/ 天。糖尿病患者应避免进食富含胆固醇的食物，如动物的脑和肝、肾、肠等内脏，以及鱼子、蟹黄等。

4. 适量的蛋白质

糖尿病患者由于糖异生作用增强，蛋白质消耗增加，机体易处于负氮平衡，因而要求保证蛋白质供给的足量，一般占总能量的 15%～20%，并且保证至少 1/3 来自于瘦肉、鱼、乳、蛋、豆制品等优质蛋白质食物来源，特别注意豆类食物的补充，有助于降低胆固醇。一般成年患者蛋白质摄入量可按 1.2～1.5g/（kg·天）进行补充，对于肝肾功能正常的儿童、孕妇、乳母、营养不良的糖尿病患者，可供给 1.5～2.0g/（kg·天）蛋白质，其供给量可高于总能量的 20%。合并肾脏病变者，应限蛋白质摄入量，根据肾功能损害程度而定，一般为 0.5～0.8g/（kg·天）。

5. 充足的维生素和矿物质

由于糖尿病患者主食和水果摄入受限，并且体内物质代谢相对旺盛，故易发生维生素缺乏。因此，供给足够的维生素也是糖尿病营养治疗的原则之一。补充 B 族维生素（包括维生素 B_1、维生素 B_2、烟酸、维生素 B_{12} 等）可改善糖尿病患者的神经系统并发症；补充维生素 C 可防止微血管病变；供给足够的维生素 A 可以弥补病人难以将胡萝卜素转化为维生素 A 的缺陷；充足的维生素 E、维生素 C 和 β-胡萝卜素能加强病人体内已减弱的抗氧化能力，清除葡萄糖和糖基化蛋白自动氧化时产生的自由基。一般建议供给量：维生素 B_1 成年男子为 1.2mg/ 天，成年女子为 0.9mg/ 天；维生素 B_2 成年男子为 1.8mg/ 天，成年女子为 1.3mg/ 天；维生素 C 为成人 80mg/ 天。

与糖尿病关系密切的矿物质有铬、锌、钙、磷、镁等。铬是葡萄糖耐量因子的组成成分，能增强胰岛素的生物学作用，还能抑制胆固醇的合成，因而供给适量的铬，既能预防和延缓糖尿病的发生，又能改善糖耐量，降低血糖、血脂，增强胰岛素的敏感性。锌与胰岛素的分泌活性有关。糖尿病患者的钙、磷易从尿液中大量流失，常继发骨质疏松，要适当补充。机体缺镁可致胰岛素抵抗，加速动脉粥样硬化，影响血脂，并且血镁低的糖尿病患者容易并发视网膜病变，适当补充镁，可使胰岛素分泌能力改善，防止视网膜病变的发生。锂能促进胰岛素的合成和分泌。因此，应保证矿物质的供给量满足机体的需要，适当增加钾、镁、钙、铬、锌等上述各种元素的供给。

但应限制钠盐摄入，低钠膳食有利于控制糖尿病的发展和降低血压、预防高血压、高脂血症、动脉硬化和肾功能不全等并发症。

6. 增加膳食纤维的摄入

膳食纤维在胃肠道中能延缓和减少碳水化合物吸收、增加食物体积、加快食物通过肠道、软化大便等，能较好地防治糖尿病，有效地改善糖代谢，降血压、降血脂和防止便秘等。其中，水溶性膳食纤维能吸水膨胀，吸附并延缓碳水化合物在消化道的吸收，减弱餐后血糖的急剧升高，有助于病人的血糖控制，同时还具有降血脂作用。非水溶性膳食纤维能促进肠蠕动，加快食物通过肠道，减少吸收，具有间接缓解餐后血糖和减肥的作用。但过多的膳食纤维会影响矿物质和维生素的吸收。临床上主张糖尿病患者膳食纤维，一天的摄入量为 20～35g。

7. 限制饮酒

酒精是高热量食物，喝酒会导致能量摄入过多。酒精吸收快，但不能较长时间维持血糖水平。饮酒会造成糖负荷后的胰岛素分泌增加，对胰岛素、降糖药治疗的患者，易导致低血糖。所以，糖尿病患者最好不要饮酒，或者在血糖控制良好的前提下，少量饮用低度酒，同时还要避免空腹饮酒，并将酒精的能量（7kcal/g）计入饮食总能量中。

8. 合理安排饮食制度

根据血糖、尿糖升高时间，以及用药时间和病情是否稳定等情况，并结合病人的饮食习惯合理分配餐次。为减轻胰岛负荷、控制血糖水平，糖尿病患者每天不得少于三餐，定时定量，一般按 1/5、2/5、2/5 或 1/3、1/3、1/3 能量比分配三餐食物。若某餐后血糖过高或某个时间易发生低血糖甚至出现酮症，就应增加餐次（4～6 餐或更多），加餐量应当从正餐中扣除 25g 主食及一部分含蛋白质高的食物作为加餐。加餐时间一般在 9:00、15:00 和晚间临睡前这三个时段。

（五）食物选择

1. 宜选食物

（1）粗杂粮　如荞麦面、莜麦面、燕麦面、玉米等，富含矿物质、维生素和膳食纤维，有助于改善葡萄糖耐量。

（2）大豆及其制品　大豆及其制品富含蛋白质和多不饱和脂肪酸，有降血脂作用。

（3）蔬菜　新鲜蔬菜富含维生素、膳食纤维及矿物质。

2. 忌（少）用食物

（1）精制糖　精制糖包括白糖、红糖、甜点心、蜜饯、雪糕、甜饮料等（当出现低血糖时例外）。

（2）高碳水化合物、低蛋白质的食物　如马铃薯、芋头、藕、山药等，食用时应减少主食摄入量。

（3）动物油脂　如猪油、牛油、奶油等，鱼油除外。

（4）水果　含糖高的水果应限量，如食用应相应减少主食摄入量。

（5）酒　酒是纯热能食物，长期饮酒会损害肝脏，易引起高甘油三酯血症，故少饮为宜。

（六）编制食谱

糖尿病人常用的编制食谱的方法有食物交换份法、营养成分计算法和统一菜肴法。食物交换份法可参考项目五。

例如，某糖尿病患者，男，65 岁，身高 175cm，体重 85kg，职业文员（轻体力劳动），平时一天三餐，食量一般（中等偏低），每天喜饮牛奶一盒（250mL），蔬菜 500g，目前血糖、尿糖偏高，血脂正常，无高血压和并发症，采用单纯膳食治疗。请设计一天的食谱。

根据病人身高、年龄、劳动强度、肥胖程度等计算所需总能量。

1）理想体重 = 身高（cm）-105=175-105=70（kg）。

2）体形评价：理想体重 70kg，实际体重 85kg，超重 21%，属肥胖。

3）计算全天能量供给量：查表 5-2，轻体力活动肥胖者每天能量供给量为 20～25（kcal/kg）。

因此，每天所需能量为 70×（20～25）=1 400～1 750（kcal）。平日食量中等偏低，故每天能量供给量为 1400kcal。

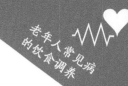

查阅膳食食物分配表（表6-6），从不同能量治疗饮食对应的各类食物交换份数中，找出与其能量需要相近的各类食物的份数。

此患者全天供给能量为1400kcal，查表得出饮食交换总份数为16.5，其中谷类为9份、蔬菜1份、瘦肉3份、乳类2份、植物油1.5份。考虑到该病人的饮食习惯，将食物按大约1/5、2/5、2/5的能量比分配到三餐中。

查阅食物等值交换表，在同类食物中，灵活运用交换原则，选择一定量的个人喜爱的食物。最后将食物合理分配于三餐，制订出丰富多样的一天食谱。

表6-6　不同能量糖尿病膳食食物分配表

总能量 /kcal	总交换单位 / 份	谷类单位 / 份	蔬菜类单位 / 份	瘦肉类单位 / 份	豆乳类单位 / 份	水果类单位 / 份	油脂类单位 / 份
1 000	12	6	1	2	2	—	1
1 200	14.5	8	1	2	2	—	1.5
1 400	16.5	9	1	3	2	—	1.5
1 600	18.5	9	1	4	2	1	1.5
1 800	21	11	1	4	2	1	2
2 000	23.5	13	1	4.5	2	1	2
2 200	25.5	15	1	4.5	2	1	2
2 400	28	17	1	5	2	1	2

二、肥胖症

肥胖症是指机体长期摄入能量多于消耗能量所引起的体内脂肪过量储存，表现为脂肪细胞体积增大和（或）脂肪细胞数增多，全身脂肪组织块增大，与其他组织失去正常比例的一种状态。

正常成年男性的脂肪组织占体重的15%～20%，女性占20%～25%。若成年男性脂肪组织超过25%，女性超过30%，即为肥胖。通常以超过标准体重20%作为判断肥胖的标准。目前，普遍采用的是2000年WHO亚太地区公布的亚洲成年人超重 / 肥胖判断标准，即体质指数（BMI）大于或等于23kg/m²为超重，23.0～24.9kg/m²为肥胖前期，25.0～29.9kg/m²为Ⅰ度肥胖，大于或等于30kg/m²为Ⅱ度肥胖。

肥胖症按病因和发病机制，可分为单纯性肥胖和继发性肥胖两大类。前者是遗传因素和环境因素共同作用的结果，是一种慢性代谢异常疾病，它常与高血压、高脂血症、冠心病、Ⅱ型糖尿病等集结出现或是这些疾病的主要危险因素。随着生活水平的改善和体力劳动的减少，肥胖症有逐年增加的趋势，已成为世界性的健康问题之一。继发性肥胖症是某些疾病（如甲状腺功能减退症、性功能减退症、下丘脑－垂体炎症、肿瘤等）的临床表现之一。

（一）肥胖症的临床表现

脂肪组织的分布有性别差异：男性患者多为苹果型，也叫向心型肥胖，脂肪主要分布在腹部的皮下及腹腔内；女性患者多为鸭梨型，也叫非向心型肥胖，主要分布在腰部以下的下腹部，臀部、大腿。苹果型比梨型肥胖病人更易发生代谢综合征。

轻度肥胖症者无症状，中重度肥胖症者因体重负荷增加，可出现气急、关节痛、肌肉酸痛、体力活动减少等症状。肥胖症患者常因体形而有自卑、焦虑、内向、抑郁、孤独等心理问题。此外，肥胖病人可伴发高血压、高脂血症、糖尿病、胆石症、胆囊炎等。

（二）膳食营养因素对肥胖症的影响

1. 能量

当能量摄入量大于能量消耗量，多余的能量则会转变成脂肪储存在体内，过量的体脂储备即可引起肥胖。摄入过多能量可发生在任何年龄，但在幼年开始多食对肥胖的发生具有重要意义。成年起病者多为脂肪细胞体积增大，而幼年起病者多为脂肪细胞数量增多和体积增大，更不易控制。因此，应控制能量摄入和增加能量消耗，这样才能纠正能量代谢的失衡。

2. 脂肪和碳水化合物

膳食脂肪的能量密度高，过多摄入易使能量超标，并且易发生酮症。饱和脂肪酸易转化为体脂，引起肥胖。

单糖、双糖消化吸收快，易使机体遭受多糖的冲击性负荷，而反馈性胰岛素过度分泌，后者促进葡萄糖进入细胞合成体脂。

3. 蛋白质

肥胖病人由于限制膳食能量摄入量，会引起机体组织蛋白分解，易发生蛋白质营养不良，故应提高低能量膳食中蛋白质，尤其是优质蛋白质的比例。但蛋白质摄入过量，含氮代谢产物增加，会加重肝、肾负担。

（三）肥胖症的营养治疗

1. 控制能量

控制能量的摄入和增加能量的消耗是控制肥胖的根本。膳食中应当给予低热能食物，并增加体力活动，使体内过多的能量被消耗掉。每减 1 000g 体内脂肪，饮食上要减少 7 700kcal 能量的摄入。短期内不宜减少过多，热量的控制应当循序渐进，逐步降低。对成年肥胖者，每天减少能量 125 ～ 250kcal，每月可减肥 0.5 ～ 1kg；对中度、重度及以上肥胖者，每天减少能量 500 ～ 1 000kcal，一周减少 0.5 ～ 1kg 的体重。但每天摄入的总能量不得低于 1 000kcal，以防止过度饥饿等不适感。

2. 控制碳水化合物

碳水化合物每天摄入量不得低于 50g，占总能量的 40% ～ 55% 为宜，过低会引发酮症，过高会影响蛋白质的摄入量。摄入的碳水化合物应以复合碳水化合物为主，如谷类。尽量少用或不用富含精制糖的食品，如甜点。主食一般控制在 150 ～ 250g/ 天。应坚持食用含高膳食纤维的多糖膳食，对吸收快的单糖和双糖类食物应当少吃或不吃。增加膳食纤维的摄入量，每天供给量为 25 ～ 30g。

3. 保证蛋白质的供应

肥胖症患者在降低能量的同时，应当摄入充足的蛋白质，每天摄入量以每千克体重 1 ～ 1.5g 为宜。中度以上肥胖者蛋白质的摄入量占总能量的 20% ～ 30%，其中至少有 50% 为优质蛋白质，来自肉、蛋、奶和豆制品。在严格控制能量的情况下，蛋白质的过度摄入可引起肝、肾功能的损害，故摄入量不宜过高。

4. 严格限制脂肪的摄入

脂肪摄入量应占总能量的 20% ～ 25%，不宜超过 30%。尽量使用富含必需脂肪酸的植物油，烹调用油控制在 10 ～ 20g/ 天，禁用饱和脂肪酸含量高的动物油，饮食中注意控制肉、蛋、全脂乳等动物性脂肪。膳食胆固醇的供给量也应控制在每天 300mg 以下。

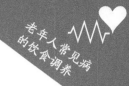

5. 供给充足的维生素和矿物质

注意合理的食物选择和搭配。新鲜蔬菜和水果是矿物质和维生素的重要来源，并且富含膳食纤维和水分，属低能量食物，有充饥作用，故应多选用。必要时可适量补充维生素和无机盐制剂，以防缺乏。因肥胖常伴高血压发生，为了减少水在体内的潴留，应限制食盐摄入量，不宜超过 5g/ 天。

6. 选择合适的烹饪方法

食物宜以蒸、煮、炖、拌、卤等少油的烹调方法制备为主，减少煎、炸、烧、烤、熏等方法，以减少用油量。

7. 养成良好的饮食习惯

一日三餐要定时定量，不可某一餐过多或某一餐过少。晚餐不应吃得过多过饱。要少吃零食、甜食和含糖饮料。吃饭时，应细嚼慢咽，可延长用餐时间，即使食量少也可达到饱腹感。可先吃些低能量的蔬菜类食物，借以充饥，然后再吃主食。酒不利于脂肪和碳水化合物的代谢，应尽量少饮。

除了饮食营养治疗之外，要达到理想的减肥效果还应注意，营养治疗应与运动治疗相结合，要积极参加并坚持运动。营养治疗主要限制了能量的摄入，而提高运动量可增加能量的消耗。调节膳食减少能量摄入量和配合运动增加能量消耗，双管齐下是减肥的最佳方法。

（四）食物选择

1. 宜用食物

谷类、各种瘦肉、鱼、豆类、奶类、蛋类均可选择，但应限量。为缓解减肥带来的饥饿感，可选用体积大、膳食纤维多、能量低的食物，如莴苣、白菜、豆芽、黄瓜、萝卜、海带等。

2. 忌（少）用食物

1）富含饱和脂肪酸的各类食物，如肥肉、猪牛羊油、椰子油、油炸、油煎的食品。

2）富含精制糖的各种糕点、饮料、零食和酒类。

（五）食谱举例

早餐：豆浆 300mL、面包 50g。

午餐：米饭 75g、咸蛋猪肉饼（咸蛋 40g、猪肉 50g）、凉拌西红柿（西红柿 200g）、冬瓜鲫鱼汤（冬瓜 200g、鲫鱼 200g）。

晚餐：油菜虾米汤面（油菜 100g、虾米 10g、面 75g）、芹菜炒牛肉（芹菜 150g、牛肉 50g）、苹果 150g。

三、骨质疏松症

骨质疏松症（Osteoporosis）是以骨量减少和骨组织微结构破坏为特征，致使骨脆性增加，易发生骨折的全身性骨骼疾病。骨质疏松的发病率随着年龄的增长而增加，是老年人的一种常见病。由于骨质疏松导致骨折等并发症可致残、致死，给患者带来极大伤害的同时，也给家庭、社会带来沉重负担。骨质疏松症已构成严重影响老年人生活质量的公共卫生问题。

骨质疏松发生的主要原因是缺钙。老年人由于对钙的吸收下降，肾脏功能降低，使具有生理活性的维生素 D_3 合成减少，同时钙从骨骼中丢失增加，因此，骨质疏松的发病率高。老年女性（绝经后）骨质疏松的发生率是老年男性的 4 倍，这是由于雌激素分泌减少所致。

骨质疏松症可分为三大类型：

（1）原发性骨质疏松症　是指随年龄增长而出现的骨骼生理性退行性病变。

1）Ⅰ型：常见于绝经不久的 51～65 岁女性，又称绝经后骨质疏松，为高转换型，由破骨细胞介导，以骨吸收增加为主，小梁骨丢失大于皮质骨丢失，多发生在脊柱和桡骨远端。

2）Ⅱ型：多在 65 岁以后发生，又称老年性骨质疏松，为低转换型，以骨形成不足为主，小梁骨和皮质骨呈同等比例减少，主要侵犯椎骨和髋骨。

（2）继发性骨质疏松症　由其他疾病如内分泌疾病、血液病、长期卧床等继发。

（3）特发性骨质疏松症　多见于 8～14 岁青少年，常伴有遗传家族史。

（一）骨质疏松症的临床表现

1. 骨痛

骨质疏松症患者可在全身不同部位产生不同性质和程度的骨疼。脊柱负重较大、最常出现的是腰背酸疼，其次为膝关节、肩背部、手指、前臂、上臂。腰背酸疼也常致髋部、双下肢疼痛，屈伸腰背时加重，特别是由安静状态开始活动时明显。长时间保持某一固定姿势时疼痛加剧，卧床时缓解。患者负重能力明显降低，甚至不能负担自己的体重。部分患者还会出现腓肠肌阵发性痉挛。

2. 驼背

骨质疏松使椎体疏松而脆弱，由于重力和韧带牵引的作用，使椎体受压变扁，致胸椎后突畸形，主要表现为身高缩短、背曲加剧。

3. 骨折

由于骨质脆性增加，患者常在摔倒时，甚至在转身、持物及肢体活动时发生骨折，而且有的患者身体多处反复发生骨折。最常见的是椎体压缩性骨折，危害最大的是髋部骨折，可致残、致死。桡骨骨折也多见。

骨质疏松症主要根据骨量测定低于正常值，结合骨转化的生化测定和骨组织活检确诊。

（二）膳食营养因素对骨质疏松症的影响

1. 钙

钙是骨的主要成分，机体总钙量的 99% 存在于骨质和牙齿中。骨质疏松症的发生与机体钙摄入状况有密切关系。当机体缺钙发生负钙平衡时，血钙水平下降，使甲状旁腺激素（PTH）分泌增多，造成破骨细胞活性增强，骨吸收加速，骨钙溶出释放入血液，骨吸收超过骨形成，发生骨质疏松。

引起机体缺钙的原因有：

（1）膳食钙不足　如果在青少年期开始，就有足够的膳食钙供给，增加骨矿化程度，就会使成年后骨密度峰值增加，减缓老年期骨质疏松的速度。长期保持足量钙摄入，女性在闭经后及进入老年期的骨密度较高，骨质疏松速度减慢，骨折的危险性也会降低。由此，在任何时期，钙摄入不足都会使骨质疏松症发生的危险性增加。研究表明，膳食钙供给量低的人群，骨质疏松症的发病率明显高于钙摄入高的人群。

（2）妨碍钙吸收的因素　维生素 D 的不足，钙磷比例不适当，脂肪、植酸、草酸和膳食纤维的摄入量过高，都可使钙的吸收减少。

（3）影响钙在体内潴留的因素　当膳食蛋白质的摄入量增加时，其分解产物排出增加会使尿钙排泄增加。每多摄入 1g 蛋白质，尿钙增加 10mg，但蛋白质来自肉类时，尿钙未见增加，可能与磷的摄入也同时增加有关。高钠膳食也可使尿钙排出增加，每摄入 2 300mg 钠，尿钙增加 40～80mg。年龄的增大、机体需要量的减少等因素均可使钙在体内潴留降低。

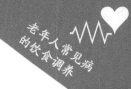

2. 磷

人体内 80% 的磷在骨骼中，钙磷比例适宜是维持骨骼坚固的必备条件。一般饮食中含磷丰富。高磷摄入会引起血磷偏高，抑制 1,25-（OH）$_2$D$_3$ 生成，最终使钙吸收下降。但适量增加磷摄入会减少尿钙丢失。一般钙磷比值在 0.5 ~ 2 的范围内较为合适。

3. 维生素

维生素 D 的活性形式 1,25-（OH）$_2$D$_3$ 可加速小肠细胞微绒毛的成熟，刺激钙结合蛋白的产生，促进小肠钙吸收，提高血清钙水平，防止骨质疏松的发生。维生素 A 和维生素 C 参与骨胶原和黏多糖的合成，后两者是骨基质的成分，对骨钙化有利。

4. 其他营养因素

氟能与羟磷灰石晶体结合，稳定骨盐晶体结构。缺氟可使老年人易出现骨质疏松。适量的氟有利于刺激新骨形成，增加骨的强度，但是氟过多反而有害。

（三）骨质疏松症的营养防治

骨质疏松症的发生要经历一个较漫长的过程，其预防比治疗更有意义。自幼年起就应注意平衡膳食和积极运动。在合理的能量和蛋白质供给的基础上，通过膳食补充钙、磷、维生素 D 等，预防和治疗骨质疏松症。

1. 补充充足的钙

对于接受雌激素治疗的绝经期妇女，钙的供给量为 800mg/ 天，没有使用雌激素的妇女和老人应达到 1 000 ~ 1 200mg/ 天。钙来源最好的食物是奶及奶制品，钙含量丰富，而且吸收率高，每天应至少饮用 250mL 牛奶，对于患有高脂血症的病人可选用脱脂奶。虾米及虾皮、芝麻酱、豆类、海藻类也是钙的良好来源。必要时可适量补充钙剂，但总钙摄入量不能超过可耐受最高摄入量 2 000mg/ 天，过量摄入有增加肾结石的危险性。

2. 适量的磷

磷的适宜供给量为 700mg/ 天，合适的钙磷比例有利于钙的利用和减慢骨钙丢失。磷的可耐受最高摄入量是 3 000mg/ 天。值得注意的是食物中普遍富含磷，一些食品在加工时添加多种含磷的添加剂。

3. 充足的维生素

维生素 D 能促进钙的吸收和利用，调节钙磷代谢，有利于防止骨质疏松的发生，推荐摄入量为 10μg/ 天。适量多晒太阳，可增加体内维生素 D 的合成。含维生素 D 较高的食物还有海鱼、动物肝、蛋黄、奶油等，应适量食用。

维生素 A 促进骨基质中胶原蛋白的合成，保证骨的正常生成和重建，维生素 C 促进钙的吸收，增加骨钙储存，故应足量供给。必要时，可适当补充维生素制剂。

4. 适量的蛋白质

蛋白质可促进钙的吸收和储存，但过量也促进钙的排泄，故应适量供给，一般摄入量占总能量的 15% 为宜。其中，乳类的乳白蛋白、蛋类的白蛋白、骨中的骨白蛋白、核桃的核白蛋白都含胶原蛋白和弹性蛋白，是合成骨基质的重要原料，可选用。

5. 合理烹调加工

谷类含有植酸，蔬菜富含草酸，它们与钙结合成不溶性钙盐会降低钙的吸收。因此，不要把含草酸较多的菠菜、苋菜与含钙丰富的食品，如豆腐、牛奶同餐，防止草酸与钙结合成不溶性的钙盐而影响钙的吸收。在烹调上采取适当措施去除干扰钙吸收的因素，如 55℃ 环境下，加适量水浸泡大米后再洗，以增加大米中植酸酶的活性；在面粉、豆粉、玉米粉中加入发酵剂发酵一段时间，使植酸水解，增加钙游离；对含草酸高的蔬菜，先在沸水中焯一下，使部分草酸溶于水后再烹调。此外，牛奶加热应当避免温度过高，同时要不断搅拌，防止磷酸钙沉积于锅底而损失。

（四）食物选择

1. 宜选食物

1）富含钙和维生素 D 的食物，如奶、奶制品、虾皮、海带、豆类及其制品、沙丁鱼、蛙鱼、青鱼、鸡蛋等。

2）各种主食，特别是发酵的谷类。

3）各种水果和蔬菜（含草酸高的除外）。

4）各种畜、禽、鱼肉类。

2. 忌（少）用食物

1）含草酸高的菠菜、冬笋、茭白、洋葱头等，应先汆水后烹调。

2）含磷高的肝脏和高磷酸盐添加剂的食品。

（五）食谱举例

早餐：脱脂牛奶 250mL、馒头 100g。

午餐：米饭 125g、豆腐干炒瘦肉（豆腐干 60g、猪肉 50g）、炒虾皮咸蛋白菜汤（虾皮 5g、咸蛋 40g、白菜 200g）。

晚餐：米饭 100g、清蒸草鱼（草鱼 100g）、炒油菜（油菜 200g）、海带猪骨汤（海带 30g、猪骨 25g）、橙子 100g。

➡️ 任务实施

1. 营养评估

根据任务情境中戴某的身体状况，计算 BMI = $71/(1.65)^2$ =26.07（kg/m^2），属轻度肥胖。标准体重 =165-105=60（kg），超重（%）=（71-60）/60×100%=18.33%。

2. 膳食原则

低能量膳食；食盐要限量；禁食糖果；戒烟酒；定时定量，严格按饮食治疗计划进食。

3. 膳食治疗计划制订

无论何种类型，用胰岛素还是口服药物，均应严格控制饮食。食品交换份法制订饮食计划步骤如下：

1）确定患者的总能量：患者 BMI=26.07（kg/m^2），为轻度肥胖。职业为驾驶员，属中度体力劳动，应按每日每千克标准体重 30kcal 供给能量。应供给的总能量 =60×30=1 800kcal。

2）根据总能量，查出各类食物的交换份数。查表 6-6，此患者全天饮食交换总份数为 21 份，其中谷类为 11 份、蔬菜 1 份、瘦肉 4 份、乳类 2 份、油脂 2 份、水果 1 份。

3）将各类食物的交换份数安排到各餐中。考虑到该病人的饮食习惯，将食物按大约 1/5、2/5、2/5 的能量比分配到三餐中，见表 6-7。

4）根据病人习惯和嗜好，选择并交换食物，编制一天食谱。

表 6-7　患者各餐食物交换份数

食物类别	交换总份数	早餐／份	中餐／份	晚餐／份
谷类	11	2	4.5	4.5
蔬菜	1	0	0.5	0.5
水果	1	0	0.5	0.5
瘦肉	4	0	2	2
乳类	2	2	0	0
油脂	2	0	1	1
合计	21	4	8.5	8.5

早餐：馒头 50g、酸牛奶 220mL。

　　　面粉用量为 50/25=2（份），酸牛奶量为 220/110=2（份）。

中餐：米饭 110g、芹菜瘦肉丝（瘦肉 25g、芹菜 150g、植物油 5g）、西红柿炒鸡蛋（鸡蛋 55g、西红柿 100g、植物油 4g）、香蕉一小个。

　　　生大米 110/25 ≈ 4.5（份），谷类合计 4.5 份。

　　　芹菜 150/500=0.3（份），西红柿 100/500=0.2（份），蔬菜合计 0.5 份。

　　　瘦肉 25g，鸡蛋 55g，肉类合计 2 份。

　　　油脂 9g，为 1 份。

　　　香蕉 1 个，水果合计 0.5 份。

晚餐：千层饼 85g、小米粥 25g、红烧鱼（草鱼 75g、植物油 5g）、猪血豆腐黄瓜汤（猪血 35g、豆腐 50g、黄瓜片 100g）、炒白菜（白菜 150g、植物油 4g）、苹果一小个。

　　　面粉 85g，约为 3.5 份；生小米 25g 为 1 份。谷类合计 4.5 份。

　　　草鱼 75g，合肉类 1 份；猪血 35g 和豆腐 50g，各合肉类 0.5 份。肉类合计 2 份。

　　　黄瓜 100g，合蔬菜 0.2 份；白菜 150g，合蔬菜 0.3 份。蔬菜合计 0.5 份。

　　　油脂 9g，为 1 份。

　　　苹果 1 个（小个），合水果 0.5 份。

5）根据病情，调整饮食计划，交换食物，编制一周食谱。在每天各类食物交换份数的基础上，根据当地食物供应及病人口味变化，利用食物交换表，不断变换食物种类，以便编制味美样多的一周食谱。如果病人病情稳定，可坚持使用已经制订的膳食计划；如果病人某餐后血糖过高或某个时间易发生低血糖，则应调整饮食计划，如增加餐次，重新安排各餐能量比，编制新的食谱。

▶▶ 同步训练

1. 总结膳食因素对高血压、冠心病、脑卒中的影响。

2. 肥胖症饮食计划制订训练

案例：邓某，66 岁，男性，退休职工。身高 162cm，体重 80kg，请为该肥胖症患者制订一天饮食计划。

任务三　呼吸系统疾病的饮食调养

任务情境

　　老年人是冬季呼吸道疾病的高发人群，一些免疫力低下的老年人，在吸入冷空气之后，使得呼吸道黏膜固有免疫力下降，一些细菌和病毒就会乘虚而入，从而引起感冒等症状。一些原本患有哮喘、支气管扩张、慢性支气管炎的老人由于黏膜处于收缩状态，一旦受到寒冷刺激，病情则会加重。以慢性支气管炎为例，其好发于老年人，简称"老慢支"，病情长期发展下去可致阻塞性肺气肿、肺心病和肺功能衰竭等严重并发症的发生，对老年人的生命与健康威胁极大，并且缺乏特效的药物治疗，故辅以饮食调理就有十分重要的意义。

任务描述

　　结合慢性支气管炎的病因及饮食调养原则，查阅相关资料，为慢性支气管炎患者撰写一份饮食调理建议书。

知识储备

一、慢性支气管炎

　　慢性支气管炎（Chronic Bronchitis），简称慢支炎，是指气管、支气管黏膜及其周围组织的慢性非特异性炎症。临床上以咳嗽、咳痰或伴有喘息及反复发作的慢性过程为特征。病情若缓慢进展，常并发阻塞性肺气肿，甚至肺动脉高压、肺源性心脏病。若伴有慢性呼吸道阻塞，通气受限时可统称慢性阻塞性肺疾病。它是一种严重危害人民健康的常见病，尤以老年人多见。我国患病率约3.2%，50岁以上的人群患病率为15%。

（一）慢性支气管炎的临床症状

　　慢性支气管炎多缓慢起病，病程较长，反复急性发作而加重，主要症状有慢性咳嗽、咳痰，或者伴有喘息。开始症状轻微，仅有轻咳及咳少量痰，在秋冬气候突变、急性上呼吸道感染或受粉尘、烟雾刺激后病情加重或呈急性发作。

　　1. 咳嗽

　　分泌物积聚于支气管腔内，引起反射性咳嗽。支气管黏膜充血、水肿，异物刺激也可引起咳嗽。咳嗽的严重程度与支气管黏膜炎症及痰量的多少有关。一般白天较轻，早晚加重，晚间睡前有阵咳或排痰。较重的则咳嗽频繁，咳痰较多，甚至症状全年不断。

　　2. 咳痰

　　痰量以清晨较多。由于夜间睡眠后，管腔内蓄积痰液，加以副交感神经相对兴奋，支气管分泌物增加，因而在起床后或体位变动时引起刺激排痰。痰液一般为白色黏液或泡沫性浆液，偶带血。急性发作伴有细菌感染时，痰液变为脓性黏液，咳痰量也随之增加。

3. 喘息或气急

喘息型慢性支气管炎伴有支气管痉挛，可引起喘息，常伴有哮鸣音，部分可能合并支气管哮喘。早期无气短表现，反复发作数年，并发阻塞性肺气肿时，可伴有轻重程度不等的气促。最初表现为有劳动或活动后气喘，严重后动则喘甚，生活难以自理。

总之，咳、痰、喘为慢性支气管炎的主要症状，并按其类型、病期及有无并发症而表现不一。本病一般无发热，若并发感染，急性发作期则可有发热现象，同时在肺底常有散在的干、湿啰音，于咳嗽后可减少或消失。喘息型患者可听到哮鸣音及呼气延长。

（二）慢性支气管炎的饮食调养

1. 足量的蛋白质

蛋白质供给量建议为 1.2 ～ 1.5g/kg 体重。因为，足量的蛋白质有利于支气管组织的修复，提高机体免疫能力，增强呼吸道的抵抗力，从而减少反复感染的机会。蛋白质应当以优质蛋白为主，尽量从动物性蛋白和大豆蛋白中选取。

2. 饮水适量

适量的饮水有助于体液稀释，保持气管通畅。建议慢性支气管炎患者每天饮水 2 000mL，并适当限制乳类及乳制品，摄入量每天不超过 200mL。因为，乳类及乳制品易使痰液变得黏稠，加重感染。但是，在减少乳类及乳制品的同时，应当注意其他含钙丰富的食品的补充。

3. 充足的维生素

充足的维生素可减轻呼吸道的感染症状，促进支气管黏膜修复，并能提高人体的免疫力。建议每天摄入维生素 A1 000 ～ 1 500μg、维生素 C100 ～ 200mg。

4. 合理的烹饪方式和饮食制度

对于严重的慢性支气管炎患者，建议采用少食多餐的饮食制度，每天可用 6 餐。尽量选择易于消化吸收的食物。对于吞咽和咀嚼困难的患者，可给予流质或半流质食品。

（三）食物选择

1. 宜选食物

1）萝卜、刀豆、蘑菇、冬瓜、丝瓜等蔬菜。

2）梨、枇杷、荸荠、藕等有助于清肺热的水果。

2. 忌（少）用食物

1）烟、酒、咖啡。

2）姜、葱、辣椒、胡椒、桂皮等刺激性食物。

3）油腻、煎炸的食物

（四）食谱举例

早餐：馒头 100g、小米稀饭（小米 50g）、咸鸭蛋 50g、榨菜丝 11g。

午餐：米饭 150g、红烧鱼（白鲢鱼 100g）、菠菜豆腐汤（菠菜 100g、豆腐 50g）。

晚餐：面包 100g、大米稀饭（大米 50g）、酱牛肉 50g、素炒小白菜（小白菜 150g）、梨 100g。

二、肺气肿

肺气肿是指终末细支气管远端（呼吸细支气管、肺泡管、肺泡囊和肺泡）的气道弹性减退，过度膨胀、充气和肺容积增大或同时伴有气道壁破坏的病理状态。

老年人患肺气肿的比率较高。慢性肺心病患者中，大部分是由慢性支气管炎、肺气肿发展而来的。肺气肿的发病原因是由多种因素协同作用造成的，包括吸烟、环境因素（如大气污染）、过敏及感染等。

（一）肺气肿的临床症状

肺气肿的临床症状主要为气短、咳痰、进行性气急和反复发生的呼吸道感染。早期可无症状或仅在劳动、运动时感到气短，之后逐渐难以胜任原来的工作。随着肺气肿病情的进展，呼吸困难程度随之加重，以致稍一活动或完全休息时仍感气短和胸闷，严重时可出现呼吸衰竭的症状，如发绀、头痛、嗜睡、神志恍惚。随病情发展，患者还可出现桶状胸及呼吸运动减弱等。

临床上，肺气肿分为气肿型和支气管炎型。气肿型肺气肿病程漫长，呈喘息面貌，体形明显瘦弱，咳嗽较轻，无发绀，咳痰呈黏液状且量少，气促明显，有明显的桶状胸，晚期可发生呼吸衰竭或右心衰竭。此型病人多见于老年人。支气管炎型肺气肿容易使呼吸道反复感染，导致呼吸衰竭和右心衰竭。这类病人体形多肥胖，咳嗽较重，急性感染时加重，桶状胸不明显，此型病人一般年龄较轻。

肺气肿一旦形成，其病理改变是不可逆的。由于肺气肿是一种以气道受限为特征的呼吸道疾病，气流受限不完全可逆，并呈进行性发展，因此，它与慢性支气管炎并称为慢性阻塞性肺疾病（COPD）。

（二）肺气肿的饮食调养

1. 适宜的能量及能量来源

轻度肺气肿时，因不影响工作和生活，患者每天的总能量可与正常人相近为 2 000kcal；中度肺气肿时，可适当降低能量，为 1 600 ~ 2 000kcal；重度肺气肿时，要限制总能量的摄入，可为 1 000 ~ 1 200kcal，这是因为，过高的能量会增加心肺功能的代谢，使呼吸加快。

碳水化合物和脂肪的摄入量要适量，因为适量的碳水化合物和脂肪能够维持正常人体的新陈代谢，能够耐受缺氧，所以不用过分地限制糖和脂肪的摄入，在膳食总能量中，碳水化合物应占 65% ~ 70%，脂肪占 15%，蛋白质占 15%。

2. 补充适量的维生素

维生素 A 和维生素 C 有利于肺泡上皮细胞的修复，维生素 C 还能增强机体抵抗力，B 族维生素能增进食欲。因此，患者要多吃新鲜蔬菜，喝果蔬汁，不仅能补充营养，润肺止咳，还能清洗肠道，排出毒素。

3. 充足的矿物质

患者可补充含镁丰富的食物，镁是体内多种酶的辅酶因子，可激活腺苷环化酶，此酶能促使三磷腺苷生成环磷酸腺苷，从而阻止生物活性物质的释放，解除支气管平滑肌痉挛，缓解支气管哮喘。镁还可以舒张由于缺氧引起痉挛的毛细血管和小动脉，改善微循环，降低心脏负担，减轻肺瘀血，间接改善呼吸功能，促使支气管哮喘的康复。

4. 适当补液

肺气肿患者应增加液体摄入量，大量饮水有助于痰液稀释，保持气管通畅，每天至少补充 2 000mL。要注意适量限制乳类，每日不超过 200mL。伴浮肿时应限制水的摄入。

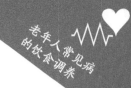

5. 科学的烹饪方法和饮食制度

肺气肿患者适宜温和、细软的饮食，宜选择炖、煮、蒸、焖等烹饪方法，这些方法不产生刺激性烟雾，同时有湿化空气的作用，有利于呼吸道。肺气肿患者因呼吸困难、肠胃功能障碍等，会影响食欲及食物的消化吸收，因此可采用少量多餐的饮食原则。选择易消化、富于营养的软烂食物，尽量吃不太需要咀嚼的食物，如稀粥、蒸鱼、蔬菜汤等。

6. 戒烟限酒

无论有无临床症状，肺气肿的患者都应忌烟、忌酒。吸烟可加速心跳、呼吸，使肺气肿患者支气管痉挛，发生呼吸困难。当嗅到浓烈的酒精味时，患者会立即咳嗽或打喷嚏，也可引起呼吸困难。肺气肿患者饮酒，还会使酸碱平衡失调，引起肾上腺皮质功能降低，皮质激素分泌减少，诱发哮喘。

（三）食物选择

1. 宜选食物

1）富含维生素 A、维生素 C 和 B 族维生素的食物，如肝脏、蛋黄、绿色及黄色蔬菜、鲜橘、橙子等。

2）各种鱼、禽、瘦肉、蛋及豆类食品。

3）木耳、花生、丝瓜、竹笋、萝卜、藕、核桃、梨、蜂蜜、海带等具有祛痰、润肺功能的食品。

2. 忌（少）用食物

1）某些易引起过敏的食物，如虾、蟹等应适当加以限制。

2）刺激性过强和过冷、过热的食物，如酒、茶、葱、大蒜、辣椒、生姜、胡椒等。

（四）食谱举例

早餐：绿豆大米粥（绿豆 5g、大米 20g）、枣合页（大枣 10g、面粉 50g）、水煮鸡蛋（鸡蛋 50g）。

午餐：米饭 100g、豆腐干炒芹菜（豆腐干 50g、芹菜 150g）、番茄鸡蛋汤（番茄 50g、鸡蛋 25g）。

晚餐：荞麦粥（荞麦面 25g）、素炒油菜（油菜 150g）、馒头 100g、肉片炒菠菜（瘦肉 50g、菠菜 150g）。

加餐：草莓 100g、牛奶 150mL、饼干 25g。

任务实施

各小组结合慢性支气管炎的病因及饮食调养原则，查阅相关资料，为慢性支气管炎患者撰写饮食调理建议书，并以 PPT 形式展示，由教师评定。

同步训练

1. 讨论老年肺气肿患者饮食禁忌有哪些。
2. 根据所学知识，为老年肺气肿患者推荐 3～4 种食疗方。

任务四　肿瘤的预防与饮食调养

➤ 任务情境

　　恶性肿瘤已成为危害我国人民健康和生命的第一疾病杀手，并且发病率呈逐年上升的趋势。恶性肿瘤发病率的增加，部分原因是人均寿命增加的结果，因为衰老意味着癌症的高发，约60%的癌症发生在65岁以上的老年人中，老年人发生肿瘤的危险是青中年人的10倍以上，肺癌、大肠癌、乳腺癌和前列腺癌是老年人最常见的恶性肿瘤。

　　由于老年患者各系统生理功能逐渐减退，免疫机能下降，营养较差，以及合并疾病多等，所以老年人恶性肿瘤具有发展相对缓慢、临床症状相对较轻、隐匿性比例高、死于并发症者多等特点。正因为老年人患恶性肿瘤有以上这些特点，所以老年人对肿瘤的警惕性应该更高，除了定期检查身体，以发现潜在的肿瘤病灶之外，合理膳食、适量运动及健康的生活方式都能有效预防恶性肿瘤的发生。

➤ 任务描述

　　讨论生活中容易导致癌症的饮食因素有哪些。

➤ 知识储备

一、肿瘤的概述

　　肿瘤是机体在多种内在和外来的致瘤因素作用下，局部组织细胞异常增生而形成的新生物，一般表现为肿块。通常认为，除了头发和指甲外，机体任何部位均可发生肿瘤。与正常细胞相比，肿瘤细胞在其结构、功能和代谢方面都有很大不同，具有超常的增生能力，这种增生和机体不相协调。肿瘤一旦形成，在脱离了致瘤因素后，其细胞生长代谢的特点仍可继续存在，并传递给子代细胞，无限繁殖下去。

　　根据细胞生长速度和分化程度、是否具有浸润和转移，可将肿瘤分为良性和恶性。凡是分化程度差、生长迅速，浸润到周围组织，能够发生转移的肿瘤称为恶性肿瘤，反之称为良性肿瘤。根据细胞的起源，凡是起源于上皮细胞的恶性肿瘤称为癌，约占所有恶性肿瘤的90%以上，如肺癌、胃癌、肝癌等；凡是起源于原始间叶细胞的恶性肿瘤称为肉瘤，如淋巴肉瘤、骨肉瘤等。有一些肿瘤称"癌"或"肉瘤"都不恰当，就直接在肿瘤前冠以"恶性"两字，如恶性神经鞘瘤、恶性畸胎瘤等；还有少数恶性肿瘤仍沿用其原来称谓，如霍奇金病等。有些肿瘤介于良性、恶性之间，称为交界瘤，这类肿瘤既有良性肿瘤正常细胞形态学的特征，又有恶性肿瘤易浸润、术后易复发的特性，临床常见的卵巢囊腺瘤、胸腺瘤、甲状腺瘤、腮腺混合瘤等均属此类。另外，还有一些良性肿瘤具有恶变征兆，如临床常见的结肠息肉、皮肤黑痣等，称为癌前病变，若不治疗，有相当一部分会转变为恶性肿瘤。

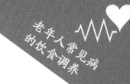

恶性肿瘤是威胁人类生命的主要疾病之一。在我国，自1997年以来，恶性肿瘤一直占死因的第一位。城市居民35～60岁人群死亡原因中，大约30%死于恶性肿瘤。恶性肿瘤可以发生在各个年龄段，随着年龄的增加，其发病率呈上升趋势。目前，男性恶性肿瘤居首位的是肺癌，女性是乳腺癌。肺癌、乳腺癌、结肠癌发病率均呈上升趋势；胃癌、肝癌虽有所下降，但仍处于较高水平状态。恶性肿瘤的早期症状轻微且无显著特征，因而容易被忽视。病人一般不会主动去医院就诊，往往在做其他身体检查时才被发现。当恶性肿瘤发展到一定程度，侵犯局部组织和器官时，会引起某些症状，但一般已不是早期表现了。因此，早期发现、早期诊断和早期治疗对肿瘤的预后十分重要。

大多数恶性肿瘤是由环境与细胞遗传物质相互作用造成的。环境因素包括膳食结构及有关因素（如大量饮酒、肥胖）、生活方式（如吸烟、嚼烟草和体力活动较少等）和环境中的致癌物（致癌化学物、病毒等）。

二、膳食营养因素对肿瘤的影响

大量的流行病学资料和实验资料显示，某些饮食因素，包括膳食脂肪的摄入量和种类、总能量摄入量等，可以影响许多癌症的发病危险性，尤其是绝经后的乳腺癌、结肠癌、直肠癌和前列腺癌。研究显示，低动物脂肪膳食能降低癌症的患者风险，而高脂肪，尤其是高饱和脂肪酸膳食和高能量膳食似乎可增加癌症的危险性。有专家估计，全世界30%～40%的恶性肿瘤的发生可以通过合理的饮食得到预防或控制，如食用大量蔬菜和水果可使癌症的总发生率减少20%以上。

1. 能量

动物实验资料表明，与自由进食的大鼠相比，限制进食量20%的大鼠自发性肿瘤的发病率较低。不限制能量摄入，但强迫大鼠进行运动以增加总能量的消耗，也可降低化学致癌物对实验大鼠的致癌作用。流行病学资料表明，能量摄入过多、超重、肥胖、有久坐生活习惯的人群，其乳腺癌、结肠癌、胰腺癌、胆囊癌、子宫内膜癌和前列腺癌的患病危险性增加，而有规律的体力活动和瘦型体质可降低结肠癌、乳腺癌和肺癌的危险性。

但也有研究显示，总能量减少的同时，如果蛋白质等营养素的摄入大量减少，也会影响人体的抵抗力，促使肿瘤发生。因此，对于老年人来说，在适当减少总能量摄入的同时，必须满足蛋白质、维生素和无机盐的摄入需要，维持机体均衡营养。

2. 蛋白质

流行病学调查结果显示，膳食蛋白质摄入过低和过高都会促进肿瘤的发生。食管癌和胃癌的高发病率与膳食中蛋白质的低摄入量有关。日本研究发现，每天经常饮用两瓶牛奶的人较不饮用牛奶者胃癌发病率低，这可能与牛奶中酪蛋白对胃内致癌物亚硝胺的合成有抑制作用有关。此外，经常食用大豆制品者，胃癌的发病危险性相对较低。因为大豆中不仅含有丰富的蛋白质，而且含有具有抑癌作用的大豆异黄酮，它有抑制胃癌、结肠癌和乳腺癌的作用。但是动物实验结果同样提示，过量摄入蛋白质（增加到正常量的2～3倍）可增加化学物质诱发肿瘤。有实验证明摄入大量蛋白质饲料的大鼠与摄入少量蛋白质饲料的大鼠相比，前者被诱发的乳腺癌和胰腺癌发病率均高于后者。由此看来，过量或少量摄入蛋白质都是不合适的。

3. 脂类

膳食脂肪的摄入量影响恶性肿瘤的发病危险性。膳食中的脂肪摄入量（特别是富含饱和脂肪酸的动物脂肪摄入量）与乳腺癌和结肠癌、前列腺癌、子宫内膜癌呈正相关。调查发现，动物脂肪的摄入量与结肠癌发病率的相关系数为 0.8 ~ 0.9，与乳腺癌发病率的相关系数为 0.79。高脂膳食引起肠癌的发病机理与二酰甘油酸、脱氧胆酸和石胆酸形成有关。因为高脂膳食既可促进胆汁的分泌，又可改变肠道菌丛成分和活性，使肠道中需氧菌减少，厌氧菌增多。厌氧菌可以使胆汁中的初级胆汁酸转变成具有致癌作用的脱氧胆酸和石胆酸；还可与肠道中的胆酸、脂肪相互作用产生过量的具有促癌作用的二酰甘油酯。高脂膳食促进乳腺癌发生的机理与雌激素生成增加有关，因为高脂肪膳食可以影响雌激素的合成代谢，使雌激素生成增加，雌激素中的雌酮和雌二酮有致乳腺癌的作用。前列腺癌的死亡率与动物脂肪关系明显，但与植物油无关。动物脂肪摄入量与浸润性前列腺癌有显著的相关性，因为动物脂肪可促使前列腺癌由弥散的非活动形式向更致命的形式转化。

4. 碳水化合物与膳食纤维

碳水化合物本身无促癌作用，但如果过多摄入精制的淀粉食物，特别是蔗糖含量高的膳食，就有可能增加结肠癌和直肠癌的危险性。有研究报道认为，高碳水化合物或高血糖浓度能抑制化学致癌物的致癌作用。但过量糖类会导致总能量的摄入过多，总能量过多又与肿瘤的发生呈正相关。

膳食纤维有预防结肠癌和直肠癌的作用。1970 年，伯基特（Burkitt）在流行病学调查中发现，非洲居民的膳食纤维摄入量明显高于西方国家居民，他们很少患肠癌，而在西方人中，肠癌则是很常见的胃肠道疾患，因此得出膳食纤维与肠癌有关的结论。膳食纤维抑制癌症发生的机理与其功能有关。不溶性膳食纤维具有吸水性，可增加粪便体积，稀释和吸附潜在的致癌物，刺激肠道蠕动，缩短代谢产物或废物及有害物质在肠内停留的时间，并减少这些物质对肠道的刺激作用时间和再吸收的时间。可溶性纤维素（如果胶、树胶等）可发酵、分解纤维素产生短链脂肪酸（丁酸、丙酸和乙酸），降低肠道 pH，抑制结肠癌、直肠癌的发生。调查研究还表明，增加膳食纤维的摄入量可降低结肠癌和乳腺癌的发病危险性，甚至也能降低口腔癌、咽喉癌、食管癌、胃癌、前列腺癌、子宫内膜癌及卵巢癌的发病危险性。因此，蔬菜、水果和全谷粒的抗癌作用应该与其富含膳食纤维有重要关系。

5. 维生素

目前，认为能抗癌的维生素有三种：维生素 A（或 β - 胡萝卜素）、维生素 C 和维生素 E。

（1）维生素 A（或 β - 胡萝卜素）　调查显示，摄入富含维生素 A 或 β - 胡萝卜素的食物，对某些肿瘤具有预防作用。动物实验证实，维生素 A 类化合物的重要作用是控制上皮组织分化，维持上皮组织细胞的正常形态。机体缺乏维生素 A 时，上皮细胞过度角质化，演变为鳞状细胞，以至发展为癌。另外，维生素 A 还具有阻止致癌物与机体 DNA 结合，重建宿主细胞间隙连接及细胞间接触抑制，阻止细胞无限制增殖，增强机体天然适应机制，修复 DNA 损伤，抑制肿瘤细胞生长，甚至使之逆转为正常细胞而使肿瘤自行消退的作用。因此，几乎所有起源于上皮组织的恶性肿瘤（如皮肤癌、食管癌、胃癌、肺癌、结肠癌、直肠癌、膀胱癌等）的发生，都与机体维生素 A 缺乏有关。摄入较多类胡萝卜素，尤其是 β - 胡萝卜素，对食管癌、喉癌、胃癌、官颈癌、子宫内膜癌、卵巢癌、膀胱癌等均有保护作用。

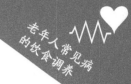

关于 β - 胡萝卜素的抗氧化和防癌作用，近年来也研究得比较多。β - 胡萝卜素的抗氧作用，一是通过清除活性自由基而发挥抗氧化作用，二是促进细胞间隙连接点传导和刺激免疫功能。细胞间隙连接点传导是保证细胞正常生长和分化的重要因素，一旦破坏可导致细胞恶变。

（2）维生素 C　研究资料显示，维生素 C 具有防癌作用。流行病学调查发现胃癌高发区居民维生素 C 摄入量不足或缺乏，如冰岛为胃癌高发国，当地居民吃鱼、羊肉数量多，而谷类、蔬菜和水果数量少，胃癌患者血清中维生素 C 的水平低于对照组；我国食管癌高发区也普遍缺乏新鲜水果和蔬菜。动物实验发现，亚硝胺可致食管癌、肝癌和胃癌，而维生素 C 能阻断其形成。维生素 C 的抗癌机理可能是它的抗氧化作用；阻断致癌物亚硝基化合物形成的作用；促进淋巴细胞的形成，增强机体免疫能力；增加胶原物质生成，增强机体自身对癌细胞的抵抗能力；加速机体致癌化合物的排出；抵消凋亡细胞的毒素；促进机体干扰素的合成；通过对癌细胞能量代谢的影响直接抑制癌细胞。

（3）维生素 E　临床研究证实，维生素 E 与某些抗癌药物合用可增强疗效，同时，维生素 E 还可减轻化疗毒性反应。维生素 E 可以降低肺癌、宫颈癌、乳腺癌、结肠癌的发病危险性。流行病学调查发现，在肺癌及乳腺癌病人血液中维生素 E 的水平低于对照组，而维生素 E 含量高的膳食有可能降低这两种癌症的危险性。维生素 E 的防癌机制是抗氧化，具有清除自由基的能力；保护细胞的正常分化；保护细胞膜免受过氧化物的损害；阻止上皮细胞过度增生角化，进而减少细胞癌变；阻断体内、体外亚硝基化合物的形成；抑制癌细胞的增殖；诱导癌细胞向正常细胞分化；提高机体的免疫功能。

（4）其他维生素　叶酸缺乏可使食管癌的危险性增加，补充叶酸可减少溃疡性结肠炎的结肠不典型增生的发生。叶酸和富含叶酸的食物与结（直）肠癌和乳腺癌的危险性呈明显负相关。维生素 B_2、泛酸和烟酸对于调整新陈代谢的关键酶的合成起着重要作用，对预防消化系统恶性肿瘤也有着重要意义。维生素 B_2 缺乏对二乙基亚硝胺诱发肝癌有促进作用。维生素 B_6 可抑制膀胱癌的进展和转移。维生素 D 可抑制肿瘤细胞的增殖，还可通过钙的作用来抑制肠道胆汁酸及其衍生物的促癌作用。维生素 K 也具有抑癌活性。

6. 无机盐

经研究发现，镍、铅及其化合物可能是直接和潜在的致癌物；高盐饮食与胃癌发病有关；钙、碘、硒、锌、钼则有防癌作用。

（1）钙　一般认为钙的摄入量与结肠癌、直肠癌呈负相关。钙通过与潜在性致癌物（如次级胆汁酸）结合，以及通过降低黏膜增殖、增加细胞分化而降低结（直）肠癌的危险性。钙离子参与上皮细胞增殖和分化的全过程，降低直肠癌的患病风险。结肠内的离子钙结合脱氧胆酸形成不溶性钙盐，从而抑制脱氧胆酸对结肠黏膜细胞的增殖作用，有利于防止癌变。

（2）硒　硒的营养状况与癌症发病率呈负相关，临床干预实验表明，接受硒补充剂的人群与对照组相比，肺癌、结（直）肠癌和前列腺癌的发病率均显著降低。硒的防癌机制与抗氧化作用有关，因为硒是谷胱甘肽过氧化物酶的构成成分，能清除自由基、保护机体组织免受氧化性损伤。硒还具有催化有机过氧化物分解而预防组织细胞受损；调节维生素 A、维生素 C、维生素 E、维生素 K 的吸收与消化；增强与抗肿瘤有关的免疫反应；调整细胞分裂、分化及癌基因表达，使癌细胞行为向正常方向转化；促进正常细胞增殖和再生等功能。

（3）锌　锌摄入过少会降低机体免疫功能，增加患癌危险性。有关学者在研究中发现，食管癌、肝癌、胃癌、骨癌等癌症患者，出现血清锌低于正常人的情况。因此，锌缺乏可能与肿瘤发生有关。但是，锌摄入过多会影响硒的吸收。流行病学资料显示，锌过量可能与食管癌和胃癌有关。所以，锌的摄入量应符合 DRIs 的要求。

（4）碘　资料表明，碘过多和缺乏都会增加甲状腺癌的危险性。实验发现，当碘摄入量超过每天推荐摄入量的 100 倍时，可阻断甲状腺对碘的吸收，结果引发甲状腺肿瘤，主要是乳头型的甲状腺癌。缺碘膳食和高碘膳食也都有可能增加甲状腺癌的危险性。

另外，碘缺乏也是乳腺癌、子宫内膜癌和卵巢癌的发病因素之一，缺碘可导致乳腺组织上皮细胞发育不良，增加乳腺组织对致癌物质的敏感性。

（5）钼　钼缺乏可增加食管癌的发病率，缺钼地区人群机体免疫功能降低，癌症的发病率上升。钼能使亚硝酸盐还原成氨而失去致癌毒性。缺钼则可使环境和植物体内的亚硝酸盐含量增加，从而影响动物和人群对亚硝酸盐的摄入量及蓄积量，当体内亚硝酸盐过多时，在一定条件下可与二级胺生成亚硝胺化合物，而亚硝胺化合物有较强的致癌作用。

7. 其他

研究表明，类萜化合物的抗癌作用在癌症形成的起始阶段和促进阶段都有效，它既是癌症的阻断剂，也是抑制剂。此外，多种黄酮类化合物具有抗癌作用，如芦丁、桑黄素能抑制苯并芘对小鼠皮肤的致癌作用，芹黄素、山柰酚对黄曲霉毒素 B_1 与 DNA 加成物的形成有抑制作用。类萜烯化合物存在于柑橘中，类黄酮类存在于水果、蔬菜、茶叶、咖啡中。

三、饮食中的致癌因素

1. N- 亚硝基化合物

N- 亚硝基化合物主要存在于用亚硝酸盐腌制过的肉类食品中，是致癌性强的一类化合物。N-亚硝基化合物与胃癌、食管癌、肝癌、结肠癌和膀胱癌的发生有着密切的关系。

2. 黄曲霉毒素

黄曲霉毒素主要是由于粮油储存不当而被黄曲霉菌和寄生曲霉产生的代谢产物—— 黄曲霉毒素污染。黄曲霉毒素主要存在于霉变的粮油、花生及其制品中。黄曲霉毒素是目前发现的致癌性最强的化学物质，可诱发动物肝癌、肾癌、结肠癌、乳腺癌及卵巢癌等。

3. 多环芳烃类化合物

多环芳烃类化合物主要来自于油炸和烟熏食物，如熏鱼、烤肉、烤鸭等，由于食物直接接触烟火，燃料不完全燃烧，或者肉类脂肪燃烧，含碳、氢、氧化合物的热解都会产生苯并芘，附着在食物表面造成污染。除熏烤食物直接污染外，多环芳烃类化合物还可通过环境中苯并芘大气飘尘、沥青路面晾晒粮食和不良包装材料等污染食物。苯并芘对各种动物的致癌性是肯定的，有实验证明，其可诱发胃、食管、肠肿瘤等，并可经胎盘使后代发生肿瘤。

4. 酒精

饮酒是导致肿瘤的危险因素之一，结肠、直肠、乳腺和肝脏发生肿瘤的危险性随饮酒量的增加而升高。酒精可与其他致癌因素有协同作用，如在肝癌发生中乙醇与黄曲霉毒素或乙肝病毒存在协同性，在口腔癌和食管癌发生中乙醇和烟草的共同作用使危险性成倍增长。

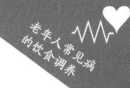

5. 食物添加剂

奶油黄可致肝癌，过量使用糖精钠可致膀胱癌，发色剂亚硝酸钠是致癌物亚硝胺的前体，过量食用也会对人体有害。

6. 其他

国内调查发现，在习惯嚼槟榔的人群中，口腔、喉、食管和胃肿瘤发生率升高。食物中含过多的盐被认为与胃癌有关，食盐对胃黏膜有刺激作用，可破坏胃黏膜层，使胃上皮细胞直接接触胃内容物中的致癌物质。

四、肿瘤的营养防治

1. 能量适宜

能量供给过多与多种恶性肿瘤的发生有关，过少又易引发肿瘤或加重肿瘤患者营养不良，甚至导致恶病质。能量供给应视个人营养状况、活动量、性别、年龄而定，以能使病人保持理想体重为宜。在没有严重并发症的情况下，成人每天摄入能量 35 ～ 50kcal/kg。

2. 蛋白质充足

蛋白质供给量要充足。由于肿瘤病人多伴有不同程度的蛋白质缺乏，另外，手术、放疗、化疗也会对机体正常组织造成不同程度的损伤，损伤组织的修复仍需要大量的蛋白质，因此，蛋白质供给量应占总能量的 15% ～ 20%，或者按 1.5 ～ 2g/（kg·天）计算，其中优质蛋白质应占 1/3 以上。

3. 碳水化合物

每天碳水化合物需要量为 250 ～ 300g，体重消瘦者可提高到 400g。足够的碳水化合物可以改善病人的营养状况，减少蛋白质的消耗，保证蛋白质的充分利用。另外，如果胃肠道条件允许，还应增加膳食纤维的供给。

4. 限制脂肪供给

脂肪供给量应限制，尤其是动物脂肪，多种恶性肿瘤的发生都与动物脂肪（鱼油除外）摄入过多有关。脂肪供给量应占总能量的 15% ～ 20%，其中饱和脂肪酸、单不饱和脂肪酸与多不饱和脂肪酸的比例应为 1:1:1，应多选用必需脂肪酸含量高的植物油，避免摄入胆固醇较高的食物。

5. 维生素与无机盐

多种恶性肿瘤的发生都与机体某些维生素和无机盐的缺乏密切相关，对于此类病人应严格检测、及时补充。目前，认为具有抗癌效果的维生素 A、维生素 C、维生素 E、β - 胡萝卜素、叶酸、番茄红素及锌、硒等应多摄取。若膳食调整不能满足需要，可直接补充相应制剂，保证病人摄入足够的维生素和无机盐。

6. 特殊营养成分

有些食物含有某些特殊物质，具有很强的防癌、抑癌作用，如香菇、木耳、金针菇、灵芝、海参中含有的多糖类物质，人参中含有蛋白质合成促进因子，大豆中含有异黄酮，茄子中含有龙葵碱，四季豆中含有植物红细胞凝集素等，应适量供给这些食物。

7. 其他

患者若肝功能不全，应限制水、钠的摄入；若肾功能不全，应限制蛋白质摄入；接受放疗、化疗时，饮食宜清淡。对于伴有严重消化吸收功能障碍者，肠道功能存在或治疗允许时，应首选经口饮食、肠内营养；若因局部病变或治疗限制不能利用胃肠道时，可考虑肠外营养治疗。术前肠内营养治疗可经鼻胃管或胃、空肠造瘘提供。

五、食物选择

（一）宜选食物

（1）蘑菇类　例如，香菇、冬菇等富含蘑菇多糖，有明显的抗癌、抑癌作用。

（2）木耳类　银耳、黑木耳等提取物中的多糖类物质有很强的抑癌作用。

（3）人参　含蛋白质合成促进因子，对胃癌、胰腺癌、结肠癌及乳腺癌有明显疗效，对癌症症状有不同程度的改善。

（4）鱼类　鱼类尤其是海鱼含有丰富的锌、钙、硒、碘等元素，有利于抗癌。

（5）海带　含有藻酸，可促进排便，防止便秘，抑制致癌物在消化道内的吸收，具有防癌、抗癌功效。

（6）乳类　牛乳、羊乳中均含有某些具有生物活性的特殊物质，具有抗癌作用。

（7）大豆及其制品　含有丰富的异黄酮，对乳腺癌、结肠癌等均有明显的抑制作用。

（8）大蒜　大蒜素和微量元素硒具有抗癌作用，还含有某些脂溶性挥发油，可激活巨噬细胞，提高机体免疫力。

（9）茶叶　含有丰富的茶多酚、叶绿素及多种维生素，有防癌、抗癌功能。

（二）忌（少）用食物

恶性肿瘤病人应忌（少）食动物脂肪、油炸食物、腌渍食物、烟熏食物、酸泡食物、罐头食品、辛辣刺激性调味品等。

六、食谱举例

早餐：小米粥（小米50g）、发糕（面粉50g、玉米面20g）、芹菜拌腐竹（芹菜50g、腐竹25g）。

加餐：银耳莲子羹150mL（银耳5g、莲子10g、冰糖少许）。

午餐：米饭100g、红烧黄鱼（黄鱼300g）、肉片炒苦瓜（瘦猪肉30g、苦瓜200g）。

加餐：大枣花生水150mL（大枣10g、花生仁10g、冰糖少许）。

晚餐：面条（面粉150g）、青椒炒茄子（青椒50g、茄子200g）、肉丝炒萝卜丝（瘦猪肉30g、胡萝卜150g）。

加餐：牛乳200mL（白糖15g）。

七、老年饮食防癌建议

1）不偏食，合理营养，平衡膳食。

2）不反复食用同一种食物。

3）避免饮食过量或过饱。

4）不嗜酒，不饮酒过量。

5）摄取足量的维生素A、维生素C、维生素E，多吃富含膳食纤维的食物。

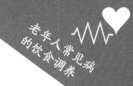

6）摄取足量的微量元素。

7）少吃油腻、富含胆固醇的食物。

8）少吃熏烤、油炸、过焦的食物。

9）不吃过热的食品。

10）不吃腐败变质、霉变的食物。

11）不吃反复高温加热的油脂食物。

12）多吃蔬菜、水果、杂粮，平时可多喝绿茶。

➤➤ 任务实施

结合相关知识，教师从饮食习惯、致癌食品等角度引导学生分析讨论日常生活中哪些饮食因素会导致肿瘤的发生。

➤➤ 同步训练

针对社区老人开展恶性肿瘤营养防治宣教活动。

➤➤ 项目小结

本项目包括心脑血管疾病的饮食调养、内分泌和代谢性疾病的饮食调养、呼吸系统疾病的饮食调养、和肿瘤的预防与饮食调养四个任务。本项目的主要内容为膳食营养因素对各种老年常见疾病的影响和老年常见疾病的营养防治两个方面。其中，老年人的心脑血管疾病与内分泌和代谢性疾病的营养防治是本项目的重点内容，要求掌握老年人心脑血管疾病的膳食治疗原则，能够为高血压患者、冠心病患者制订饮食治疗方案；要求灵活运用食物交换份法，为糖尿病患者制订饮食治疗方案。

➤➤ 习题

一、名词解释题

血糖指数　　脑卒中

二、思考讨论题

1. 老年人如何预防骨质疏松？

2. 烟、酒对老年人常见疾病的影响有哪些？

三、选择题

1. 糖尿病病人膳食控制的总原则是（　　　）

    A. 食物多样化，合理安排进餐时间　　　　B. 合理控制能量摄入

    C. 控制碳水化合物的摄入　　　　D. 控制脂肪和胆固醇的摄入

2. 下列说法中，错误的是（　　　）

    A. 脂肪摄入量与动脉粥样硬化呈正相关

    B. 富含饱和脂肪酸的油脂能降低血清总胆固醇

C. 膳食纤维的摄入量与冠心病的发病率和死亡率呈负相关

D. 膳食能量过高，易发冠心病

3. 当测量血压大于或等于（　　　）mmHg 时，可以确定为高血压

A. 110/70　　　　　　B. 110/80　　　　　　C. 120/80　　　　　　D. 140/90

4. 高血压的营养治疗原则是（　　　）

A. 低脂、低胆固醇、适量糖类膳食　　　　B. 低脂、适量糖类膳食

C. 低脂、低盐、高蛋白膳食　　　　　　　D. 低盐、低脂膳食

5. 心血管疾病营养治疗的共同点是（　　　）

A. 高脂　　　　　　　　　　　　　　　　B. 低膳食纤维

C. 控制总能量摄入　　　　　　　　　　　D. 高碳水化合物

6. 肿瘤的预防措施中应鼓励（　　　）

A. 增加动物性食物的摄取　　　　　　　　B. 增加植物性食物的摄取

C. 增加盐的摄取　　　　　　　　　　　　D. 提倡饮酒

7. 老年人预防骨质疏松的首选食物是（　　　）

A. 乳及乳制品　　　　B. 豆类及制品　　　　C. 肉类　　　　D. 坚果

8. 以下哪种食物不属于致癌食品（　　　）

A. 豆腐　　　　　　　B. 烤肉　　　　　　C. 发霉的花生　　　　D. 腊肉

9. 对肥胖症患者而言，下列说法正确的是（　　　）

A. 碳水化合物每天摄入量可为 20～50g

B. 食盐摄入量可不做特殊限制

C. 每天总能量不得低于 1 000kcal

D. 食物以煎、炸、烧等方法为主

10. 以下不是糖尿病典型症状的是（　　　）

A. 多饮　　　　　　　B. 多尿　　　　　　C. 消瘦　　　　　　D. 食欲下降

四、简答题

1. 试述高脂血症的膳食防治原则。

2. 试述肿瘤的营养防治原则。

五、案例分析题

1. 陈某，60 岁，女性，退休。身高 155cm，体重 65kg，被医院确诊为原发性高血压，请为该患者制订一天饮食计划。

2. 范某，女，68 岁，两个月前确诊为结肠癌，营养评估情况为：身高 160cm，入院体重 45kg，平常体重 60kg，目前经过第一轮化疗治疗已出院。请为患者制订出院后的一天饮食计划。

项目七　老年人的膳食指导

学习目标

知识目标

1. 能够掌握食品污染的原因和途径，了解食品污染对人体健康的影响。
2. 能够说出老年人膳食中的预防食品污染的措施。
3. 能够掌握食物的"四性五味"，了解食物在搭配中的相生相克。
4. 能够了解一年四季的季节特点，掌握老年人四季膳食指导的原则。
5. 能够掌握老年人保健食品的功效，并进行正确的选购指导。

能力目标

1. 能够指导老年人对食品污染进行科学合理的预防。
2. 能够帮助老年人建立良好的饮食习惯。
3. 能够指导老年人根据四季的不同变化进行正确的食物搭配。
4. 能够指导老年人对保健品进行正确的选购。

素质目标

1. 培养学生与老年人交流沟通的能力。
2. 培养学生团队合作意识。

任务一　老年人膳食卫生指导

任务情境

2015 年 9 月 21 日 20：30，某养老院多名老人在食堂用晚餐，吃着吃着，一位身患肝硬化的老人突然一头栽倒在餐桌上。护工赶来，起初以为老人可能低血糖，便喂他喝了糖茶，但不见好转，护工很快发现，晚餐中的素鸡可能有问题。事发后，厨师回忆，当晚做菜时，她发现了一瓶亚硝酸盐，心想是白糖，不能浪费，便拿来做了调味品放入了菜中。这次事件造成20名老人"食物中毒"，被紧急送往医院检查，其中10人排除中毒，另外10人留院观察，目前后来8人已经出院，剩下的两名老人分别是糖尿病和严重贫血。

任务描述

请根据资料思考，生活中我们应该如何有效地避免此类事件的再次发生。还有目前，中国的食品安全问题接二连三地发生，我们应该如何有效防范食品污染，远离不安全食品？尤其是在老年人的膳食中，应如何有效防范。

知识储备

合理营养、平衡膳食的首要条件就是选择安全、无毒、无害的食品。随着社会经济的发展和人们生活水平的提高，人们对食品的质和量有了更高的需求，其中食品安全和卫生问题也越来越受广大人民的关注。对于老年人，由于其消化系统功能的退化，对食品的安全和卫生具有更高的要求。因此，在老年人饮食的指导中，首要的任务就是对老年人饮食卫生的指导。

一、预防食品的生物性污染

食品污染是指食品被外来的、有害人体健康的物质所污染。食品在生产、加工、储存、运输、销售的各个环节都可能受到生物性污染，危害人类健康。

生物性污染是指微生物、寄生虫和昆虫等对食品的污染，其中由食品腐败变质引起的食物中毒和食源性疾病的发生是影响食品安全的重要因素。

食品中常见的细菌包括致病菌、非致病菌和条件致病菌。

（一）食品的腐败变质

食品的腐败变质是指食品在一定的环境因素下，以微生物为主的多种因素作用所发生的食品失去或降低食用价值的一切变化，包括食品成分和感官性质的各种变化。例如，鱼肉的腐臭、油脂的酸败、水果和蔬菜的腐烂及粮食的霉变等。

食品的腐败是指动植物组织由于微生物的侵入和繁殖而被分解，从而转变为低级化合物的过程。

食品的变质是指物理、化学或生物因子的作用使食品的化学组成和感官指标等品质改变的过程。一般从感官、物理、化学和微生物四个方面评价食品的腐败变质。

1. 影响食品腐败变质的因素

食品腐败变质是食品自身、环境因素和微生物作用三者合成条件、相互影响、综合作用的结果。其中，微生物和食品中的酶起主导作用。

（1）食品中的微生物　引起食品腐败变质的微生物主要是细菌，但绝大多数是非致病菌，其次是霉菌，再次是酵母菌，主要作用自空气、土壤、水体、人畜粪便和器物等。所有食品都有微生物污染，只是污染程度不同，可以说：食品所处环境越清洁，则受污染程度越轻，越脏则受污染越重。食品中的微生物为求得自身的生长繁殖，就会分解食品组成成分，以适合微生物的需要，其结果就导致食品腐败变质。

（2）食品自身的化学组成成分和性质　动物在宰杀、植物在采摘之前的生物组织含有多种物质代谢必需的酶，这些动植物作为食品之后，在一定时间内、一定条件下，其中的酶在反应，其结果也使食品成分分解，食品腐败变质。食品中所含有的水分和营养物质是食品中微生物和酶类繁殖与作用的必要条件，水分越多，营养价值越高，食品就越容易变质。

（3）环境因素　主要有温度、湿度、紫外线和氧等。环境温度不仅可加速食品内的化学反应过程，而且有利于微生物的生长繁殖。水分含量越高的食品越易腐败变质。紫外线和空气中的氧均有加速食品组成物质氧化分解的作用，特别是对油脂作用尤为显著。

2. 食品腐败变质的危害

腐败变质食品对人体健康的影响主要表现在以下三个方面：

（1）食品变质产生的厌恶感　食品腐败变质时，首先使感官性状发生改变，如产生刺激性气味、异常颜色、酸臭味及组织溃烂、黏液污染等，使人对其产生厌恶感。

（2）食品的营养价值的降低　由于食品中的蛋白质、脂肪、碳水化合物在食品腐败变质后结构变化，因而丧失了原有的营养价值。

（3）食品变质引起的人体中毒或潜在危害　食品从生产加工到销售的整个过程中，被污染的方式和程度也很复杂，食品腐败变质产生的有毒物质多种多样，对人体健康可造成危害。

3. 防止食品腐败变质的措施

食品保藏是指为了防止食品腐败变质、延长食品可供食用的期限而对食品进行的加工处理。食品保藏原理是阻止或消除微生物的污染、抑制微生物的生长和代谢、杀死微生物。具体措施有低温防腐、高温灭菌防腐、脱水与干燥防腐、提高渗透压防腐、提高氢离子浓度防腐、添加化学防腐剂、辐照保藏防腐。

（二）食品的霉菌污染及其预防

霉菌在自然界中分布很广，同时由于其可形成各种微小的孢子，因而很容易污染食品。霉菌污染食品后不仅可造成腐败变质，而且有些霉菌还可产生毒素，造成误食后的霉菌毒素中毒。根据霉菌毒素作用的靶器官不同，可将霉菌毒素中毒分为肝脏毒、肾脏毒、神经毒、光过敏性皮炎等。人和动物一次性摄入含大量霉菌毒素的食物常会发生急性中毒，而长期摄入含少量霉菌毒素的食物则会导致慢性中毒和癌症。因此，食物由于霉变不仅会造成经济损失，有些还会造成误食人畜急性或慢性中毒，甚至导致癌症。这里重点介绍黄曲霉毒素。

1. 黄曲霉毒素易污染的食品

黄曲霉毒素在自然界分布十分广泛，在土壤、粮食、油料作物、种子中均可见到。从我国 26 个省市食品中黄曲霉毒素 B_1 的污染普查发现，受黄曲霉毒素污染较严重的地区是长江流域及长江以南的广大高温高湿地区，北方各省污染较轻。污染的品种以花生、花生油、玉米最为严重，大米、小米、面粉较轻，豆类一般很少受污染。其他食品，如白薯干、甜薯、胡桃、杏仁等也曾有报道受到污染。

2. 黄曲霉毒素污染的预防

黄曲霉毒素污染的预防要点主要是防霉、去毒、经常性食品卫生监测，并以防霉为主。

（1）防霉　控制粮食中的水分是防霉的关键。在粮食收获后，必须迅速将水分含量降至安全水分含量以下。不同粮粒的安全水分含量不同，如一般粮粒含水量在 13% 以下，玉米在 12.5% 以下，花生在 8% 以下，霉菌不易生长繁殖。粮食入仓后应注意通风，保持粮库内干燥。采用除氧气充氮的方法对防霉也有较好的效果。

（2）去毒　粮食污染黄曲霉毒素后，可采用下列方法去毒：①挑出霉粒，对花生、玉米去毒效果较好；②研磨加工，如将发霉的大米加工成精米，可降低毒素含量；③加水反复搓洗或用高压锅煮饭；④加碱破坏，适用于含黄曲霉毒素较高的植物油；⑤吸附去毒，如在含毒素的植物油中加入活性白陶土或活性炭等吸附剂，经搅拌、静置，毒素可被吸附而去除。

（3）经常性食品卫生监测　根据国家有关食品卫生要求和规定，加强食品卫生监测，限制各种食品中黄曲霉毒素的含量，是控制黄曲霉毒素对人体危害的重要措施。

3. 鉴别霉变的食物

（1）霉变的小麦、大麦　小麦、大麦等作物从播种到成熟收割，会受到各种不同病害的侵扰，其中最严重的病害之一就是赤霉病。引起人中毒的麦粒有可能就是赤霉病麦。鉴别的方法是：一般赤霉病的麦粒比较轻，可用清水或泥浆水漂去病变的麦粒，并反复用手搓洗，或者用 5% 的石灰水浸泡 24h（1 份病麦加 3 份石灰水，浸泡 12h 后换水，再泡 12h），经过浸泡和漂洗的麦子，晒干磨粉后再食用。

（2）发黄的大米　大米有其原有的正常颜色，若出现了浅黄色，我们称它为黄变米。大米变黄是因为大米在存储过程中由于自身水分含量高，在酶的作用下生热，致使霉菌繁殖，出现霉变现象并呈现出黄色。霉菌中包含真菌产生的黄曲霉毒素。鉴别黄大米的方法就是：看颜色，米粒暗淡无光，表面呈黄色，或者有白道沟腹，发脆，易断；闻气味，有霉味，硬度低；品尝，蒸熟后黏度小，食用时口味寡淡，有霉味，口感粗糙。

（3）带斑的糕点　糕点被霉菌污染后，首先出现霉斑，没有出现霉斑的地方也同样遭受污染。尤其是用蛋液为原料加工的糕点，营养丰富，适于微生物繁殖；内含油脂或果仁的糕点，在霉变同时还会发生氧化酸败。所以，糕点在出现霉斑后不能再食用。

（4）霉变的甘蔗　甘蔗霉变是由于真菌污染造成的，发霉的甘蔗蔗皮灰暗、光泽差，甘蔗顶部和断面有白絮状或绒毛状菌丝，切开后剖面呈浅黄色或棕褐色，甚至为灰黑色，并有酸味、酒精味或辣味，吃了这样的甘蔗后就会使人中毒。此外，如果甘蔗在未充分成熟时就收割，因含糖量低，储存不当或过久，更容易促使真菌的生长繁殖，使甘蔗发霉变质。

（三）致病性微生物对食品的污染及其预防

食品中污染的致病性微生物可以引起食物中毒及以食品为传播媒介的疾病，主要为致病性细菌和病毒，本书主要介绍致病性细菌。

1. 沙门氏菌对食品的污染及预防

沙门氏菌属种类繁多，在自然环境中分布很广，人和动物均可带菌。其主要污染源是人和动物肠道的排泄物。

（1）污染途径　引起沙门氏菌食物中毒的食品主要有鱼、肉、禽、蛋和乳等食品，其中尤以肉类占多数。豆制品和糕点等有时也会引起沙门氏菌食物中毒。沙门氏菌污染食品的机会很多，各类食品被污染的原因如下：

1）肉类食品的沙门氏菌污染包括生前感染和宰后污染，生前感染是肉类食品污染沙门氏菌的主要原因。屠宰后污染是指家畜、家禽在宰后被带有沙门菌的粪便、污水、土壤、容器、炊具、鼠、蝇等所污染，可发生在从屠宰到烹调的各个环节中。特别在熟肉制品的加工销售过程中，由于刀具、砧板、炊具、容器等生熟交叉污染或食品从业人员及带菌者污染，导致熟肉制品再次受沙门氏菌的污染。

2）家禽蛋类及其制品的沙门氏菌污染比较常见，尤其是鸭、鹅等水禽蛋类。由于家禽产卵和粪便排泄通过同一泄殖腔，加上蛋壳上又有气孔，所以当家禽产蛋时，泄殖腔内的沙门氏菌可污染蛋壳并通过气孔而侵入蛋中。

3）鲜乳及其制品的沙门氏菌污染的原因为患沙门氏菌病的乳牛导致牛乳带菌，或健康乳牛在挤乳过程中牛乳受沙门氏菌污染，如果巴氏消毒不彻底，人食后可引起沙门氏菌属食物中毒。

4）淡水鱼、虾、蟹等水产品的沙门氏菌污染的主要原因是水源被沙门氏菌污染。

上述这些被沙门氏菌污染的食品在适合该菌大量繁殖的条件下放置较久，食前未再充分加热，因而极易引起食物中毒。

由于沙门氏菌不分解蛋白质，因此被沙门氏菌污染的食品，通常没有感官性状的变化，难以用感官鉴定方法鉴别，故尤应引起注意，以免造成食物中毒。

（2）预防措施

1）注意饮食卫生，不吃病、死畜禽的肉类及内脏，不喝生水。动物性食物，如肉类及其制品均应煮熟煮透方可食用。

2）加强食品卫生管理，应注意对屠宰场、肉类运输过程、食品厂等的卫生检疫及饮水消毒管理。消灭苍蝇、蟑螂和老鼠。搞好食堂卫生，健全和执行饮食卫生管理制度。

3）发现病人及时隔离治疗，恢复期带菌者或慢性带菌者不应从事饮食行业的工作。

4）防止医院内感染。医院特别是产房、儿科病房和传染病病房要防止病房内流行。一旦发现，要彻底消毒。

5）禁止将与人有关的抗生素用于畜牧场动物而增加耐药性。

2. 致病性大肠杆菌对食品的污染及预防

大肠杆菌在自然界的生存活力较强，在土壤、水中可存活数月。它不仅无害，而且还能合成维生素 B、维生素 K 及叶酸并供给人体，它产生的大肠菌素可抑制某些病原微生物在肠道的繁殖。而大肠杆菌属中的致病性大肠杆菌，在人体抵抗力下降时或食入大量活的致病性大肠杆菌污染的食品时，则会引起食物中毒。

（1）污染途径　致病性大肠杆菌可通过饮用受污染的水或进食未熟透的食物而感染。饮用或进食未经消毒的奶类、芝士、蔬菜、果汁及乳酪而染病的个案也有发现。此外，若个人卫生欠佳，也可能会通过人传人的途径，或者经进食受粪便污染的食物而感染该种病菌。

（2）预防措施

1）加强水源卫生保护，防止水源性污染。

2）食品从业人员要定期进行带菌检查，一经发现，不得让其从事直接接触食品的工作。

3）熟肉及内脏制品、酸牛乳、点心、凉拌菜等应在低温下短时间存放，防止细菌繁殖，防止生熟交叉污染。

4）动物性食物食用前需经高温彻底杀灭该菌。剩菜剩饭及长时间存放的熟食在食用前应回锅彻底加热灭菌。

二、预防食品的化学性污染

食品化学性污染是指食品中含有的（或人为添加的）对人体健康产生急性或慢性危害的物质。由于化学物质被广泛应用到食品的生产和加工过程中，某些剧毒物质摄入量很少就会引起急性中毒；有些虽然不引起急性中毒，但长时间食用也会在人体内蓄积起来，引起各种疾病。所以，防止食品污染，特别是食品的化学污染，应是现代社会迫切关注的问题。

（一）农药对食品的污染

农药能防治病、虫、鼠害，提高农畜产品产量，是保证农业丰收的重要措施。但如果使用不当，农药会对环境和食品造成污染。施用农药后，在食品表面及食品内残存的农药及其代谢产物、降解物或衍生物，统称为农药残留。食用含有农药残留的食品，大剂量可能引起急性中毒，低剂量长期摄入可产生致畸、致癌和致突变作用。农药污染食品引起的危害是全世界共同面临的一个食品安全问题。

1. 有机磷农药

有机磷农药是继有机氯农药以后广泛使用的一类农药，近年来我国发生的农药中毒主要是有机磷农药中毒。有机磷农药种类较多，大多数为油状液体，可分为高毒性、中毒性和低毒性三类，如甲胺磷、甲基对硫磷、敌敌畏、敌百虫、乐果等。甲胺磷、甲基对硫磷等均为高毒农药，虽然农业部门禁止使用，但仍有少数菜农违反规定，使用甲胺磷喷洒蔬菜而使其残留量过高而引起中毒。

（1）食品污染　有机磷农药化学性质不稳定，在自然界极易分解而失去毒性，污染食品后残留时间较短，在生物体的蓄积也较低。有机磷农药污染食品的途径主要有：用装过农药的空瓶装酱油、酒、食用油；运输工业污染后再装载食品；国家禁用于水果、蔬菜的高毒农药在蔬菜、水果成熟期喷洒残留等。

（2）对人体的危害　有机磷属于神经毒剂，对人体的危害以急性中毒为主，主要是抑制血液和组织中胆碱酯酶的活性，引起乙酰胆碱在体内大量积聚而出现一系列神经中毒症状，如出汗、震颤、共济失调、精神错乱、语言失常等。部分品种有迟发性神经毒作用。慢性中毒主要是神经系统、血液系统和视觉损伤的表现。多数有机磷农药无明显的致癌、致畸、致突变作用。但有的有机磷农药在哺乳动物体内有使核酸烷化的作用，造成 DNA 损伤，具有诱变作用。

2. 拟除虫菊酯类农药

拟除虫菊酯类农药是近年来发展较快的杀虫剂，具有高效、中等毒性或低毒性、低残留等特点。按化学结构可分为两型：Ⅰ型不含氰基，如丙烯菊酯、联苯菊酯等；Ⅱ型含氰基，如氯氰菊酯、溴氰菊酯等。

拟除虫菊酯类农药多具有中等毒性或低毒性，属于神经毒，蓄积性较弱，因此不易引起慢性中毒，急性中毒多由于误食或生产性接触所致。急性中毒以神经系统症状为主，主要表现为多汗、意识障碍、言语不清、反应迟钝、视觉模糊、肌肉震颤、呼吸困难等，重者可致昏迷、抽搐、心动过速、瞳孔缩小、对光反射消失、大小便失禁，可因心衰和呼吸困难而死亡。拟除虫菊酯类农药对皮肤和黏膜的刺激性较大，会引起眼睛及上呼吸道的不适，也可引起皮肤的感觉及迟发性变态反应。

拟除虫菊酯类农药降解快，残留浓度低，但对多次采收的蔬菜，仍有污染的可能性。

3. 除草剂

除草剂的使用广泛，品种也逐渐增多，目前将近有20种，使用较多的除草剂有2，4-D、除草醚、氟乐灵。多数除草剂对人畜的急性毒性较低，但除草剂中的某些品种喂饲动物产生甲状腺肿瘤和其他肿瘤，多种除草剂含有致癌的亚硝胺类，所以，对除草剂本身的毒性、代谢物毒性及所含杂质的毒性需要进一步的研究。除草剂主要通过植物吸收，并进行降解和蓄积，造成对食品的污染。

4. 预防措施

1）发展高效、低毒、低残留农药。所谓高效就是用量少，杀虫效果好；而低毒是指对人畜的毒性低，不致癌，不产生特异病变；低残留是农药在施用后降解速度快，在食品中残留量少。

2）要广泛宣传安全使用农药的相关知识及农药对人体的毒害作用。

3）农药应专人专管，不能与食品混放，严禁用装农药的容器装食品。

4）要严格执行国家农药安全使用标准。

5）喷洒过农药的蔬菜、水果等食品要经过规定的安全时间间隔后方可上市，蔬菜、水果食用前要洗净，用清水浸泡后再烹制或食用。

（二）食品加工中产生的化合物污染

烧烤、煎制、烟熏、油炸、烘烤、腌制等储存及加工技术，在改善食品的外观和质地，增加风味，延长保存期，提高食品的可食用度等方面发挥了很大作用，但随之还产生了一些有毒有害物质，如N-亚硝基化合物、多环芳烃和杂环胺等，相应的食品存在着严重的安全性问题，对人体健康可产生很大的危害。

1. N-亚硝基化合物

（1）N-亚硝基化合物的来源

1）蔬菜瓜果中的N-亚硝基化合物。由于大量使用氮肥等，植物类食品中含有较多的硝酸盐和亚硝酸盐。在对蔬菜等进行加工处理（如腌制）和储存过程中，硝酸盐在硝酸盐还原酶的作用下，转化成亚硝酸盐，亚硝酸盐在适宜的条件下，可与食品中蛋白质的分解物胺反应，生成N-亚硝基化合物。

2）加工肉制品中的硝酸盐和亚硝酸盐。硝酸盐和亚硝酸盐是腌制食品，如腊肠、肉肠、灌肠、火腿和午餐肉中的常用防腐剂。此外，亚硝酸盐还是一种发色剂。亚硝酸盐和肉类的血红蛋白反应，形成一种可增进食欲的桃红色，并能抑制肉类食品腐败变质，延长储存时间，尤其是明显抑制肉毒梭菌的生长，防止肉毒素的产生。亚硝酸盐还赋予香肠、火腿和其他肉制品一种诱人的腌肉风味。硝酸盐、亚硝酸盐作为发色剂使用时，也为N-亚硝基化合物的形成提供了前体物。

3）空气中的氮氧化物。食品直接用火加热烘烤时，空气中的氮氧化生成的氮氧化物也是潜在的亚硝化剂。例如，以前啤酒的酿造过程中，大麦芽要直接用火加热烘干，麦芽碱即可与同时产生的氮氧化物反应生成亚硝胺。现在啤酒生产中多不采用直火烘烤大麦芽的工艺，啤酒中的亚硝胺含量也明显降低。

可发生亚硝化反应的胺类化合物：蛋白质、氨基酸、磷脂等是天然动物性食品和植物性食品的重要成分，它们的合成或分解过程中会产生一定量的胺类化合物，因此，胺类化合物在食品中普遍存在，经过腌制、烘烤、煎炸、发酵、长期保存或腐败变质，胺类化合物的含量还会增加，腐败霉变可使食品中的胺类含量增加几十倍。这些胺类化合物及某些氨基酸、肽类、肌酸、肌酐等在适宜的条件下都可以被亚硝基化，合成亚硝胺。

（2）N-亚硝基化合物的致癌性　长期少量摄入N-亚硝基化合物或一次冲击剂量均可致癌，到目前为止，还没有发现有一种动物对N-亚硝基化合物的致癌作用具有抵抗力。亚硝胺是前致癌物，需要在肝脏代谢活化，所以主要诱发肝脏肿瘤，但也导致消化道肿瘤，可引起胃癌、食管癌、肝癌、肠癌、膀胱癌等；妊娠期的动物摄入一定量的N-亚硝基化合物可通过胎盘使子代动物致癌，甚至影响到第三代和第四代。有的实验显示，N-亚硝基化合物还可以通过乳汁使子代发生肿瘤。

2. 多环芳烃化合物

多环芳烃化合物是指含有两个以上苯环的化合物，是一类主要的环境污染和化学致癌物。长期接触这类物质可能诱发皮肤癌、阴囊癌、肺癌等。

食品中的多环芳烃来源于环境的污染和食品中大分子物质的裂解、热聚。其中，苯并芘对人类危害最大。

（1）苯并芘的来源

1）环境污染。在工业生产和其他人类活动中，由于有机物不完全燃烧，产生大量苯并芘并排放到环境中，再通过空气、接触等途径污染食品。

2）加工过程形成。食品成分在加热过程时，受高温的影响发生裂解与热聚等反应，形成多环芳烃化合物，油脂在高温下发生裂解与热聚可产生苯并芘。

3）加工过程受污染。食品机械所用的润滑油含有苯并芘，食品在加工过程中若受到润滑油的污染，可造成食品的苯并芘污染；若在沥青铺成的柏油马路上晾晒粮食，可造成粮食的苯并芘污染。

4）水产品的污染。水体受苯并芘污染后，水产品可以通过生物放大作用富集苯并芘。

（2）苯并芘的毒性及危害　对人类和动物来说，苯并芘是一种强的致癌物质。最初发现是致皮肤癌，后经深入研究，由于侵入途径和作用部位的不同，对机体各脏器，如肺、肝、食道、胃肠等均可致癌。苯并芘具有致畸性和遗传毒性。

（3）苯并芘的预防措施　改进食品加工烹调方法，熏制、烘干粮食应改进燃烧过程，改良食品烟熏剂，不使食品直接接触炭火熏制、烘烤，使用熏烟洗净器或冷熏液；加强环境治理，减少环境对食品的污染；油炸食品可因高温造成油脂裂解与热聚，产生多环芳烃类化合物，因此应减少油炸食品的食用量，此外，新鲜油脂炸出的食品中苯并芘的含量低于反复使用的油脂，因此应尽量避免油脂的反复加热使用；粮食、油料种子不在柏油路上晾晒，以防止沥青污染；机械化生产食品时要防止润滑油污染食品，或者改用食用油作为润滑剂。

3. 杂环胺

杂环胺是富含蛋白质的食物在烤、炸、煎过程中蛋白质、氨基酸的热解产物，甚至谷类食物经过过分焙烤，如烤面包、麦片等也会产生，它是在烹调加工后的鱼和肉类食品中发现的一种致突变物。

（1）杂环胺的毒性　杂环胺类化合物主要致突变和致癌。杂环胺是前致癌、致突变物，必须在体内代谢活化后才有致癌、致突变性，活化后的终末致癌致突变物为 N- 羟基杂环胺。N- 羟基杂环胺可以和细胞的 DNA 结合，形成杂环胺 -DNA 化合物，使细胞的遗传物质发生改变，引起细胞的突变。如果这种突变的细胞在体内能够存活并传代，则可形成肿瘤。杂环胺对动物均有不同程度的致癌性，主要靶向肝脏。

（2）控制食品中杂环胺产生的措施　改进加工方法，避免明火接触食品，采用微波加工可有效减少杂环胺的产生量；尽量避免高温、长时间烧烤或油炸鱼和肉类；不食用烧焦、炭化的食品，或者将烧焦部分去除后再食用；烹调肉和鱼类食品时，添加适量抗坏血酸、抗氧化剂、大豆蛋白、膳食纤维、维生素及黄酮类物质等，可减少杂环胺的形成。

膳食纤维有吸附杂环胺化合物并降低其生物活性的作用，某些蔬菜、水果中的一些成分又有抑制杂环胺化合物的致突变性的作用。因此，增加蔬菜、水果的摄入量对于防止杂环胺的可能危害有积极作用。

三、预防食品的物理性污染

食品的物理性污染通常是指食品生产加工过程中的杂质超过规定的含量，或者食品吸附、吸收外来的放射性核素所引起的食品质量安全问题。例如，火腿肠在生产过程中混入软骨组织，属于物理性污染中杂质超过规定含量。另一类表现形式为放射性污染，包括天然的放射性污染和辐射食品的污染。

1. 食品的杂物污染及其预防

（1）食品的杂物污染途径

1）生产时的污染。例如，生产车间密闭不严而又处于锅炉房的附近，在大风天气时食品可能会受到灰尘和烟尘的污染；在粮食收割时常有不同种类和数量的草籽混入；动物在宰杀时血污、毛发及粪便对畜肉污染；加工过程中设备的陈旧或故障引起加工中管道中的金属颗粒或碎屑对食品污染。

2）食品储存过程中的污染。例如，苍蝇、昆虫的尸体和鼠、雀的毛发、粪便等对食品污染；还有食品包装容器和材料的污染，如大型酒池、水池、油池和回收饮料瓶中昆虫、动物尸体及脱落物品、承载物品等杂物的污染。

3）食品运输过程中的污染。例如，运输车辆、装运工具、不清洁铺垫物和遮盖物对食品的污染。

4）意外污染。例如，戒指、头上饰物、头发、指甲、烟头、废纸、杂物的污染及抹布、拖把头、线头等清洁卫生用品的污染。

5）掺杂掺假食品。掺杂掺假是一种故意向食品中加入杂物的过程，其掺杂掺假的主要目的是非法获得更大利润。掺杂掺假所涉及的食品种类繁多，掺杂污染物众多，如粮食中掺入的沙石，肉中注入的水，奶粉中掺入大量的糖，牛奶中加入的米汤、牛尿、糖、盐等。

（2）预防措施　加强食品生产、储存、运输、销售过程中的监督管理，执行良好的生产规范；通过采用先进的加工工艺设备和检验设备，如筛选、磁选和风选去石，清除有毒的杂草籽及泥沙石灰等异物，定期清洗专用池、槽，防尘、防蝇、防鼠、防虫，尽量采用食品小包装；制定食品卫生标准。

2. 食品的放射性污染及其预防

放射性污染目前指的是由于人类活动排放出的放射性污染物造成的环境污染和人体危害，而从自然界环境中释放出的天然放射物，可以视为环境的背景值。

（1）放射性污染物的来源

1）食品中的天然放射性物质。天然食品中都有微量的放射性物质，一般情况下对人无害或影响很微小。在特殊情况下，放射性元素可能通过动物或植物富集而污染食品，对人类产生危害。天然放射性物质在自然界中的分布很广，可以通过食物链进入生物圈，成为动植物组织的成分之一。一般认为，除非食品中的天然放射性物质的核素含量很高，否则基本不会影响食品的安全。

2）食品中的人工放射性物质。原子能工业在核燃料的生产、使用与回收的核燃料循环过程中均会产生"三废"，给周围的环境带来污染；意外事故导致核试验泄露造成环境污染，是污染食品的一个重要途径；医疗照射的射线；其他来源。

（2）放射性污染的危害　人工放射性物质通过大气、水源、食品等进入人体。一般来说，放射性物质主要经过消化道进入人体，通过呼吸道和皮肤进入的部分较少。随着照射量的增大，人们会出现头痛、头晕、食欲下降、睡眠障碍等神经系统和消化系统的症状，继而出现白细胞和血小板减少等，以至出现肿瘤、白血病和遗传障碍等危害。放射性物质滞留在人体的肾、肝、骨髓、肺部等引起病变。

（3）放射性污染的防治　放射性污染的防治包括辐射防护和放射性废物治理两个方面。

1）辐射防护。辐射防护可以采用屏蔽的方法，即在放射源与人之间放置能吸收放射线的屏蔽材料，另外，人应尽量减少受照射的时间和增加放射源的距离，以减少射线对人体的照射危害。

2）放射性废物的治理。对于放射性废液，可按规定稀释排放，浓缩储存或回收利用。对于放射性固体废物，可采用焚烧、填埋等处理方法。对于放射性废气，一般要经过适当处理后由高烟囱稀释排放。

四、预防有毒动植物引起的中毒

有毒动植物食物中毒主要是指有些动植物中含有某种有毒的天然成分或由于储藏不当而产生某些有毒物质，从而引起的食物中毒。

（一）毒蕈中毒

毒蕈中毒多由个人采摘野生蘑菇，误食而引起。根据毒蕈的毒性成分及中毒表现，可将毒蕈分为五种类型：

（1）胃肠毒型　误食含有胃肠毒素的毒蘑菇后主要出现胃肠道症状，潜伏期一般为 0.5～6h，发病时表现为恶心、呕吐、腹痛、腹泻等症状，一般不发烧。

（2）神经精神型　中毒后表现为以副交感神经为主的症状，表现为呕吐、腹泻、大汗、面色苍白、瞳孔缩小等症状，严重者呼吸困难，有时出现幻觉。误食含有光盖伞素等毒素的毒蘑菇后表现出幻听、幻视、唱歌、狂躁等。

（3）溶血毒型　含有溶血毒型毒素的毒蘑菇主要有马鞍蕈类。马鞍蕈内含有鹿花蕈素，它可破坏大量红细胞，有强烈的溶血作用，是一种原浆毒，作用于肝和肾，毒性较强。中毒的潜伏期为 6～12h，开始表现为呕吐和腹泻，1～2天后出现头痛、无力和痉挛等症状，严重的有肝、肾疼痛，以后出现急性溶血，严重时可引起死亡。

（4）原浆毒型　原浆毒素主要有毒肽和毒伞肽两大类，统称毒伞属毒素。毒伞属毒素为剧毒，其毒性稳定，耐高温，一般烹调加工不能破坏。中毒的潜伏期长，一般为 10～24h，最长可达数日，病情复杂而凶险。脏器损害表现为肝脏肿大、肝功能异常及肾脏受损甚至肝功能衰竭等，病死率高，一般为 60%～80%。

（5）日光性皮炎毒型　该毒型主要是指猪嘴菇引起的中毒，潜伏期一般为 24h 左右，暴露于日光部位的皮肤可发生皮炎。症状为颜面肿胀、疼痛、嘴唇肿胀外翻等。

预防措施是广泛宣传毒蘑菇中毒的危险性，提高广大群众对毒蘑菇的识别能力，对不认识和未食用过的蕈类不要采摘和食用；提高鉴别毒蘑菇的能力，防止误食中毒。目前，尚无简单可靠的方法鉴别毒蘑菇。一般肉眼鉴定毒蕈时有以下特征可供参考：颜色奇异鲜艳，蕈柄上有蕈环、蕈托；多生长于腐物或粪肥上，不生蛆，不长虫，有腥、辣、苦、酸、臭味；碰坏后容易变色或流乳状汁液，煮时能使银器变色和大蒜变黑等。

（二）鱼类引起的组胺中毒

鱼类组胺中毒主要是由于食用了含一定数量组胺的鱼类食物所引起的过敏性食物中毒。容易形成组胺的鱼主要是海产鱼类中的青皮红肉鱼，如沙丁鱼、金枪鱼和秋刀鱼等。它们体内含有大量的组氨酸，经脱羧酶作用强的细菌作用后，产生大量组胺，从而引起组胺中毒。

组胺中毒是由组胺进入人体后引起毛细血管扩张和支气管收缩导致的。中毒表现特点是潜伏期短（数分钟至数小时）、发病急、症状轻和恢复快，症状为全身发红、瞳孔散大、视力模糊、脸浮肿、唇水肿，口、舌和四肢麻木，并伴有头痛、头晕、胸闷、心悸、呼吸频数和血压下降，有时还出现麻疹、咽喉烧灼感等现象。多数症状较轻，恢复较快，死亡者较少。

预防措施主要是注意鱼的保鲜，防止鱼类腐败变质。加强市场管理，不准出售腐败变质的鱼类，进行冷藏和烹饪时采取去除组胺措施。烹调青皮红鱼时，可适量加入红果，从而降低组胺的含量。体弱、过敏性体质和患有慢性疾病者最好不食用含组胺的鱼类。

（三）含氰苷类植物中毒

木薯、杏、桃、李、梅、枇杷等果仁、果肉内均含有氰苷物，人食用后氰苷物在消化道内经自身的酶水解产生有剧毒的氢氰酸。

此类中毒潜伏期短，食后 1～2h 即出现头晕、头痛、恶心、呕吐、心慌，而后出现呼吸困难、胸闷，重者出现昏迷、痉挛、瞳孔放大、休克、呼吸和心跳停止而死亡。

预防措施主要是禁止食用生木薯，不吃苦杏仁和苦桃仁等含氰苷物食物；木薯烹调食用前应先削皮、切片，用清水浸泡漂洗两昼夜，再敞锅蒸煮后食用，并且煮熟的汤应弃去；食用甜杏仁时必须加热炒透，以使有毒物质挥发，食用时应限量，儿童更应少食。

（四）发芽马铃薯中毒

马铃薯中含有龙葵碱，其含量为 0.005% ～ 0.01%，当马铃薯发芽后，其幼芽和芽眼部分的龙葵碱含量可高达 0.3% ～ 0.5%。当其含量达到 0.2% ～ 0.4% 时就有发生中毒的可能。龙葵碱对胃肠道黏膜有强烈的刺激作用，对呼吸中枢有麻痹作用并可引起脑水肿。食后 10min 至数小时，口腔有烧灼感，出现恶心、呕吐、腹痛、腹泻等症状。重症患者可因呼吸麻痹而死亡。

预防发芽马铃薯中毒主要的方法是将马铃薯储藏在低温、无阳光直射的环境中，防止发芽；有发芽情况出现时，应削皮、挖去芽眼、充分加热或在烹调中加醋，以破坏龙葵碱。

➡️ 任务实施

1. 分小组讨论任务情境中突发事件发生的原因。
2. 讨论有效预防食品污染的措施。

➡️ 同步训练

分组讨论食品污染的原因和污染物污染食品的途径，怎样正确选购，怎样做到有效预防食物中毒。在我们的日常生活中有哪些有毒有害的食物，我们应怎样预防其对我们身体的影响。

任务二　老年人膳食营养指导

➡️ 任务情境

波士顿大学医学人员曾对百岁老人长寿的秘诀做过研究，通过研究发现他们都有一些共性，即饮食健康、经常运动和善于应对压力，普通人完全可以效仿这些生活习惯来延缓自己的衰老过程。所以，除了遗传因素，即使在无法居住、人烟稀少、不受污染的深山中，也能通过培养一些健康的生活习惯来延缓衰老进程，延长人的寿命。

➡️ 任务描述

请根据资料思考老年人应建立哪些良好的饮食习惯才能延缓衰老的进程，延长寿命。

➡️ 知识储备

饮食作为人们日常生活中必不可少的内容，其本身也有矛盾的两重性，它既可以维持生命，保证健康，也会因饮食不当而造成疾病。不良的饮食习惯，以及饮食营养过程中的种种误区往往造成营养素的浪费、破坏，甚至产生有害物质，给机体带来危害。所以，科学调配膳食，了解饮食营养指导原则，不仅可以为机体提供足够的营养素，而且可以有效地预防由饮食引起的老年病及各种疾病。饮食营养指导是促进老年机体健康和防治老年病的重要措施。

一、老年人良好饮食习惯的建立

饮食习惯是指人们对食品和饮品的偏好，其中包括对饮食材料、烹调方法、烹调风味及佐料的偏好。饮食习惯是饮食文化中的重要元素，世界各国人民的饮食习惯由于受到地域、物产、文化历史的种种影响而备受关注。良好合理的健康饮食习惯是保健的一个重要方面，可使身体健康地生长、发育；不良的饮食习惯则会导致人体正常的生理功能紊乱而感染疾病。并且，恰当的饮食对疾病会起到治疗的作用，帮助人体恢复健康。

老年人作为一个特殊的群体，为了身体健康和防治各种疾病，应养成以下良好的饮食习惯：

（一）不暴饮暴食

食物中的营养素，如蛋白质、脂肪和碳水化合物等必须在体内经过消化吸收过程才能被机体利用。消化吸收是一个十分复杂的物理和化学过程，是人体的重要生理活动之一。有规律的生活和进食有利于内脏的神经调节。有实验证明，定时定量进食会增加消化液分泌，增加食欲。如果缺乏规律，暴饮暴食，食物得不到应有的咀嚼，不但加重胃肠负担，而且食物粗糙，容易擦伤食道。

老年人避免吃得过饱，以防造成胃肠负担，或者引起肥胖、高血压、糖尿病及肝肾疾病等。

（二）不偏食、挑食、厌食，避免绝对"素食"

人体需要的各种营养素都是由食物供给的，通过长期生活实践人们认识到，没有任何一种天然食品能够包含人体所需要的各种营养素，杂食可以保证营养物质的全面，能够使各种营养成分互相补充，发挥更高的营养效果，还可以刺激消化系统，使消化功能保持旺盛。

有的老年人出于宗教和信仰的原因只吃素食，长此以往对人的身体健康极为不利。牛津大学的科学家最新研究发现，绝对吃素很可能会对大脑不利，因为那些不吃肉的人患脑萎缩的概率比吃肉的高得多，可以是吃肉的人的6倍。这主要是因为维生素 B_{12} 的最佳米源是肉类、肝、牛奶和鱼类等，而维生素 B_{12} 水平最低的人最可能患上脑萎缩。

从营养学的角度来讲，绝对吃素是很难满足人体所需要的全部营养素的，这是因为植物性食物和动物性食物相比，不仅营养价值要低一些，而且某些营养素的吸收率也较低，所以，老年人长期素食很容易造成营养不良。长期素食往往导致维生素A、维生素E摄入不足，这两种维生素缺乏，使胆囊上皮细胞容易脱落，从而导致胆固醇沉积，形成结石。长期素食不光会影响某些营养素的吸收，而且还容易导致低胆固醇血症，增加心脏血管疾病的发病率，也会容易直接导致或加速老年抑郁症的发生。

因此，从老年人的健康角度出发，老年人的膳食更应注意多样化。偏食、挑食易造成营养不足或缺乏。绝对素食并非绝对健康，平衡膳食才能做到真正的健康。

（三）不嗜细喜精

俗话说"五谷为养"，意思就是粗粮和细粮均有丰富的营养，搭配着吃对健康有利。因为，精米、精面缺乏人体所必需的一些营养素和矿物质，而这些营养素在粗粮中却含量丰富。但粗粮中的粗纤维很难被我们的消化系统分解，吃法不当或吃得过多，一时间难以消化，甚至会堆积在肠胃里，给消化系统增加不少负担。所以，从健康的角度出发，在老年人的膳食中，我们提倡以谷类为主，既要有细粮，又要有粗粮，并且粗粮细做或粗细要合理搭配，尽可能食用全谷类、薯类等高纤维的食物。

（四）不贪食肥甘

贪食过甜或过分油腻的食品，会使糖和脂肪的摄入过量。糖的摄入过量，会导致肥胖，诱发高血压和糖尿病，以及会使血液呈酸性，严重阻碍脑神经细胞的功能，使人出现思维能力下降、记忆力减退、精神疲惫症状。另一方面，糖的高摄入量还会破坏人体内钙的新陈代谢，导致骨质疏松，而钙在脑细胞中起到提高记忆力的作用，钙缺乏会使记忆力下降。

过量食糖易得肾结石。我们都知道，喝白开水可以防止肾结石，但如果在白开水中放入较多的糖，喝糖水，则会促进肾结石的发生。机体糖含量越高，就会导致糖分和钙等营养素随尿液流失。

（五）不勉强进食

老年人若没有胃口或没有食欲，不要勉强进食，以免造成胃肠不适。首先应查明原因，对症治疗，同时创造轻松愉快的进餐环境，烹制可口的饭菜来增加食欲。

（六）饮食要定时定量，吃好早餐

定时定量能使消化道乃至整个机体代谢活动劳逸相间，促进食物的消化、吸收、利用，充分发挥食物的效能。若经常食无定时，就会扰乱身体的生理活动规律，发生胃肠疾病和营养不良。

老年人一日三餐的食物分配总的原则是：早餐吃好，中餐吃饱，晚餐吃少。一日三餐中，早餐对人体的营养和健康状况有着重要的影响，一定要吃好，避免不吃。早餐应吃一些营养价值高、少而精的食品。一份合理的早餐应有干有稀，有主食又有副食。除主食外，最好配一种高蛋白的食物，如鸡蛋、牛奶等。中餐的品质要高，量也要相对足。中餐主食分量要大些，副食花样要多些。中餐还应吃些肉类食物和蔬菜，以保证营养的全面供应。晚饭进食要适当少些，不要吃得太饱，少吃含脂肪较高的食物，而且蛋白质也要少吃些。

（七）饮食不过冷过热

饮食温度适中，过冷或过热都会伤及脾胃，发生消化不良。饮食过冷容易使胃肠道内温度骤然下降，局部血液循环减缓，血流减少，影响对食物中营养物质的吸收，同时使胃酸、胃蛋白酶、小肠淀粉酶和脂肪酶等物质的分泌减少，从而影响人体对食物的消化；饮食过冷还可能由于胃肠道受到冷刺激，而使之蠕动加快，运动功能失调。饮食过热易损伤上消化道黏膜，甚至容易发生某些癌症，如食道癌等。

（八）少饮或不饮酒

老年人饮酒要少量、适量，不能每餐必饮，一般每次饮酒，啤酒以半瓶为宜，葡萄酒以100g为宜，白酒以25g为宜。老年人应尽量饮用酒精含量较低的葡萄酒和啤酒等，少饮或不饮烈性白酒。

老年人不能空腹饮酒，空腹饮酒时酒中的乙醇会迅速被吸收，使血液中的乙醇浓度很快达到醉酒程度。即便空腹时饮酒量不多，对身体也十分有害。胃里没有食物，酒精就会直接刺激胃壁，引起胃炎或胃溃疡等。

（九）零食要合理有度

零食是指非正餐时间所吃的各种食物和饮料，饮料中不包括水。从吃零食的时间划分，零食可分为上午零食、下午零食和晚上零食。合理有度地吃一些零食既是一种生活享受，又可以提供一定的热量和营养素。

对于老年人来说，下列零食可以经常食用：用低脂、低盐、低糖方法加工的谷类、豆类、薯类、坚果类、肉类、海产品、蛋类食品；纯牛奶及酸奶；新鲜水果和不加糖的新鲜果蔬汁。对于老年人来说，可以适当食用的零食有：以中等量脂肪、中等量盐、中等量糖加工的谷类、豆类、薯类、坚果类、肉类、海产品、蛋类食品；奶酪、奶片、巧克力；果蔬干、加糖果蔬汁及以鲜奶和水果为主的低糖冷饮食品。对于老年人来说，限制摄入的零食有：用高脂肪、高盐、高糖方法加工的谷类、豆类、薯类、坚果类、肉类、海产品、蛋类食品；糖果类、水果罐头、果蔬蜜饯、炼乳；加糖或色素的饮料或冷饮食品。

（十）食盐要适量

膳食中限制食盐的摄入量其实是限制钠的摄入量。膳食中钠摄入量与钠钾比值是影响人群血压水平及高血压的主要因素。人体摄入过多的钠后，就会造成体内水钠潴留，导致血管平滑肌肿胀，管壁变细，对血管壁的侧压力增加，血压升高。高盐饮食不仅可以升高血压，同时还会使血浆胆固醇升高，促进动脉粥样硬化的生成。

同时，需要注意的是，高盐饮食是胃癌的主要促癌因素。有研究表明，长期摄入较高量的食盐，可增加胃癌发生的危险性，这是由于盐可能损伤胃黏膜保护层，引起炎性再生反应。同时，当胃黏膜发生损伤后，幽门螺杆菌将促进癌变发生。

（十一）细嚼慢咽，不囫囵吞枣

细嚼慢咽可使食物与唾液充分混合，食物经过咀嚼被充分碾碎，形成食团送入胃内，有益于食物的消化吸收。

肥胖者大多因为进食速度过快，在胃壁末梢神经产生冲动到发出停止进食指令这一过程中，又吃进去不少食物，因此，其食量增加，顿顿饭过饱。要想减肥，首先要节食；要有效节食，就要放慢进食的速度，细嚼慢咽，使食物能更快消化吸收，促使血糖更快升高，更容易兴奋饱食中枢，较早出现饱腹感，从而停止进食。

二、老年人饮食禁忌

食物皆有药性，有寒热温凉之分；疾病皆有症候，有虚实寒热之别。若饮食相宜，可促进痊愈；若饮食不慎，可导致复发。所以，对老年人来说，尤其是身在疾病中的老年人，饮食禁忌不可不知。

（一）食物的"四气五味"

每种食物都有食性，食性是指食物的性质与功能，是认识与食用食物的重要依据。各种食物由于所含的成分及其含量多少的不同，对人体的保健作用也就不同，从而表现出各自的性能。在这里我们主要了解食物的"四气五味"。

1. 食物的四气

食物的四气又称四性，是指食物所具有寒、热、温、凉四种不同的性质和作用。其中，寒和凉为同一性质，属阴；温和热为同一性质，属阳。还有介于寒和热，温和凉之间，即不寒也不热，不温也不凉的平性食物。

寒凉性食物通常有滋阴、清热、泻火、解毒等作用，多用于阳症，纠正热性体质或治疗热性疾病。温热性食物具有助阳、温里、散寒等功效，多用于阴症，能扶助人体阳气，纠正寒性体质或治疗寒性病症。平性食物则介于寒凉与温热之间，具有健脾、开胃、补肾、补益身体之功，适合于一般体质，不仅在养生上多用，还可以与寒性食物或热性食物配伍而广泛应用。在日常食物中，平性食物居多，温热性食物次之，寒凉性食物较少。

2. 食物的五味

五味是指食物所具有的辛、甘、酸、苦、咸五种不同的味和作用。五味中的辛味食物，多有发散、行气活血、健脾的作用，故能解表、止痛、化瘀，用于气血运行不畅、增进食欲等，过食则耗气。

甘味食物多有缓和、滋养、补脾、润燥等作用，故能养阴和中，用于体质虚弱、脾胃虚弱、润肠通便等，多食则壅塞气滞。酸味食物具有收敛、固涩的作用，故能治久泻、虚汗、脱肛等，多食则伤筋痉挛。苦味食物具有清热、燥湿、泻火、通便、健脾等作用，多用于热性体质或热性病症。咸味食物具有软坚、润下、补肾、养血等作用，故能散结、通便等。

（二）日常膳食禁忌

1. 空腹饮食的禁忌

（1）忌早上空腹喝牛奶　早晨空腹喝牛奶，营养效益最低。因为，空腹喝下去后，牛奶会很快经胃和小肠排进大肠，结果牛奶中的各种营养素来不及被消化吸收就进入大肠，造成浪费。日久天长，骨质就会脱钙，造成骨质疏松，老年人更有骨折的危险。

睡前喝牛奶，就可以正好赶上午夜至清晨这段时间，牛奶中的钙可改变低血钙状态，避免从骨组织中调用钙。

（2）忌空腹吃香蕉　香蕉如果多食，就会造成体液中的钾钠比值的改变，特别是空腹时食用，使血液中钾大幅度增加，对人的心血管系统产生抑制作用，出现明显的感觉麻木、肌肉麻痹、嗜睡乏力等现象，严重者会使心脏传导阻滞、心律不齐等。

（3）忌空腹吃柿子　食用柿子时一定要忌空腹。因为，柿子是水果中含单宁类物质最多的品种，单宁是几种多酚化合物的总称，易溶于水而具有涩味，单宁中的酚类和鞣质有很强的收敛性，它们遇到酸性物质可凝结成块。人的胃内有大量的胃酸，若空腹食用柿子，柿子中的单宁物质在胃中凝结成块，并与柿子中含有的蛋白质结合产生沉淀，引起胃结石，中医学上称为柿结石。

2. 饮酒的禁忌

（1）忌烟酒同食　首先，酒精会导致血管扩张，促进体内血液循环加快，而烟雾中的有害物质被酒精溶解后，随着扩张的血管将毒物迅速吸收再扩散到全身，使机体免疫力降低。其次，由于酒精的作用，损害了肝脏对烟雾中尼古丁等有害物质的解毒能力，加重了对身体的损害。据报道，饮酒又吸烟的人最易患食道癌及肝、胃肠道等处疾病，而且要比不吸烟的人高出数十倍。

（2）忌浓茶解酒　饮了大量的酒或饮了酒精浓度高的酒，会使心血管系统受到很大的刺激，使心跳加快，血压上升，此时若再饮浓茶，又使心脏受到浓茶的兴奋作用，这样双管齐下，使心跳加快，血压更高。

当超过一定限度时，就会发生心律失常、心脏功能不全和高血压。如果原来就有心脏病和高血压的人，可能会发生严重的后果，甚至死亡。

因此，醉酒后千万不要用浓茶来解酒，可以喝些白开水或糖水，葛花煎汤口服也有一定的解酒效果。

（3）忌饮冷黄酒　黄酒中含一定数量的甲醇、醛、醚类物质，是对人体有一定害处的有机化合物。如果冷饮黄酒，有害物质就会全部进入人体。因此，黄酒必须烫了再喝。在烫热过程中，这些有害物质就可随温度的升高而挥发掉。另外，在加热过程中，黄酒中的脂类、芳香类物质也会随温度的升高而蒸腾，从而使酒味更加芬芳浓郁。

（4）忌饮药酒治病　不少患有腰腿痛的老年人常常以饮酒缓解疼痛，尤其是药酒。有关专家指出，饮酒是不可能治好腰腿痛的，主要是因为酒对神经系统活动的抑制作用，所以达到临时止痛的目的，但不是解决根本问题的方法。

此外，许多老年人相信饮酒能强筋健骨，尤其是药酒，而事实恰恰相反。现代医学证明，酒能溶解人体骨骼。在过度饮酒的人当中，骨折的发病率比一般人要高得多。此外，酒精还能阻止促进骨骼生长的药物发挥作用。如果把饮酒或饮用药酒作为治疗疾病的手段，天天饮酒，就有可能因饮酒过多而对肝脏造成新的损害。尤其是患有支气管哮喘的老年人更不能饮用药酒，因为制酒时使用的漂白剂和防腐剂亚硫酸类物质在水中容易释放出二氧化硫等有害物质，引发哮喘并加重病情，甚至危及生命。

3. 食海鲜的禁忌

（1）关节炎患者忌多吃海鲜　海参、海鱼、海带、海菜等海产品中含有较多的尿酸，被人体吸收后在关节处形成尿酸结晶，使关节炎症状加重。

（2）食用海鲜忌饮啤酒　食用海鲜时饮用大量啤酒会产生过多的尿酸，从而引发痛风。尿酸过多会沉积在关节或软组织中，从而引起关节和软组织发炎。久而久之，患者部分关节逐渐被破坏，甚至还会引起肾结石和尿毒症。

（3）海鲜忌与某些水果同食　鱼、虾含丰富的蛋白质和钙等营养物质，如果与某些水果，如柿子、葡萄、石榴、山楂、青果等同食，就会降低蛋白质的营养价值，还会刺激胃肠道，引起腹痛、恶心、呕吐等症。

（4）虾类忌与维生素C同食　食用虾类等水生甲壳类动物，同时服用大量的维生素C能够致死。这是因为有一种通常被认为对人体无害的砷类，在维生素C作用下，能够转化为有毒的砷。

4. 喝茶的禁忌

（1）忌泡茶时间过长　茶叶浸泡4～6min饮用最佳，因此时已有大量的咖啡因和其他可溶性物质浸泡出来。时间太长，茶水就会有苦涩味。放在暖水瓶或炉灶上长时间煮的茶水，易发生化学变化，不宜饮用。

（2）忌喝浓茶　从保健角度而言，一般以喝淡茶为妥。嗜浓茶不但易引起失眠，还易导致缺铁性贫血。浓茶中含有大量的鞣酸，鞣酸在胃内与未被消化的食物蛋白质结合形成鞣酸盐。食物进入小肠被消化后，鞣酸又被释放出来，并与铁结合成不易被吸收的鞣酸铁盐，妨碍肠黏膜对铁的吸收，从而使常饮浓茶的人身体内造血原料之一的铁元素缺乏，导致缺铁性贫血。

（三）食物搭配禁忌

在膳食中，很多食物单独食用不会引起中毒，但把不同的食物放在一起食用，若搭配不当，极易导致生病或中毒。在千万种食物中，存在着很多这种"食物相克"现象。

1. 猪肉

（1）猪肉—豆类　猪肉与豆类不宜同食，这与大豆含有的特殊成分有关：第一，豆类中植酸含量很高，60%～80%的磷是以植酸形式存在的，可与蛋白质和矿物质元素形成复合物，降低二者的利用功效；第二，多酚是豆类的抗营养因素之一，它与蛋白质起作用，影响蛋白质的可溶性，降低蛋白质的消化吸收和利用率；第三，豆类纤维中含有醛糖酸残基，可与瘦肉、鱼类等荤食中的矿物质，如钙、铁、锌等生成螯合物，干扰或降低人体对这些元素的吸收；第四，豆类中含有产气的化合物——寡糖化合物，如棉籽糖、水苏糖和毛蕊花糖等，由于人体消化系统不分泌半乳糖苷酶，因而不能消化这些化合物，并经肠腔内的细菌分解，可产生大量气体，容易导致腹胀。

（2）猪肉—鲫鱼　鲫鱼性味甘温，猪肉性味酸冷、微寒，二者性味功效略有不同。若二者一起烹调或配炒，则不太合适。

（3）猪肉—虾　淡水虾（如青虾），性味甘温，补肾壮阳，通乳；海虾，性味甘咸温，有温肾壮阳、兴奋性机能的作用。而猪肉助湿热而动火，若将二者相配食用，则会耗人阴精，导致阴虚火旺，不利于身体健康。

2. 牛肉

（1）牛肉—白酒　牛肉性温，味甘，补气助火；白酒属大温之品。如果将二者相配食用，极易上火，甚至可引发口腔炎症、肿痛。

（2）牛肉—栗子　栗子除含有蛋白质、糖、淀粉、脂肪等营养成分外，还富含维生素C，每100g栗子中高达40mg。此外，栗子还含有胡萝卜素、B族维生素和脂肪酸。

维生素C易与牛肉中的微量元素发生反应，降低栗子的营养价值。而且，二者皆为不易消化之物，如同炖、共炒食，易引起滞气、腹胀等不适症状。

（3）牛肉—韭菜、生姜　牛肉甘温，补气助火；韭菜、生姜等食物皆大辛大温之品。如果将牛肉配以韭菜、生姜等大辛大温的食物烹调食用，容易助热生火，以致引发口腔炎症、肿痛、口疮等。

3. 羊肉

（1）羊肉—南瓜　南瓜性温，味甘，具有补中益气之功效；羊肉为大热之品，具有补虚祛寒、温补气血、益肾补衰之功效。二者皆为补益之品，同时食用，可导致消化不良、腹胀肚痛。

（2）羊肉—梨　若羊肉与梨同食，梨中的一些酶可将羊肉的酵素分解，阻碍消化，造成消化不良、腹胀肚痛等。

（3）羊肉—茶　羊肉性温，助元阳，补精血，疗肺虚，益劳损，是一种很好的滋补强壮食品。羊肉中所含的钙质、铁质高于猪肉、牛肉，吃羊肉对肺病，如肺结核、气管炎、哮喘和贫血等皆有益。羊肉中含有丰富的蛋白质，可与茶叶中的鞣酸发生化学反应，生成鞣酸蛋白质。这种物质对肠道有一定的收敛作用，可使大肠的蠕动减弱，大便里的水分减少，形成便秘。

4. 兔肉

（1）兔肉—鸡肉　鸡肉性味甘温或酸温，属于温热之性，温中补虚为其主要功能；兔肉干寒酸冷，凉血解热，属于凉性。二者同食，一冷一热，冷热杂进，很容易导致腹泻。此外，兔肉与鸡肉各含激素和酶类，进入人体后的生化反应复杂，可产生具有不良作用的化合物，刺激肠胃道，导致腹泻。

（2）兔肉—橘子　橘子的营养丰富，其性味甘酸而温，多食生热；兔肉酸冷，与橘子的性味相反。因此，食兔肉后，不宜马上吃橘子，避免引起肠胃功能紊乱而致腹泻。

（3）兔肉—姜　兔肉酸寒，性冷；干姜、生姜辛辣性热。二者性味相反，一寒一热，同食后容易导致腹泻，不利于身体健康。

5. 鸡肉

（1）鸡肉—大蒜　大蒜性辛温，有毒，具有下气消谷、除风、杀毒之功效；鸡肉甘酸温补。二者均为温热助火之物，故不宜同食。

（2）鸡肉—李子　李子为热性食物，具有生津利水、清肝涤热、活血化瘀、益肝坚肾之功效；鸡肉乃温补之品。若将二者同食，恐助火热，无益于健康。

6. 鸡蛋

（1）鸡蛋—葱、蒜　葱、蒜都是辛温之品，此外还有特殊气味，皆因其含有挥发性物质，有刺激性，能使局部血管扩张，故其性热。鸡蛋干平性凉，有滋阴镇静的作用。葱、蒜与鸡蛋在性味与功能上皆不相合，故不宜同食。

（2）鸡蛋—白糖　鸡蛋与白糖同煮，会使蛋白质中的氨基酸形成果糖基赖氨酸的结合物。这种物质不但不易被人体消化吸收，而且还会对人体产生不良影响，不利于健康。所以，鸡蛋不宜与白糖同煮，但可在鸡蛋煮熟后再加点白糖予以调味。

（3）鸡蛋—橘子　鸡蛋含有丰富的蛋白质，若和含有丰富果酸的橘子等水果同时食用，果酸会使蛋白质凝固，影响蛋白质的消化和吸收，甚至产生不良症状。

7. 韭菜

（1）韭菜—蜂蜜　蜂蜜性平，味甘。李时珍曰："生则性凉，故能清热；熟则性温，故能补中；甘而和平，故能解毒；柔而濡泽，故能润燥；缓和去急，故能止心腹、肌肉疮疡之痛；和可以致中，故调和百药而与甘草同功。"而韭菜含硫化物，性辛温而热。二者食物药性相反，故不可同食。

（2）韭菜—白酒　白酒甘辛微苦，性大热，含乙醇约60%左右，在体内由肝脏代谢。过量饮酒者，可导致酒精性肝炎、脂肪肝及肝硬化等病症。韭菜性辛温，能壮阳活血。若食生韭饮白酒，有如火上加油，久食动血，有出血性疾病的患者尤为禁忌。

此外，酒性辛热，有刺激性，能扩张血管，使血流加快，可引起胃炎和溃疡复发。

8. 芹菜

芹菜—蚬、蛤、蟹：蚬、蛤、蟹等体内皆含有维生素B_1分解酶，此酶经加热后失效，但人们在食用海鲜时多喜欢生吃，或者只用开水烫一烫。这样的食用方法保留了维生素B_1分解酶的生物活性，若与芹菜同食，可将其中的维生素B_1全部破坏。

9. 莴苣

莴苣—乳酪：乳酪是油脂性食物，而莴苣性寒，二者同食，容易导致消化不良或腹痛腹泻。同时，莴苣生食时，因洗涤不净，易受寄生虫污染，如钩虫、蛔虫等，皆不利于健康。

10. 黄瓜、南瓜

（1）黄瓜—含维生素C的食物　黄瓜含维生素C分解酶，不宜与富含维生素C的西红柿、辣椒、花菜、菠菜、小白菜等同食。每100g西红柿中含维生素C20～33mg，每100g辣椒中含维生素C185mg左右，每100g花菜中约含维生素C88mg，每100g菠菜中约含维生素C90mg，每100g小白菜中约含维生素C60mg，若这些蔬菜与黄瓜同食，会遭到黄瓜中维生素C分解酶的破坏，使其失去了原有的营养价值。

（2）黄瓜—花生　黄瓜性味甘寒，多生食；花生仁多油脂。若二者相遇，会增加其滑利之性，极易导致腹泻。

（3）南瓜—含维生素C食物　南瓜含维生素C分解酶，所以不宜同富含维生素C的菠菜、油菜、西红柿、圆辣椒、小白菜、花菜等蔬菜同食。维生素C分解酶不耐热，南瓜煮熟后此酶即被破坏，所以，南瓜宜煮食，不宜炒食。

11. 胡萝卜

（1）胡萝卜—白萝卜　胡萝卜、白萝卜是十分常见的蔬菜，营养丰富。人们也常将胡萝卜和白萝卜切成丁、条一起做成菜肴。其实，这种吃法是不科学的，两者不宜共食。

因为，白萝卜含有丰富的维生素C，对人体健康非常有益，但是和胡萝卜混合烧煮，由于胡萝卜中含有一种叫抗坏血酸的分解酶，会破坏白萝卜中的维生素C，会使白萝卜的维生素C丧失殆尽，失去原有的营养价值。不仅如此，胡萝卜也不宜与其他含维生素C的蔬菜配合食用，如菠菜、油菜、西红柿、圆辣椒、小白菜、花菜等蔬菜，以及柑橘、柠檬、草莓、桃、梨、枣等水果。

（2）胡萝卜—酒　胡萝卜含有丰富的胡萝卜素，当胡萝卜素和酒精一起进入肝脏代谢时，会对肝脏产生毒性作用，引起肝损伤，对人体健康十分不利。

（3）胡萝卜—醋　胡萝卜含有大量的胡萝卜素，经代谢后可转变成维生素 A。维生素 A 可以维持眼睛和皮肤的健康。皮肤粗糙和患有夜盲症者是由于缺乏维生素 A 的缘故。而醋可破坏胡萝卜素，若在烹调胡萝卜时放醋，胡萝卜素就会完全被破坏，失去了原有的营养价值。

12. 萝卜

（1）萝卜—动物肝脏　萝卜含维生素 C 较高，而动物肝脏富含铜、铁等离子，若将两者同食，则动物肝脏中的铜、铁离子极易使萝卜中的维生素 C 氧化，使萝卜的营养价值降低。

（2）萝卜—苹果、梨、葡萄　萝卜与含有大量植物色素的苹果、梨、葡萄等水果一起食用，经胃、肠道消化分解后，可产生抑制甲状腺作用的物质，诱发甲状腺肿。

（3）萝卜—柑橘　萝卜被摄食后，经过代谢，可产生一种抗甲状腺物——硫氰酸（阻止甲状腺摄取碘，抑制甲状腺素的形成）。柑橘中含有类黄酮物质，在肠中被细菌分解后，可转化成羟苯甲酸及阿魏酸，均能加强硫氰酸抑制甲状腺的作用，从而诱发或导致甲状腺肿。

因此，食用萝卜等十字花科蔬菜后，不宜马上吃橘子、梨、苹果、葡萄等水果。尤其是甲状腺肿流行地区，或者已患甲状腺肿者，更应注意。

（4）萝卜—人参　人参常用来补元气，而萝卜可破气，若将二者同时服用，则一补一破，人参就起不到滋补作用了。此外，萝卜有利尿消食的作用，吃了萝卜，会加快人参有效成分从尿中的流失，影响人参滋补作用的发挥。

➡️ 任务实施

1. 谈谈自己身边有无长寿的老人，并说说他们有哪些生活习惯。
2. 分组讨论老年人应建立哪些良好的饮食习惯帮助延缓衰老进程，延长寿命。

➡️ 同步训练

分组讨论在老年人这个群体中有哪些不良的饮食习惯，应如何帮助老年人建立良好的饮食习惯，以及在日常的饮食中老年人应注意哪些禁忌。

任务三　老年人四季膳食指导

➡️ 任务情境

《黄帝内经》中记载：春三月，此谓发陈，天地俱生，万物以荣，夜卧早起，广步于庭，被发缓形，以使志生，生而勿杀，予而勿夺，赏而勿罚，此春气之应，养生之道也。逆之则伤肝，夏为寒变，奉长者少。

夏三月，此谓蕃秀，天地气交，万物华实，夜卧早起，无厌于日，使志无怒，使华英成秀，使气得泄，若所爱在外，此夏气之应，养长之道也。逆之则伤心，秋为痎疟，奉收者少，冬至重病。

秋三月，此谓容平，天气以急，地气以明，早卧早起，与鸡俱兴，使志安宁，以缓秋刑，收敛神气，使秋气平，无外其志，使肺气清，此秋气之应，养收之道也。逆之则伤肺，冬为飧泄，奉藏者少。

冬三月，此为闭藏，水冰地坼，无扰乎阳，早卧晚起，必待日光，使志若伏若匿，若有私意，若已有得，去寒就温，无泄皮肤，使气亟夺，此冬气之应，养藏之道也。逆之则伤肾，春为痿厥，奉生者少。

▶ 任务描述

请根据资料分析一年四季的气候特征，并讨论老年人一年四季的膳食安排应遵循什么样的原则。

▶ 知识储备

老年人的平衡膳食还应遵循四季的膳食原则，随季节的变化和生理状况的不同合理选择食物，合理膳食，达到合理营养的目的。

一、春季膳食原则

（一）春季气候特征

在我国，春季是指农历的一月、二月、三月，包括立春、雨水、惊蛰、春分、清明、谷雨六个节气。春季是四季之首，它的到来给我们带来了一个万紫千红的世界，一派生机勃勃、欣欣向荣的景象。作为大自然一部分的人类，自然也会受到春季带来的各种变化的影响，身体随之出现各种不同的状况。

1. 多风沙

千年前的《黄帝内经》里就有这样的记载："风者，百病之始也。"当春季的风气变身为风邪，它给我们带来的不再是和风徐徐的舒适感受，而是疾病的不适与苦恼。常见的感冒、肺炎、扁桃体炎症、咽喉痒痛、头痛、少发的抽搐、颤抖、痉挛，不明原因的头晕眼涩、舌红少津、胁肋灼痛，都是风邪在作祟。因此，春季应注意预防各种传染病、流行性疾病，以免因病毒随风的传播而导致的感染疾病。

2. 乍暖还寒

春季处于冬季和夏季之间，是极寒与极热天气的过渡时期，这就形成了春季的特殊气候，时而风和日丽，时而寒风冷雨。在这样的天气中，人们总是被折腾得不知所措，今天单衣出行，明天很可能是棉衣御寒。被折腾的还有我们来不及适应气候变化的身体，如此变化多端的天气，只要我们稍有不慎就会惹病上身，这也就是春季风寒感冒多发的原因。时寒时暖的天气还会诱发旧疾，冠心病、风湿性心脏病、上呼吸道感染等疾病患者在春季极易发生病情加重的状况。阴晴不定的天气还会影响我们的情绪，造成情绪不稳，以致经常表现出沮丧、抑郁、精神不振等。

3. 阳气升发

春季，温暖的阳光带来了万物的生机蓬勃，这时候阳气开始升发。随着阳气的升发，我们的肝气和肝火也随之上升，高血压、肝炎、头晕目眩等疾病也会随着肝气、肝火的上升而找上门来。伴随阳气升发而来的还有我们气血活动的加强，新陈代谢趋于旺盛，儿童、老人、体弱多病者容易产生不适症状。受到阳气影响的还有我们的情绪；一方面，我们的精神开始活跃，更能感受到舒展、愉悦；另一方面，我们也变得更容易激动、愤怒。这时候我们应增加饮食营养以满足身体的需求。

（二）春季饮食原则

春季是万物生长更新的季节，也是人体生理功能、新陈代谢最活跃的时期。根据中医"春夏养阳"的理论，老年人在膳食中应注意以下几点：

1. 进食高热量食物

早春时机，气温仍寒，在膳食中以高热量为主，除谷类外，还可选用糯米制品、黄豆、芝麻、花生、核桃等食物，及时补充能量。春季可适当吃一些葱、姜、蒜、韭菜等食物，驱散隐寒。

2. 补充优质蛋白质

寒冷还可以加速体内蛋白质的分解，导致抵抗力降低而致病。所以，春季适当进食鸡肉、牛肉、动物肝脏、鱼类、瘦猪肉、鸡蛋、牛乳、豆浆等，以满足机体各组织器官功能日趋活跃的需要和耐寒的需要。

3. 摄取足量的维生素和无机盐

春季由寒转暖，微生物活动增强，易使人致病，所以，老年人在春季要多摄取新鲜蔬菜和水果，适当进食大枣、蜂蜜、食用菌等食物，以增强机体的抵抗力。

（三）春季饮食禁忌

1. 忌酸性食物

春季饮食应"少酸增甘"以护肝养脾胃，因此，老年人在春季应避免食用酸性食物，要多吃一些甘甜补脾的食物。

2. 禁饮刺激饮料

春季饮食不应过于刺激，尤其是生理功能开始衰退的老年人。酒、咖啡和浓茶都不适合春季饮用，这些饮料极易损伤肠胃，导致消化道疾病。

3. 禁食生冷食物

春季气温变幻无常，机体还不能快速适应气温的变化，因此，饮食应以平温为主，尽量避免寒凉食物，如绿豆、冬瓜、黄瓜、茄子。

（四）春季应季食物

1. 葱

（1）性味归经　性温、味辛平，归肺、胃经。

（2）营养成分　胡萝卜素、维生素 C、维生素 B_1、维生素 B_2、果胶、烟酸、大蒜素、钙、磷、铁、挥发油。

（3）推荐理由

1）春季是吃葱的最佳季节，这个时期的葱最香嫩，营养价值也最高。春季感冒多发，葱具有很强的杀菌、抑制病毒的作用，经常食用可有效地防治感冒、胃病、慢性腹泻等疾病。

2）葱还具有活血散瘀、开胃补脑的功效，对于动脉粥样硬化、高血糖、高血脂具有良好的预防效果。经常吃葱还可以开胃促消化，提高人体免疫力。

（4）不适人群　表虚多汗自汗者、狐臭者。

2. 莴笋

（1）性味归经　性寒、味苦，归肠、胃经。

（2）营养成分　维生素 A、维生素 B_1、维生素 B_2、维生素 C、钙、磷、铁、钾、镁、氟、膳食纤维。

（3）推荐理由

1）春季是口腔溃疡的高发季节，诱发这一疾病的原因很多，维生素 C 的缺乏是其中的重要原因之一。莴笋含有丰富的维生素 C，可以提高人体的免疫力，预防坏血病的发生。

2）莴笋所含有的氟元素对牙齿有很好的保护作用，可以保护老年人的牙齿处于良好状态。其中所含有的大量膳食纤维能防止春季便秘，同时帮助去除多余脂肪，达到减肥的效果。

（4）不适人群　视弱者、夜盲者、脾胃虚寒者。

3. 油菜

（1）性味归经　性凉、味甘，归肝、脾、肺经。

（2）营养成分　蛋白质、脂肪、碳水化合物、维生素 A、维生素 B_1、维生素 B_2、维生素 C、烟酸、钙、磷、铁。

（3）推荐理由

1）油菜的含钙量是所有绿叶蔬菜中最高的，经常食用可以预防老年骨质疏松。油菜中含有丰富的维生素 C，春季食用可以有效防治口腔溃疡。

2）油菜还具有降低血脂和胆固醇、帮助肝脏解毒、宽肠通便的作用，经常食用有助于老年人保持身体健康。

（4）不适人群　孕早期妇女、眼疾患者、小儿麻疹后期、疥疮患者、狐臭者。

4. 韭菜

（1）性味归经　性温、味甘辛咸，归肝、胃、肾经。

（2）营养成分　胡萝卜素、维生素 B_1、维生素 B_2、维生素 C、钙、磷、铁和膳食纤维。

（3）推荐理由

1）春季的韭菜品质最佳，晚秋次之，夏季的最差。春季食用韭菜可提高人体免疫力，这是因为韭菜所含有的硫化物具有一定的杀菌消炎作用。

2）韭菜所含有的挥发性精油具有独特的辛香气味，可以帮助人体疏肝调气、增进食欲，具有开胃的效果。

3）韭菜富含的粗纤维可以促进胃肠蠕动，帮助排出体内毒素，预防便秘、痔疮和肠癌，有助于老年人防治习惯性便秘。

（4）不适人群　阴虚火旺者、胃肠道疾病患者。

5. 春笋

（1）性味归经　性微寒、味甘，归胃、大肠经。

（2）营养成分　 蛋白质、脂肪、碳水化合物、氨基酸、胡萝卜素、维生素 A、维生素 B_1、维生素 B_2、维生素 C、烟酸、钙、磷、铁、铜、硒和钾。

（3）推荐理由　春笋素有"春天菜王"的美誉，是春季的最佳食用蔬菜，食之可"利九窍、通血脉、化痰涎、消食胀"，是滋阴益血、消食利便、明目化痰的食疗佳品。

（4）不适人群　过敏体质者、脾胃虚弱者、胃及十二指肠溃疡患者、胃出血患者、肝硬化患者、食道静脉曲张患者、慢性肠炎患者、儿童、产妇、结石患者、消化不良者、脾虚肠滑者。

（五）春季营养食谱推荐

1. 韭菜猪肝汤

（1）原料　猪肝 100g，韭菜 150g，食盐适量。

（2）做法

1）将韭菜洗净切成 1cm 长的小段，猪肝洗净切成片备用。

2）锅中适量清水煮沸，倒入猪肝和韭菜，煮熟后加适量食盐调味即可。

（3）推荐理由　助阳防寒、补肝明目。

2. 里脊炒春笋

（1）原料　猪里脊 150g，春笋 100g，鸡蛋清 50g，水淀粉、食用油、料酒、味精和食盐适量。

（2）做法

1）将春笋倒入锅中煮熟，捞出沥去水分，切成细丝备用。

2）猪里脊洗净，切成丝，加适量鸡蛋清、淀粉、料酒、味精和食盐搅拌均匀，腌渍片刻备用。

3）锅中加适量食用油，烧热后倒入里脊丝，迅速滑散，盛出。

4）锅中加适量食用油，烧热后倒入春笋丝翻炒，加适量料酒、食用盐调味，然后倒入水淀粉勾芡。

5）将里脊丝倒入锅中，翻炒熟即可出锅。

（3）推荐理由　健脾开胃、宽肠通便。

3. 金针菇烩油菜

（1）原料　金针菇 100g，油菜 200g，火腿 50g，食用油、蚝油、食盐、姜、淀粉各适量。

（2）做法

1）将油菜去老叶后洗净，金针菇洗净，火腿、姜切成细丝备用。

2）锅中加清水烧开后放入油菜、少许食盐煮熟，捞出装盘备用。

3）另准备一口干净锅，锅热后下油放姜丝，有香味溢出后放入火腿丝、金针菇炒熟，加食盐、蚝油调味，最后用水淀粉勾芡，将其倒在已经装盘的油菜上即可。

（3）推荐理由　防病抗癌、宽肠通便。

二、夏季膳食原则

（一）夏季气候特征

夏季是从立夏开始的，包括立夏、小满、芒种、夏至、小暑、大暑六个节气，一般指农历四月、五月、六月。我国虽然幅员辽阔，夏季却呈现出大致相同的气候特征。从葱绿槐高、柳荫新蝉的初夏，到"映日荷花别样红"的盛夏，人体也随之发生着相应的变化。

1. 酷热

夏季是一年中最热的季节，这时候阳气极盛，人体的阳气运行畅达于外。高温会导致人体的体表血管扩张，大量血液集中于皮肤，出现体内血液分配不平衡的现象，尤其使供给大脑的血液明显减少。另外，夏季的高温还会造成人体大量流汗，人体损失过多的水分不仅会造成体内电解质紊乱，严重者还会出现中暑的症状，需要补充大量水分，需要多食用性凉的瓜果和蔬菜来祛暑清热。

2. 多雨水

除了高温，多雨是夏季的第二大特征。不论是雷阵雨、暴雨还是江南的绵绵细雨，它们都可以净化空气、降低气温、保持空气湿度，这些都有利于人体的健康。然而，炎热多雨的气候也会诱发身体的不适，如肺部感染、热伤风等疾病。

（二）夏季饮食原则

对于老年人来说，夏季养生重在"养阳"，以达到健体延年的目的。夏季多炎热，胃肠消化功能减弱，食欲不振，但身体消耗却增多，所以，老年人在饮食上要注意调配，增进食欲，补充营养，在膳食中要注意以下几点：

1. 摄取足量的蛋白质

夏季炎热，机体出汗多，损失掉大量的水分和营养物质，此时的饭菜要注意营养丰富，种类多，以清淡温热为主，经常吃一些鸡、鸭、瘦肉、豆类等蛋白质含量多的食物，少吃厚腻和热性食物，如羊肉、牛肉、狗肉等。

2. 适当吃苦味食物

中医认为人体阴阳平衡才能不患疾病。由于人们在饮食上嗜肥甘、辛辣而恶苦味，往往导致人体阳有余而阴不足，所以，一年四季均应适当进食苦味食物，如苦瓜、苦菜等。苦味食物可以清心败火，消暑除烦。辛味食物可以助养肺气，健脾开胃，夏季可以适量食用。

3. 多食蔬菜、瓜果

夏季蔬菜种类多，不仅富含营养素，而且大多有清凉祛暑的作用，老年人应多食用。瓜果类味甘而凉，清热解毒，利水化痰，消暑解渴，适量摄入有益健康。

4. 多食汤、茶、粥等饮品

夏季常饮汤、粥，既开胃又补充营养，适合老年人经常饮用，如清炖肉汤、麦粥、绿豆汤等。老年人在夏季可经常饮保健茶，以利于祛热解暑、补液止渴，如盐茶、菊花茶等。

（三）夏季应季食物

1. 苦瓜

（1）性味归经　性寒、味苦，归脾、胃、心、肝经。

（2）营养成分　蛋白质、胡萝卜素、维生素 B_1、维生素 B_2、维生素 C、苦瓜素、钙、磷、膳食纤维。

（3）推荐理由

1）苦瓜富含的维生素 C 能够防治坏血病、保护心脏、防止动脉粥样硬化，保护我们的心脏健康运转，经常食用苦瓜还可提高人体免疫功能，起到防癌抗癌的作用。

2）苦瓜所含的苦瓜素被誉为"脂肪杀手"，能够减少人体吸收脂肪和糖类，是减肥人士的得力助手，还可帮助老年人保持良好的体形，进而预防各种因肥胖带来的慢性疾病。

（4）不适人群　脾胃虚寒者。

2. 黄瓜

（1）性味归经　性凉、味甘，归肺、胃、大肠经。

（2）营养成分　碳水化合物、维生素 B_1、维生素 B_2、维生素 E、葫芦素 C、黄瓜酶、磷、膳食纤维。

（3）推荐理由

1）黄瓜中的黄瓜酶具有很强的生物活性，能够促进人体新陈代谢，老年人经常食用黄瓜有助于机体保持活力。

2）黄瓜含有的维生素 B_1 可以健脑安神，辅助治疗失眠症，有助于老年人提高睡眠质量。黄瓜所含有的膳食纤维可以促进肠胃蠕动，帮助人体排出毒素，防止便秘和痔疮。

（4）不适人群　脾胃虚弱、腹痛腹泻、肺寒咳嗽者。

3. 冬瓜

（1）性味归经　性微寒、味甘，归肺、小肠、大肠、膀胱经。

（2）营养成分　蛋白质、碳水化合物、胡萝卜素、维生素 C、钙、磷、铁、钾、膳食纤维。

（3）推荐理由

1）夏季食用冬瓜可清热解暑、生津消烦，尤其适合高血压、冠心病、动脉硬化患者食用。

2）冬瓜属于低热量健康食品，所含有的丙醇二酸能够有效地抑制糖类转换成脂肪，因此，适合老年人减肥、健美。

（4）不适人群　脾胃虚弱者、肾脏虚寒者、久病滑泄者、阳虚肢冷者。

4. 绿豆

（1）性味归经　性寒、味甘，归心、胃经。

（2）营养成分　蛋白质、脂肪、碳水化合物、胡萝卜素、维生素A、B族维生素、烟酸、磷脂、钙、磷、铁。

（3）推荐理由

1）绿豆性寒，可清热解毒，十分适合炎热的夏季食用，绿豆粥、绿豆汤都是老年人喜爱的消暑食品。

2）绿豆富含的蛋白质和磷脂具有兴奋神经、增进食欲的作用，帮助因为酷热的天气而不思饮食的老年人增强食欲。

3）绿豆中含有一定量的球蛋白和多糖，可以降低小肠对胆固醇的吸收，经常食用可降低体内胆固醇和血脂含量。

（4）不适人群　体质寒凉者、服药者。

5. 鸭肉

（1）性味归经　性寒、味甘咸，归脾、胃、肺、肾经。

（2）营养成分　蛋白质、脂肪、碳水化合物、维生素B_1、维生素B_2、维生素E、烟酸、钙、磷、铁。

（3）推荐理由　鸭肉所含有的各种脂肪熔点低，易于被人体消化吸收，适合消化功能减弱的老年人食用。鸭肉含有大量的B族维生素和维生素E，不仅可以预防脚气病、神经炎和皮肤炎症，还能有效预防衰老，是老年人抵抗岁月的上好食物。鸭肉中还含有一定量的烟酸，心脏病患者经常食用可以保护心脏，夏季经常食用鸭肉可养心。

（4）不适人群　肥胖者、腰痛者、痛经者、素体虚寒者、胃部冷痛者、腹泻清稀者、寒性动脉硬化患者、慢性肠炎患者。

（四）夏季营养食谱推荐

1. 西红柿白菜烧丸子

（1）原料　五花肉250g，西红柿200g，白菜120g，鸡蛋50g，淀粉40g，葱、姜、猪油、胡椒粉、味精、食盐各适量。

（2）做法

1）将西红柿洗净，切块；白菜洗净，切菱形；葱、姜洗净后切丝备用。

2）将五花肉洗净后剁成肉末，与鸡蛋、淀粉、食盐和适量清水一起搅拌均匀制成馅，用手将其捏成大小适中的肉丸。

3）锅中加入适量清水烧开，放入肉丸烫熟后捞出。

4）锅中加入适量猪油，开武火烧至五成熟时下葱、姜炝出香味，将刚才煮肉丸的汤倒入300mL，烧开后再加入白菜、肉丸、胡椒粉、食盐、味精调味，继续煮开后用水淀粉勾芡，再加入西红柿块搅拌即可出锅。

（3）推荐理由　宽肠通便、补虚开胃。

2. 三鲜冬瓜羹

（1）原料　冬瓜 500g，鸡脯肉 50g，火腿 50g，鸡蛋 100g，葱 5g，猪油、香油、淀粉、味精、食盐各适量。

（2）做法

1）将冬瓜洗净后去皮去瓤，切成薄片，放入蒸锅中蒸至熟烂，取出后压成茸状备用。

2）鸡蛋打散制成蛋液，加适量味精和食盐调味，倒入平底锅中煎成蛋皮，取出后切丝备用。

3）鸡脯肉洗净后切丝，放入清水中煮熟，捞出、控干水分。

4）火腿切丝备用。

5）锅中加入适量清水，倒入冬瓜茸，加味精、食盐搅拌均匀，煮沸。

6）用水淀粉勾芡，倒入鸡丝、火腿丝、蛋皮丝，再次煮沸，淋入猪油和香油即可出锅。

（3）推荐理由　清热生津、除烦消暑。

3. 鹅肉土豆汤

（1）原料　鹅肉 500g，土豆 250g，红枣 50g，枸杞 50g，葱、姜各 30g，香油、料酒、胡椒粉、味精、食盐各适量。

（2）做法

1）将鹅肉洗净，去骨，切成块；土豆去皮，洗净，切成块；葱洗净切断，姜洗净切片备用。

2）枸杞、红枣洗净备用。

3）锅中加入适量清水，煮沸后倒入鹅肉焯汤，捞出，沥去水分备用。

4）锅中加适量清水，倒入鹅肉，放入红枣、枸杞、姜片、料酒、胡椒粉、味精和食盐，熬煮至鹅肉熟烂。

5）将土豆块倒入锅中，煮熟即可出锅，淋入香油，撒上葱段即可食用。

（3）推荐理由　开胃补血、生津补虚、益气止渴。

三、秋季膳食原则

农历的七月、八月、九月是我国的秋季，包括立秋、处暑、白露、秋分、寒露、霜降六个节气。秋季是一个宜人的季节，也是不知不觉中影响我们身体状况的季节。

（一）秋季气候特征

1. 天高气爽

秋季白天阳光普照，晚上月明风清，秋风送来了丰收的喜讯，也送走了丰富的雨水。随着雨水的减少、气温的下降，我们生活的环境开始变得干燥，人体也会随之发生一些"秋燥"反应，因此，秋季饮食应注意摄取滋润身体的食物。

2. 昼热夜寒

秋季的气温呈现逐渐下降的趋势，并且具有昼夜温差大、冷暖不定的特点，"秋老虎"的来袭更是对人体适应温差的考验。气温的变化无常会导致旧疾复发，如中风、支气管炎、哮喘、胃病、流感等疾病在秋季也相继进入高发期。

3. 多雾气

秋季降低的气温和夏季渗入地表的雨水相遇之后会造成大雾的天气。这些雾气对人体有着不良影响，导致呼吸道疾病频发。现代工业对环境污染严重，许多有害物质潜伏在大雾中，导致我们呼吸这些不洁净的气体而生病。许多老年人喜欢晨练，这的确是强身健体的好方法，但是秋季却不适合早出门晨练，以免吸入过多有害物质而影响身体健康。

（二）秋季饮食原则

秋季是寒热交替的季节，历经酷暑之后，人体一方面因暑热耗气伤津，另一方面，秋季空气干燥，加之体内水分不足，容易产生一系列燥症，因而秋季饮食应注意以清热润燥为主，在膳食中应注意以下几点：

1. 防燥养阴

秋季以防燥养阴、滋阴润肺为原则，宜选用鸭肉、瘦猪肉、豆制品、新鲜蔬菜和水果，还可以多食芝麻、核桃、糯米、蜂蜜、乳品、银耳、燕窝、龟肉、海参、山药、甘蔗等，以利于滋阴润肺养血。

2. 少辛增酸

中医认为，辛入肺，酸入肝，秋季要少食辛辣食物，如葱、姜、蒜、辣椒等，多吃一些酸味食物，如柑、山楂等，以防肺气过重损伤了肝脾功能。

3. 经常食粥

年老胃弱的人，可采取晨起食粥法以益胃生津，如莲子粥、黑芝麻粥等。

（三）秋季饮食禁忌

1. 忌肉类过多

经过夏季的高温折磨，进入秋季之后，我们的脾胃尚未完全恢复，太油腻的食物不易被消化吸收。因此，秋季进补应以清淡为主，在补充肉类的同时也不要忘记多吃蔬菜。

2. 忌无节制

任何食物都有量的标准，超过了一定的量，不仅达不到理想的效果，还可能适得其反。再有营养的食物，如果不加节制的食用，也会损害我们的健康，轻则营养过剩，重则加重胃肠和肝脏负担，导致消化系统功能紊乱。

3. 忌以药代食

俗话说得好，"是药三分毒"，想要永葆健康，不是非要依靠药物的。在日常生活中，我们可以通过很多食物达到预防疾病的目标。例如，萝卜可以防治便秘、止咳化痰，荠菜可以治疗高血压，动物肝脏可以补血养肝。很多人迷信药补，最后成为名副其实的"药片控"，是极不科学的。

（四）秋季应季食物

1. 山药

（1）性味归经　性平、味甘，归肺、脾、肾经。

（2）营养成分　蛋白质、淀粉、葡萄糖、B族维生素、维生素C、维生素E、淀粉酶、多酚氧化酶。

（3）推荐理由

1）山药含有丰富的淀粉酶、多酚氧化酶，它们具有健脾益胃、助消化的作用，有利于老年人更好地摄取食物中的营养物质。

2）山药所含有的皂苷和黏液物质具有滋润和润滑的功效，经常食用可以益肺止咳，适合老年人秋季食用。

3）其富含的黏液蛋白具有降低血糖的作用，可以有效控制糖尿病病情，是糖尿病病人的理想食物。

4）山药含有多种营养物质，经常食用可以强身健体，起到防病于未然的作用，帮助老年人弥补夏季的身体损耗，为冬季的健康打下坚实的基础。

（4）不适人群　大便燥结者、实邪者。

2. 银耳

（1）性味归经　性平、味甘，归肺、胃、肾经。

（2）营养成分　蛋白质、氨基酸、肝糖、维生素D、膳食纤维、钙、磷、铁、钾、钠、镁、硒。

（3）推荐理由

1）银耳所含有的硒元素可以增强机体抗肿瘤的免疫力，经常食用可有效防癌抗癌。

2）银耳含有丰富的维生素D，可以促进钙质的吸收和利用，帮助老年人预防骨质疏松症。

3）银耳可滋阴润燥、补血宁神，经常食用有助于老年人延年益寿，秋季食用还可以预防秋燥。

（4）不适人群　外感风寒者、出血症者、糖尿病患者。

3. 乌骨鸡

（1）性味归经　性平、味甘，归肝、肾经。

（2）营养成分　蛋白质、氨基酸、黑色素、B族维生素、维生素E、烟酸、钙、磷、铁、钾、钠。

（3）推荐理由

1）用乌骨鸡熬制的鸡汤中的黑色胶质物质对人体有着特殊的滋补作用，是老年人补虚劳、养身体的上佳食材。

2）乌骨鸡含有十分丰富的优质蛋白质和多种氨基酸，经常食用可以延缓衰老、强筋健骨，可有效防治老年骨质疏松症。

3）乌骨鸡含铁丰富，可以增加人体血红素含量，帮助机体造血，帮助老年人补血养身。

（4）不适人群　无。

4. 南瓜

（1）性味归经　性温、味甘，归脾、胃经。

（2）营养成分　多糖、氨基酸、活性蛋白、类胡萝卜素、果胶、钙、磷、锌、钾、镁。

（3）推荐理由

1）南瓜所含有的维生素A可以保护皮肤健康，消除人体自由基，经常食用可增强人体免疫功能，有助于老年人预防夜盲症和维持上呼吸道健康，秋季食用可有效预防流感等疾病。

2）南瓜所含有的多糖能调节免疫系统的功能，有利于老年人预防疾病。

3）南瓜所含有的果胶可以吸附和消除体内毒素。

（4）不适人群：皮肤患有疮毒风痒者、黄疸、脚气病患者不宜多食用。

5. 梨

（1）性味归经　性凉、味甘微酸，归肺、胃经。

（2）营养成分　葡萄糖、蔗糖、果糖、苹果酸、柠檬酸、维生素B_1、维生素B_2、维生素C、烟酸、鞣酸、果胶。

（3）推荐理由

1）梨入肺经，含有丰富的水分，经常食用可以消痰止咳，所含有的苷类和鞣酸对咽喉有良好的保护作用。

2）梨所含有的大量果胶是能够帮助消化的健康水果，老年人经常食用可有效地预防习惯性便秘。

3）梨中富含的 B 族维生素具有保护心脏、增强心肌活力、降低血压的功效，多吃梨有益于心脏健康。

（4）不适人群　脾胃虚弱者、慢性肠炎者、胃寒病患者、糖尿病患者不宜生食。

（五）秋季营养食谱推荐

1. 南瓜红枣排骨汤

（1）原料　南瓜 500g，猪排骨 300g，红枣 80g，干贝 20g，姜 2g，食盐适量。

（2）做法

1）将南瓜去皮、去瓤，洗净后切块；红枣洗净，姜洗净切片备用。

2）干贝洗净，放入清水中浸泡 1h，捞出备用。

3）猪排骨洗净剁成块，倒入沸水中煮 5min，捞出沥去水分备用。

4）锅中加适量清水，烧开后放入猪排骨、南瓜块、红枣、干贝、姜片，开武火煮沸后改文火熬煮至骨肉熟烂，加适量食盐调味即可。

（3）推荐理由　补中益气、强筋壮骨、滋阴润燥。

2. 山楂银耳粥

（1）原料　银耳 10g，山楂 10g，粳米 100g。

（2）做法

1）将银耳放入沸水中泡发，捞出，沥去水分备用。

2）山楂洗净去核，切成片备用，粳米洗净放入清水中浸泡 30min。

3）锅中加适量清水，倒入粳米、银耳和山楂，开武火煮沸后改文火熬煮成粥即可。

（3）推荐理由　滋阴润肺、降压开胃。

3. 萝卜排骨汤

（1）原料　猪排骨 500g，白萝卜 500g，姜 20g，葱 20g，食盐适量。

（2）做法

1）将白萝卜洗净切成块，姜洗净切片，葱洗净切成葱花备用。

2）猪排骨洗净，剁成块，倒入沸水中煮 5min，捞出，沥去水分，备用。

3）锅中加适量清水，倒入猪排骨、姜片，开武火煮沸后改文火熬煮 2h。

4）待锅中汤色变白即可放入萝卜块，煮熟后加适量食盐调味，撒入葱花即可。

（3）推荐理由　滋阴补虚、强筋补骨。

四、冬季膳食原则

农历的十月、十一月、十二月，我国大部分地区进入寒冷的冬季，这三个月包括立冬、小雪、大雪、冬至、小寒、大寒六个节气。冬季的北方，白雪皑皑，万物俱寂，大地失去生机，南方虽然景物依旧，却也寒风阵阵。

（一）冬季气候特征

1. 寒冷

冬季阴盛阳衰，阳气的收敛导致人体内的津液不能从体表散发，只能经由膀胱和肾脏排出，无形中加重了肾脏的负担，因此，冬季是肾炎、肾盂肾炎、遗尿、尿失禁、水肿等疾病加重或复发的高发期。受到寒冷天气的影响，人体的抵抗力明显下降，呼吸系统、消化系统、心肺功能都发生了一定程度的紊乱，因此，冬季也是风寒、感冒、气管炎、咳嗽、风湿、关节炎的高发时期。为了保持人体的恒温，不受寒冷之苦，除了及时穿衣加被之外，还应通过摄取高热量、高蛋白的食物来抵御寒冷，为身体筑起一道保暖屏障。

2. 万物凋零

由于冬季的天气，使得可以供给我们的蔬菜和水果急剧减少。果蔬摄取的减少导致机体处于水溶性维生素严重不足的状态，内分泌、酸碱平衡随之发生紊乱，严重缺乏的时候还会导致口腔溃疡、牙龈出血、便秘等疾病。因此，冬季应注意摄取多种蔬菜和水果，薯类食物可以为人体提供多种维生素，冬季可以多食用，以补充人体所需。

（二）冬季饮食原则

冬季，人体热能需要增加，老年人的冬季膳食应注意以下几点：

1. 增加能量、脂肪和蛋白质的供给

寒冬的饮食原则，一是要有丰富和足量的营养素，热量要充足；二是食物应该是温热性的，有助于保护阳气。老年人应依据中医理论，多食用一些御寒食物，如羊肉、牛肉、狗肉、禽肉、乳类、豆制品，还应增加主食的供给。这些食物能满足机体对蛋白质、脂肪及能量的需要。

2. 摄取丰富的维生素和无机盐

冬季严寒，热量消耗多，导致维生素代谢加速，特别是核黄素的消耗较大，冬季容易口舌生疮、口角发炎，这是缺乏核黄素的结果。老年人在冬季应多吃富含核黄素的食物，如动物肝脏、蛋类、乳类及深色蔬菜等。新鲜蔬菜和水果中含有较多的维生素C、胡萝卜素，如小白菜、胡萝卜、绿豆芽、青椒、柑橘等，老年人应经常食用。老年人在饮食中还应选择富含钙的食物，如小白菜、萝卜、豆制品、海带、虾皮等，以改善老年人因缺钙引起的骨质疏松和骨折等症。人到老年，血液循环速度减慢，血流量减少，膳食中需要含铁较多的食物，如瘦肉、鱼、动物肝脏、豆类、大枣等。

3. 适宜进补

冬季五脏属肾，肾主收藏，冬季是最佳的进补季节，为增强体质，人们往往习惯于冬令进补。冬令进补应本着"药补不如食补"的原则，适当地进补一些滋补作用较强、易于消化吸收的食物补品，如黄豆类食品、核桃、甘蔗、蜂蜜、山药、白木耳、桂圆、食用菌、海参等。食补既经济实惠又没有副作用，适合老年人采用。

（三）冬季应季食物

1. 胡萝卜

（1）性味归经　性平、味甘，归肺、脾经。

（2）营养成分　蛋白质、糖类、氨基酸、胡萝卜素、B族维生素、维生素C、膳食纤维。

（3）推荐理由

1）胡萝卜有"小人参"的美誉，其中含有的大量胡萝卜素具有补肝明目的作用，经常食用可预防和治疗夜盲症和老花眼。

2）胡萝卜所含有的膳食纤维可以帮助老年人促进胃肠蠕动，排出体内废物和毒素，有助于缓解习惯性便秘。

3）胡萝卜还是降血压、降血糖的优质食材，高血压、动脉硬化患者经常食用可以促进身体恢复健康。

（4）不适人群　无。

2．土豆

（1）性味归经　性平微凉、味甘，归脾、胃、大肠经。

（2）营养成分　蛋白质、淀粉、脂肪、维生素 B_1、维生素 B_2、维生素 C、烟酸、钙、磷、铁、钾、镁、膳食纤维。

（3）推荐理由

1）土豆具有和中养胃、健脾利湿的功效，经常食用有助于维持胃肠健康。

2）土豆所含有的大量膳食纤维可以宽肠通便，有益于老年人排出体内垃圾、预防习惯性便秘，是冬季帮助人体补充多种维生素的优良食材。

（4）不适人群　无。

3．红薯

（1）性味归经　性平微凉、味甘，归脾、胃、大肠经。

（2）营养成分　蛋白质、淀粉、糖类、氨基酸、β-胡萝卜素、维生素 E、维生素 C、钙、磷、铁、钾、镁、膳食纤维。

（3）推荐理由

1）红薯含有丰富的紫茉莉苷，可用于治疗习惯性便秘。其所含有的膳食纤维可以促进胃肠蠕动，促进食物的消化和吸收。

2）红薯所含有的绿原酸还可以抑制黑色素的产生，防止雀斑和老年斑的出现。

（4）不适人群　胃溃疡患者、胃酸过多者、糖尿病患者。

4．鲢鱼

（1）性味归经　性温、味甘，归脾、胃经。

（2）营养成分　蛋白质、脂肪、氨基酸、维生素 B_1、维生素 B_2、维生素 C、烟酸、钙、磷、铁、锌。

（3）推荐理由　鲢鱼具有温中补气、暖胃健脾的功效，尤其适合冬天食用，富含的优质蛋白质和多不饱和脂肪酸可以提高人体免疫力，延缓衰老。

（4）不适人群　脾胃蕴热者、瘙痒性皮肤病患者、内热者、荨麻疹患者、癣病者。

5．羊肉

（1）性味归经　性温、味甘，归脾、胃、肾、心经。

（2）营养成分　蛋白质、脂肪、碳水化合物、氨基酸、维生素 A、维生素 B_1、维生素 B_2、烟酸、钙、磷、铁。

（3）推荐理由

1）羊肉性温，冬季食用可增加热量，帮助人体抵御寒冷。

2）羊肉肉质细腻，易被消化吸收，食用后能增加消化酶的分泌，保护肠胃。

3）羊肉还具有补肾壮阳的功效，冬季食用可养护肾脏。

（4）不适人群　发热者、牙痛者、口舌生疮者、咳吐黄痰者、肝病患者、高血压患者、急性肠炎患者。

（四）冬季营养食谱推荐

1. 香葱炒牛肉

（1）原料　大葱100g，牛肉250g，姜5g，食用盐、酱油、料酒、味精、食盐各适量。

（2）做法

1）将葱洗净切成段，姜洗净切丝备用。

2）牛肉洗净切成片，加姜丝和适量料酒、酱油、味精、食盐搅拌均匀，腌渍片刻备用。

3）锅中加适量食用油，烧热后倒入牛肉翻炒至熟。

4）将葱段倒入锅中，翻炒入味即可。

（3）推荐理由　补脾健胃、发汗散寒。

2. 羊肉西红柿汤

（1）原料　西红柿200g，羊肉250g，香油、味精、食盐各适量。

（2）做法

1）将羊肉洗净，放入清水中煮熟，捞出放凉，切成薄片备用。

2）西红柿洗净，切成瓣状。

3）锅中倒入羊肉汤和羊肉，加适量食盐调味，煮开后倒入西红柿，继续煮沸。

4）撇去汤里浮出的泡沫，加适量味精和香油即可出锅。

（3）推荐理由　补中益气、健胃消食、暖胃健脾。

3. 土豆炖鸡块

（1）原料　鸡肉500g，土豆300g，葱、姜各25g，干辣椒10g，食用盐、酱油、料酒、味精、食盐适量。

（2）做法

1）将葱洗净切成葱花，姜洗净切片，干辣椒洗净切块备用。

2）鸡肉洗净切成块，加适量料酒、酱油和食盐搅拌均匀，腌渍片刻。

3）土豆去皮洗净，切成块备用。

4）锅中加适量食用油，烧热后下姜片、葱花炝锅，倒入鸡块炒至变色。

5）将土豆块倒入锅中，加酱油翻炒片刻。

6）锅中加适量清水和食盐，开武火烧开后改文火煮至鸡肉熟烂，放入干辣椒块收汁即可。

（3）推荐理由　开胃通便、益气补虚。

➡ 任务实施

1. 分小组讨论我国一年四季的气候特征。

2. 分小组讨论老年人一年四季的膳食原则。

➡ 同步训练

查阅资料，综合运用所学的知识，根据四季的特点为老年人选择合适的食物并为老年人选择几种应季菜肴。

任务四　老年人保健食品选购指导

➡️ 任务情境

现如今，老年保健食品种类繁多，各种保健食品的广告、促销活动也是此起彼伏，各种打着保健食品的幌子欺骗老年消费者的案例也是层出不穷。有些老年人每月退休金本可以将日子过得很安稳，却因为迷上了保健品，成了名副其实的"月光族"。不少报道显示，部分老人将大部分退休金用以购买保健品，认为"健康是第一位的，只要能治好病再贵也要买"，甚至为此而负债，严重影响了正常生活。那么，保健食品究竟值不值得老年人购买？如何才能选择最适合老年人的保健食品呢？

➡️ 任务描述

1. 调查社区老人对保健食品的认知情况。
2. 结合课本知识，开展老年人保健食品知识宣教活动。

➡️ 知识储备

随着社会经济的发展，人民的消费水平得到了提高，保健意识也逐步增强。近年来，随着食品工业的迅猛发展、医学模式的转变及人口老龄化的加速，人们在饮食观念上也悄然发生变化，更加注重饮食健康。因此，营养保健食品走进人们的视野，掀起了一股保健食品的热潮，各种功能和形态的保健食品涌向市场，迎合了社会老龄化和现代人提高生活质量的需求。

一、保健食品的概述

（一）保健食品的定义及特点

我国卫生部在1996年3月15日发布的《保健食品注册管理办法（试行）》中对保健食品做出了以下描述："保健食品系指声称具有特定保健功能或以补充维生素、矿物质为目的的食品。即适宜于特定人群食用，具有调节机体功能，不以治疗疾病为目的，并且对人体不产生任何急性、亚急性或慢性危害的食品。"

保健食品被誉为21世纪食品，一般富含或强化了某些具有生物活性的营养素或植物化学物品，能预防常见疾病或延缓其发生，促进人体健康，在医学和营养学上有特殊要求和特定功能。

保健食品不同于药品和一般食品，既具有一般食品的营养价值，又具备一定的保健功能，能调节机体，促进健康，其特点包括：

1）保健食品是食品而不是药品。保健食品应当具备一般食品的基本特征，即无毒无害，符合应有的营养和卫生要求，有相应的色、香、味等感官性状。保健食品不以治疗为目的，而是重在调节机体功能。

2）保健食品必须具有特定的保健功能。保健食品虽然具备一般食品的基本特征，但与一般食品也存在着区别。保健食品具有特定的保健功能，并且这种保健功能必须是明确的、具体的、有针对性的，而且需要经人体、动物实验证明有效。例如，调节血压、延缓衰老的保健食品，虽不像药物有治病的速效性，但是长时间服用可产生保健效果。

3）保健食品是针对特定人群食用的，这是保健食品与一般食品的另一个重要的区别。某类保健食品一般只针对机体某方面功能需要调整的人群食用，其适用范围不同于一般食品。例如，延缓衰老的保健食品仅适合于中老年人群，调节血脂的保健食品只适宜于高血脂的人群。

4）保健食品的产品既可以是传统的食品属性，如酒、饮料等，也可以是胶囊、片剂等新的食品属性。

（二）保健食品的标识

保健食品标识如图7-1，为天蓝色图案，下有保健食品字样，俗称"蓝帽子"。其基本含义为：从正面看，是一个变形的人体拥抱保健食品；反过来由下往上看，是个牛头，象征着强健和健壮；标识为明亮的天蓝色，似无边的大海或天空，预示着保健食品的事业发展是广阔的。国家工商局和卫生部规定，在影视、报刊、印刷品、店堂、户外广告等可视广告中，保健食品标识所占面积不得小于全部广告面积的1/36。其中，报刊等印刷品广告中的保健食品标识的直径不得小于1cm。

图7-1 保健食品标识

（三）保健食品的功能

保健食品集功能性、营养性、天然性、感观性特点于一体，强调调节人体功能的作用，这种特定的保健功能是由功效成分赋予的。

所谓功效成分，是指保健食品中产生保健作用的组分，即能通过激活酶的活性或其他途径调节人体机能的物质。

现已认定的功效成分主要有：皂苷（人参皂苷、红景天皂苷、绞股蓝皂苷等）、多糖（香菇多糖、灵芝多糖、虫草多糖、枸杞多糖等）、低聚糖、总黄酮、L-肉碱、卵磷脂、10-羟基癸烯酸、角鲨烯、花青素、茶多酚、大蒜素、褪黑素、洛伐他汀、超氧化物歧化酶（SOD）、多肽、核苷酸、牛磺酸、不饱和脂肪酸（DHA、EPA等）、维生素和矿物质、膳食纤维、双歧杆菌、乳酸杆菌等。

2012年，国家食品药品监督管理局（SFDA）发布了《保健食品功能范围调整方案（征求意见稿）》，将之前保健食品的27项功能确定为18项，取消改善生长发育、对辐射危害有辅助保护、辅助降血压、改善皮肤油分4项保健功能，涉及胃肠道功能的4项合并为1项，涉及改善面部皮肤代谢功能的3项合并为1项，予以保留。18项保健功能具体为：有助于增强免疫力，有助于降低血脂，有助于降低血糖，有助于改善睡眠，抗氧化，有助于缓解运动疲劳，有助于减少体内脂肪，有助于增加骨密度，有助于改善缺铁性贫血，有助于改善记忆，清咽，有助于提高缺氧耐受力，有助于降低酒精性肝损伤危害，有助于排铅，有助于泌乳，有助于缓解视疲劳，有助于改善胃肠功能，有助于促进面部皮肤健康。

（四）保健食品的分类

1. 按成分性质分类

1）营养型保健食品含有人类容易缺乏的一种或数种营养成分，进行针对性的补给，以预防营养缺乏症或纠正营养缺乏现象，如复合氨基酸口服液。

2）中药型保健食品是以中医中药理论为原则指导组方，适当添加中药或中药提取物而制成的保健品，对体弱及中老年人有较好的养生保健作用，如降血脂、增强心功能的保健食品。

3）微生态型保健食品内含一种或多种有益身体的微生物，通过补充体内的有益菌，起到纠正菌群失调、预防感染、降低体内毒物毒素、合成营养成分的作用，防止多种慢性病及老年病的发生，如双歧杆菌、乳酸杆菌制品。

4）综合型保健食品是集营养、中药活性、微生态各种成分于一体的保健品，有综合调节内环境平衡的功能，如将双歧杆菌与中药组合，再加一定量的营养素配制而成的保健品。

5）其他类型的保健食品是指从龟、鳖、蛇、蚁、虫等动物中提取活性成分制成的保健品。这类保健品含有丰富的营养成分，具备独特的生物活性，保健功能明显，如蛇粉。

2. 按功能分类

1）抗衰老型保健食品是指在食品中添加了具有抗衰老效果的因子，如 SOD 等，另外，多糖、膳食纤维也具有较好的抗衰老作用。

2）心脑血管专用型保健食品含多不饱和脂肪酸、可溶性膳食纤维、黄酮类、真菌多糖、皂苷、多酚类及大蒜素等成分，可调节心脑血管功能，保护心脑血管，对预防和改善心血管疾病有重要作用。

3）预防肿瘤型保健食品是指利用食品预防肿瘤，目前已得到普遍重视。向食品中添加免疫球蛋白、活性多糖、膳食纤维、β- 胡萝卜素、维生素、硒、大蒜素等对预防肿瘤有重要意义，自由基清除剂也有抑制肿瘤的作用。

4）糖尿病患者专用型保健食品是指用含有活性多糖的植物和膳食纤维为原料，如南瓜、荞麦、燕麦、薏苡仁等，适量补充维生素 C、维生素 B_6、铬、锗等，以功能性甜味剂，如大豆低聚糖、木糖醇、山梨醇、麦芽糖醇及甘草等代替蔗糖，组合制作而成的食品。

5）减肥食品型含有较丰富的优质蛋白质、矿物质、维生素、膳食纤维，低聚糖、多糖等，如燕麦、螺旋藻、食用菌、魔芋粉、苦丁茶都具有较好的减肥效果。

6）儿童益智促生长型保健食品包括营养全面的高蛋白食品、维生素强化食品、赖氨酸食品、补钙食品、补锌食品、补铁食品、磷脂食品和 DHA 食品等。

7）增强机体免疫功能型保健食品是指能增强机体对疾病的抵抗力（如抗感染、抗肿瘤等）及维持自身稳定的食品。

8）抗疲劳型保健食品中的一类是为运动员设计的，能够维持和提高运动能力，并尽快促进体能恢复；另一类是针对一般劳动者的，使容易出现疲劳的人群和强体力劳动者尽快恢复体力。

9）其他类型的保健食品是指具有防治脑缺血、改善骨质疏松、性功能保健等功能的食品。

3. 按食用对象分类

1）营养保健食品是指以增进健康和各项体能为主要目的的食品，食用对象一般为健康人群或亚健康人群。此类保健食品含有较全面的营养素，主要有助增强人体免疫能力，如枸杞子、灵芝类、螺旋藻类。此外，乳酸菌、双歧杆菌、SOD 产品、氨基酸补充剂、维生素补充剂、微量元素补充剂等也属于此类。

2）专用保健食品依据各类不同健康状况人群的生理特点与营养需求而设计，目的在于增强防御机能、维持生理活动和调节生理功能，如老年人食品、儿童食品、孕妇食品等。对于中老年食品，必须符合"一优三足四低"的要求，即"优质蛋白质，足量的膳食纤维，足量的维生素，足量的矿物质，低能量，低脂肪，低胆固醇，低盐"。

3）防病保健食品为糖尿病、肿瘤、心血管疾病、便秘、肥胖症等患者和老年人等特殊人群设计，目的在于强调食品在预防疾病和促进康复方面的调节功能，以解决所面临的"健康和医疗"

问题。这类保健食品专一性强，如抗衰老食品、抗肿瘤食品、防痴呆食品、糖尿病患者专用食品、老年护发食品等。

4. 按功能的种类分类

1）组合式保健食品是指为满足某些人群的特殊健康需要，同时方便食用，将几种功能不相互矛盾的保健食品或营养素补充剂组合在一个销售包装内进行销售，并要求消费者同时食用的一组食品，如复合维生素 - 矿物质类。

2）单一式保健食品是指仅有一种功能的保健食品，如补钙食品。

二、老年保健食品的选购

目前，市场有一些不法商家抓准了老年人注重身体健康的心理，向老年人推销兜售各种假冒伪劣的保健食品，因此，老年人在选择保健食品时一定要做到以下几点：

（一）根据需要选择保健食品

保健食品的选择要根据每个人自身不同的健康状况、年龄、身体素质而定。不论自己食用还是馈赠他人，必须根据实际需要选购。那些不需要调节某种功能的人食用该功能的保健食品，不仅没有必要，还可能有损于身体健康。例如，老年人不适宜食用促进生长发育的保健食品。营养素补充剂类保健食品更不能随便食用，只有该种营养素缺乏，需要补充的人群才能食用。如果随便食用此类保健食品，会造成人体营养过剩，导致体内营养素不平衡，影响身体健康。因此，老年人在选购保健食品时，应当针对个人自身的情况挑选，最好到正规医院检查，听从医生的建议，在医生的指导下选购。

（二）选购合格的保健品

为了降低买到假冒或掺假产品的概率，保护自己的权益，购买者一定要到信得过的药店、商场、超市或保健品专卖店购买，千万不要贪图大降价或到街头摊贩处购买，更不要轻易购买上门推销的产品。

（三）用后严密观察

服用保健品也和选用其他药物一样，从小剂量开始，加量过程中严密观察副作用，有任何异常反应都要报告医生。

（四）注意保存证据

选购任何药品和保健品，都要索取正规发票或收据，服用后要保留一定的样品，以备必要时送检化验，作为法律依据。

（五）认清产品包装上的批准文号和标识

国家正式批准的保健食品都有卫生部（或国家食品药品监督管理总局）的批准文号。"卫食健字"和"卫食健进字"（2003 年前），或者"国食健字 G"和"国食健字 J"（2003 年后），分别对应国产食品和进口食品。同时，所有批准的保健食品都有"保健食品"标识。保健食品的标识为天蓝色专用标志，与批准文号上下排列或并列。

（六）要仔细查看产品包装及说明书，确定产品的保健功能

保健食品的外包装上除印有简要说明外，应标有配料名称、功能、成分含量、保健作用、适宜人群、不适宜人群、食用方法、注意事项等，还有储存方法、批号、生产厂家。消费者在购买时一定要注意分辨。通常，产品功能是要在包装上予以体现的，保健食品的说明书也是经过评审部门审

批的，企业不得随意修改。消费者还要注意，所有进口的保健食品包装上的说明文字也应该是中文，如果只有外文说明，又没有批准文号和保健食品标识，就可以立即断定此产品是假冒伪劣产品或非法走私的水货。

（七）注意产品的禁忌，因人而异选购保健食品

保健食品的批准证书上注明了一些不适宜人群或禁忌，并要求企业标注在产品包装说明书上。消费者在选购这类保健食品时要注意是否适合自己或送礼的对象。特别是年老体弱的人、患有慢性病的病人一定要在选择保健食品时注意查看服用禁忌，以免造成对身体的损害。

（八）认识保健食品的属性

保健食品的基本属性是食品，食品不同于药品的主要区别是药品以治疗为目的，而保健食品只起预防或辅助治疗作用，更注重安全性。真正患病时，患者还是需要用药物来进行治疗。购买保健食品时注意不要盲目听信夸大宣传和虚假宣传，以免耽误病情。

（九）注意产品质量和生产日期

购买保健食品时，务必要注意产品的生产日期和有效期，如产品质量有问题，以及产品发霉、变质万不可食用。

（十）适度为宜

不管是中药类，还是西药类保健食品，剂量均不宜过大、时间不宜过长，要把握适度，切忌滥补、过补。

任务实施

1. 查阅资料，编制"关于老年人对保健食品知识掌握情况"的调查问卷，并交由教师审核。然后，组织各小组开展社区老年人保健食品认知情况的问卷调查。最后，分小组撰写调查分析报告并做汇报。

2. 查阅相关材料，整理保健食品的相关知识。组织各小组学生制作宣传资料（宣传册、宣传海报、横幅等），然后联系社区，组织学生开展宣传活动，最后对活动效果进行评价。

同步训练

1. 对市场在售的保健食品开展调查，加深对保健食品的种类、功效的认识和掌握。
2. 讨论如何购买合格的保健食品。

项目小结

本项目包括老年人膳食卫生指导、老年人膳食营养指导、老年人四季膳食指导、老年人保健食品选购指导四个任务。本项目主要内容包括食品污染的原因和途径、食品污染对人体健康的影响、老年人膳食中预防食品污染的措施；食物的"四性五味"、食物在搭配中的相生相克；一年四季的季节特点、老年人四季膳食指导的原则；老年人保健食品的功效、老年人保健食品的选购方法。其中，食品污染的原因和途径、老年人膳食中预防食品污染的措施、食物在搭配中的相生相克、老年人四季膳食指导的原则和老年人保健食品的选购方法是本项目的重点，学生应掌握老年人膳食中预防食

品污染的措施、食物在搭配中的相生相克、老年人四季膳食搭配的原则和老年人保健食品的选购方法。食品污染的原因和途径是学生必须掌握的基础知识，为老年人的膳食卫生指导提供依据。食物的"四性五味"也是基础，为老年人膳食营养给予指导，尤其是营养配餐中食物的相生相克提供依据。老年人保健食品的选购方法也是本项目的重点，学生应掌握老年人保健食品的分类且能根据不同的功效正确地指导老年人选购保健食品。

➡️ 习题

一、名词解释题

腐败变质　　食物的四气　　食物的五味　　保健食品

二、思考讨论题

1. 预防食物腐败变质的有效措施有哪些?
2. 预防食品中毒的有效措施有哪些?
3. 如何帮助老年人建立良好的饮食习惯?
4. 如何正确指导老年人选购保健食品?

三、选择题

1. 镉污染食品的主要途径是（　　　）
   A. 工业废水排放　　　　　　　　　　B. 空气
   C. 土壤　　　　　　　　　　　　　　D. 食品包装材料

2. 苯并芘主要在哪个部位蓄积（　　　）
   A. 肝、肾　　　　B. 脑　　　　C. 乳腺和脂肪组织　　　　D. 血液

3. 防止杂环胺污染食物的主要措施是（　　　）
   A. 制定限量标准　　　　　　　　　　B. 避免高温煎炸食物
   C. 多吃动物性食物　　　　　　　　　D. 多吃蔬菜和水果

4. 控制食品腐败变质的措施主要有（　　　）
   A. 低温储藏　　　　B. 高温灭菌　　　　C. 脱水与干燥　　　　D. 提高渗透压

5. 烧焦的鱼上含有的极强致癌物质是（　　　）
   A. 杂环胺　　　　B. 亚硝胺　　　　C. 黄曲霉素　　　　D. 苯并芘

6. 下列食物的搭配中正确的是（　　　）
   A. 猪肉—豆类　　　B. 胡萝卜—白萝卜　　　C. 菠菜—豆腐　　　D. 猪肉—大蒜

7. 吃海鲜时应注意（　　　）
   A. 关节炎患者忌多食用海鲜　　　　　B. 海鲜可与啤酒一起共食
   C. 海鲜可与葡萄、石榴一起同食　　　D. 海鲜可与维生素 C 一起同食

8. 下列的食物中能与鸡肉搭配的有（　　　）
   A. 板栗　　　　B. 大蒜　　　　C. 李子　　　　D. 猪肉

9. 春季饮食禁忌（　　　）
   A. 酸性食物　　　B. 生冷食物　　　C. 甜食　　　D. 辛辣食物

10. 对保健食品的理解正确的是（　　　）

A. 保健食品应当具备一般食品的基本特征，即无毒无害

B. 保健食品有一定的治疗目的

C. 保健食品应有营养和卫生要求

D. 保健食品应有相应的色、香、味等感官性状

四、简答题

1. 请简述常见的食品污染的类型。

2. 如何有效预防黄曲霉毒素的污染？

3. 老年人的良好饮食习惯有哪些？

4. 一年四季的特点有哪些？根据不同的季节特点，老年人的膳食应遵循哪些原则？

5. 请简述老年人保健食品的种类。

五、案例分析题

一天王爷爷在收拾厨房的时候发现橱柜里有一罐不知道什么时候购买的散装花生米，心想可以在早餐喝稀饭的时候或午餐喝小酒的时候用油酥花生米伴着一起吃。所以，王爷爷就用油酥了一大盘花生米，连续食用了几天后，王爷爷出现黄疸，并有呕吐、厌食和发热等症状，子女把王爷爷送往医院。

请分析：

1. 王爷爷出现上述症状的原因是什么？

2. 预防的措施有哪些？

参 考 文 献

[1] 陈辉. 现代营养学 [M]. 北京：化学工业出版社，2006.

[2] 王翠玲. 营养与膳食 [M]. 上海：上海科学技术出版社，2006.

[3] 蔡美琴. 公共营养学 [M]. 北京：中国中医药出版社，2006.

[4] 焦广宇，蒋卓勤. 临床营养学 [M]. 北京：人民卫生出版社，2007.

[5] 吴坤. 营养与食品卫生学 [M]. 北京：人民卫生出版社，2007.

[6] 耿越. 食品营养学 [M]. 北京：科学出版社，2013.

[7] 任淑华. 老年膳食营养 [M]. 北京：经济管理出版社，2009.

[8] 冯磊. 基础营养学 [M]. 杭州：浙江大学出版社，2009.

[9] 苏爱梅，孙健乐. 食品营养与健康 [M]. 北京：中国质检出版社，2013.

[10] 石瑞. 食品营养学 [M]. 北京：化学工业出版社，2012.

[11] 吴定，高云. 食品营养与卫生保健 [M]. 2版. 北京：中国质检出版社，2013.

[12] 孙桂菊，李群. 护理营养学 [M]. 南京：东南大学出版社，2013.

[13] 吴坤. 社区营养学 [M]. 北京：北京大学医学出版社，2006.

[14] 张妍，姜淑荣. 食品卫生与安全 [M]. 2版. 北京：化学工业出版社，2014.

[15] 谢颖，王广胜. 食品营养与安全 [M]. 长春：东北师范大学出版社，2014.

[16] 张迅捷，卓西武. 食面埋伏 [M]. 北京：中国纺织出版社，2006.

[17] 代敏. 中老年膳食营养养生全说 [M]. 上海：上海科学普及出版社，2014.

[18] 魏立军. 中老年营养配餐方案 [M]. 北京：电子工业出版社，2010.